워너비
볼륨 홈트

슬림탄탄, 볼륨탄력 완벽한 뒤태 만들기

워너비
볼륨 홈트

이미정 · 박형성 지음

Sexy Back

비타북스

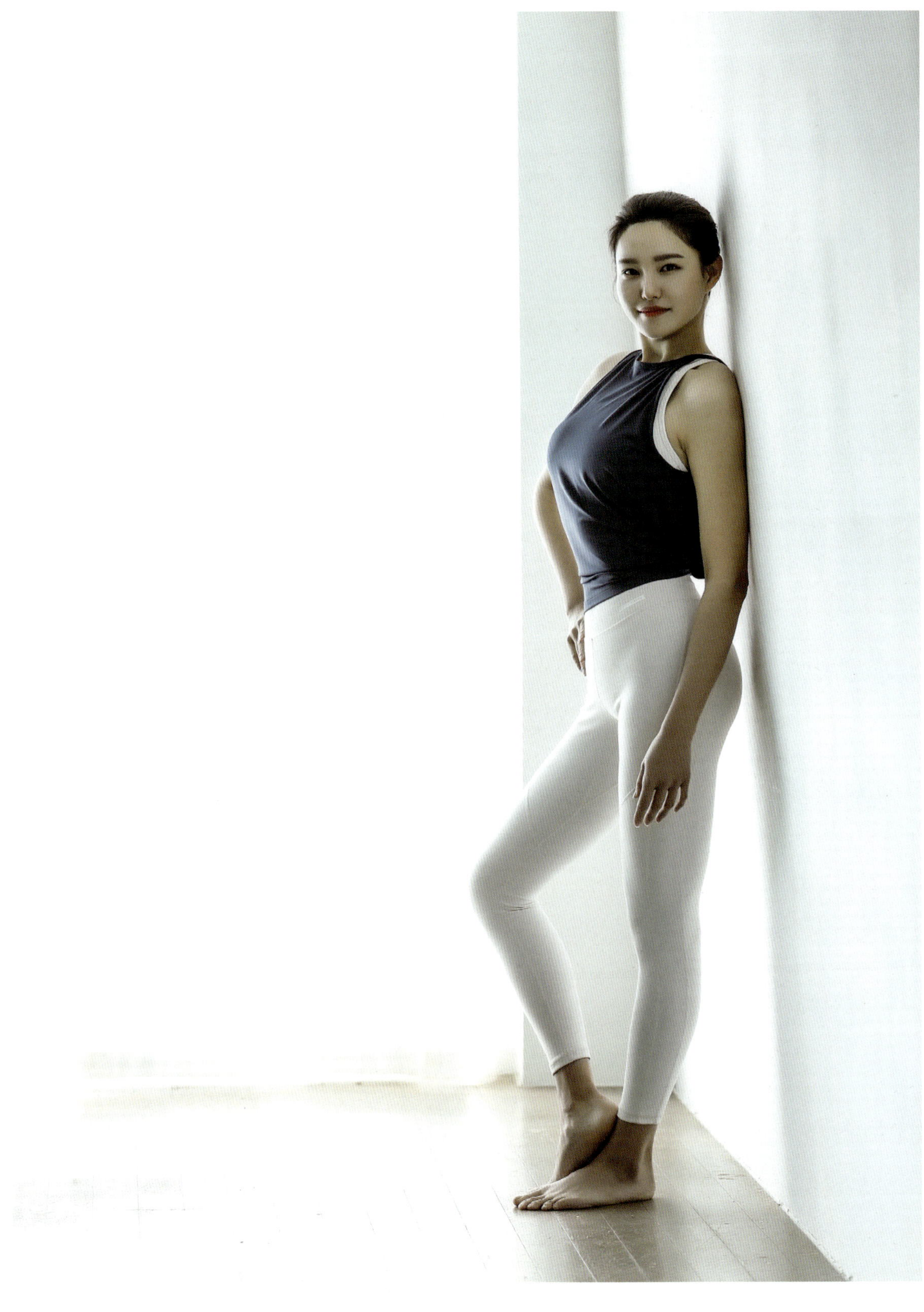

정말 원하는 몸매를 갖고 있나요?

여러분, 안녕하세요. 이미정이에요.

SNS를 통해서만 인사드리다가, 이렇게 책으로 인사를 드리게 되어서 정말 기뻐요.

제가 SNS를 통해 이름을 알리게 된 계기는 바로 제 엉덩이 때문입니다. 많은 분들이 볼륨감 있는 엉덩이 때문에 제게 관심을 가져주셨어요. 이런 제가 작고 밋밋한 엉덩이를 가지고 있었다는 걸 알고 계시나요?

학창시절에는 통통한 몸매를 가지고 있었기 때문에 20대에 접어들면서 필라테스와 헬스로 몸매를 관리했어요. 그러던 중 필라테스에 재미를 붙여 꾸준히 하다가 강사로 활동하기도 했죠. 살이 빠지고 근육량도 늘어 탄탄한 몸매를 가지게 되었고, 입고 싶은 옷을 마음껏 입을 수 있다는 것에 만족하면서 살고 있었죠. 하지만 타고난 작은 골반과 통허리는 어떻게 하지 못한 채였어요. 어느 날 거울 속의 저에게 물었어요. '이게 정말 내가 원하던 몸매일까?' 왠지 아닌 것 같고, 운동을 하면 할수록 점점 불만족스러웠어요.

많은 여성들에게 목표로 하는 몸매, 정말 원하는 몸매가 무엇인지를 물어보면 대부분 비슷해요. 슬림하면서도 볼륨이 살아 있는 S라인 몸매를 원한다고 말하죠. 확실히 남성들이 운동으로 얻고 싶어 하는 몸매와는 많은 차이가 있어요. 여성들은 많은 근육량을 원하지도 않고, 역삼각형 모양의 넓은 등판이나, 튼실한 근육형 허벅지를 경계하죠. 여성 연예인들처럼 매끈하고 슬림하면서도 라인과 볼륨이 살아 있는 몸매를 원해요. 저 역시 마찬가지였어요.

그런데 그거 아시나요? 남성과 여성이 원하는 몸매는 이렇게 차이가 많은데, 많은 여성분들은 남성들이 하는 운동 동작을 그대로 따라 하죠. 그래서 허벅지와 팔뚝에 근육이 붙고, 결국 원하는 몸매와는 거리가 멀어져요.

**"작은 골반 때문에 엉덩이 운동을 엄청 열심히 했어요.
근데 왜 허벅지만 두꺼워진 걸까요?"**

다이어트 중인 많은 분들이 이렇게 말해요. 엉덩이 운동을 했는데 허벅지가 튼실해지고, 등 운동을 했는데 팔뚝이 두꺼워졌다는 거예요. 열심히 운동했는데 남은 건 튼실한 팔다리뿐이라니…. '내가 얼마나 열심히 운동을 했는데!' 하는 마음과 함께 허탈한 기분이 들어서 의욕이 사라지기도 해요. 어떻게 잘 아냐고요? 저도 그중 한 명이었으니까요.

여성들이 스트레칭, 요가, 필라테스를 많이 하는 이유가 이런 문제 때문일 거예요. 그러면 슬림하고 매끈한 몸매를 가질 수는 있어도 볼륨 있는 몸매를 가지기는 어려워요. 볼륨을 살리기 위해서는 필요한 부위에 근육을 붙이는 근력운동이 가장 효과가 빠르고 좋답니다.

박형성 씨와 함께 운동을 시작하면서부터 제 몸매가 달라지기 시작했어요. 오랫동안 운동을 하면서 이름을 알려온 박형성 씨도 여성이 원하는 몸매를 만들어주는 운동법에 대한 고민을 많이 했어요. 직접 동작을 해보고 자세와 각도를 바꿔가면서 어떤 부위에 자극이 오는지를 몸으로 느꼈어요. 그러면서 여성스러운 라인과 볼륨을 만들면서 살을 뺄 수 있도록 운동법을 수정했고, 그 운동법을 토대로 몸매를 만들어 왔어요.

그 결과 저는 볼륨 있는 엉덩이로 이름을 알리게 되었답니다. 불과 반년 만에 이루어진 일이에요. 믿어지시나요? 정말 원하는 몸매를 갖는 법을 알게 되어 저는 이제 즐겁게 운동해요. 이제 여러분의 차례예요. 슬림하고 탄탄하면서도 볼륨 있는 몸매를 원하신다면, 제가 했던 운동법들이 도움이 될 거라 믿어요. 여러분도 할 수 있어요!

이 미 정

Contents

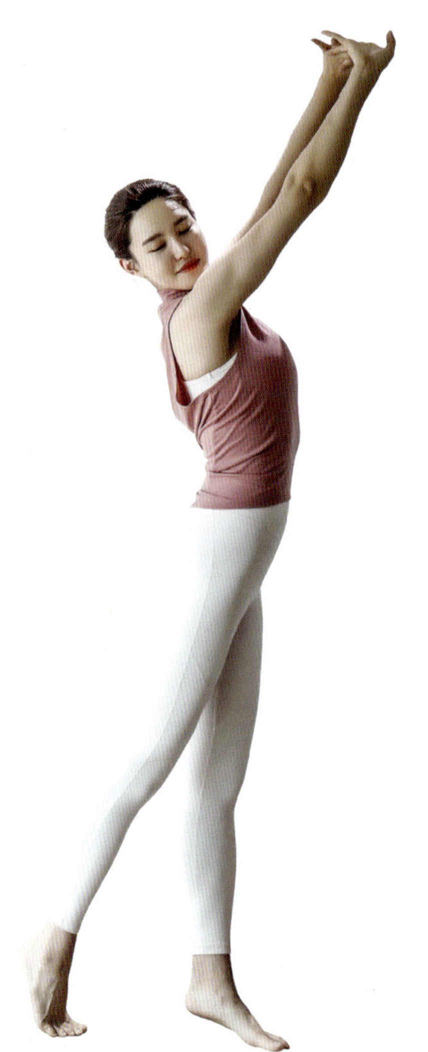

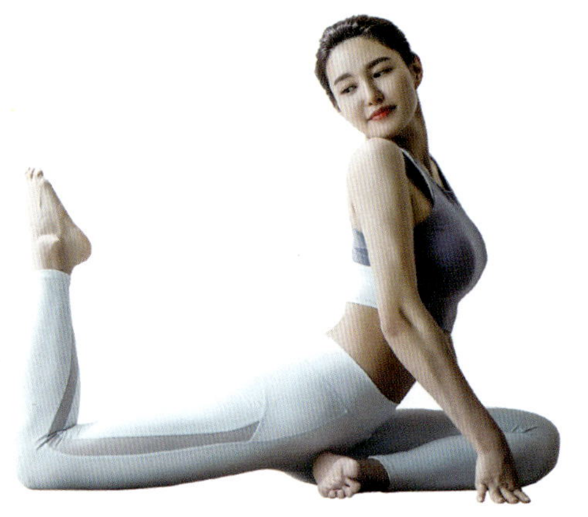

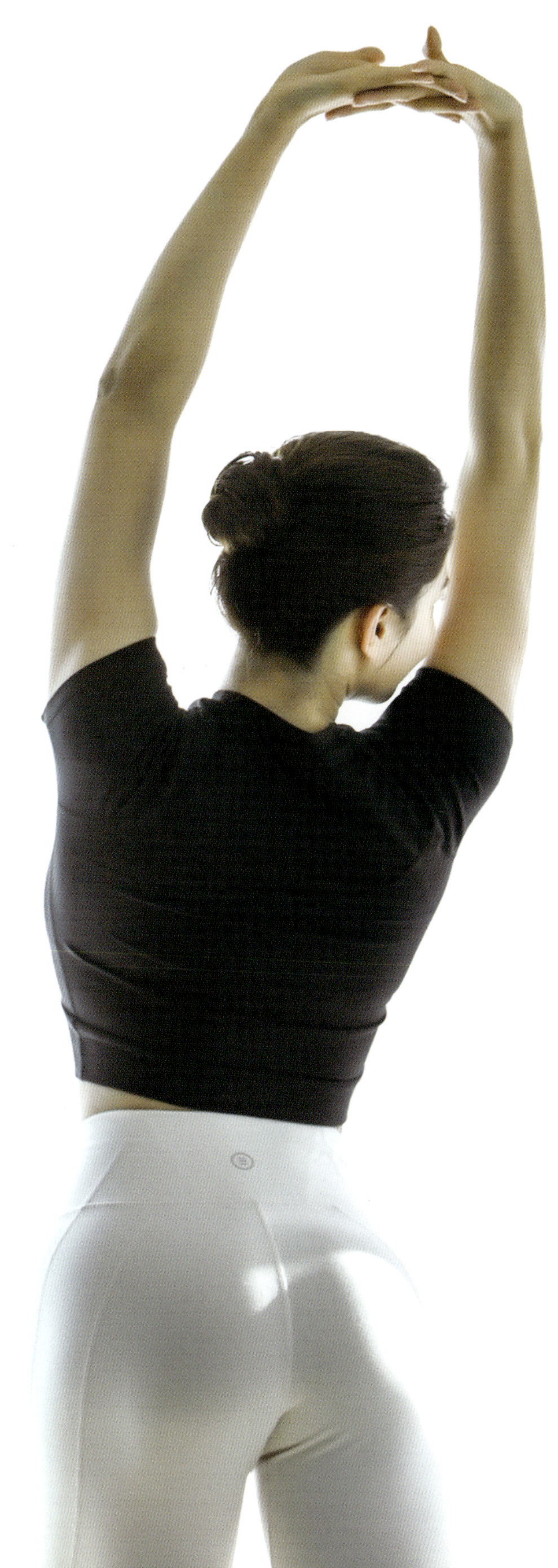

Sexy

Back!

1. 준비하기

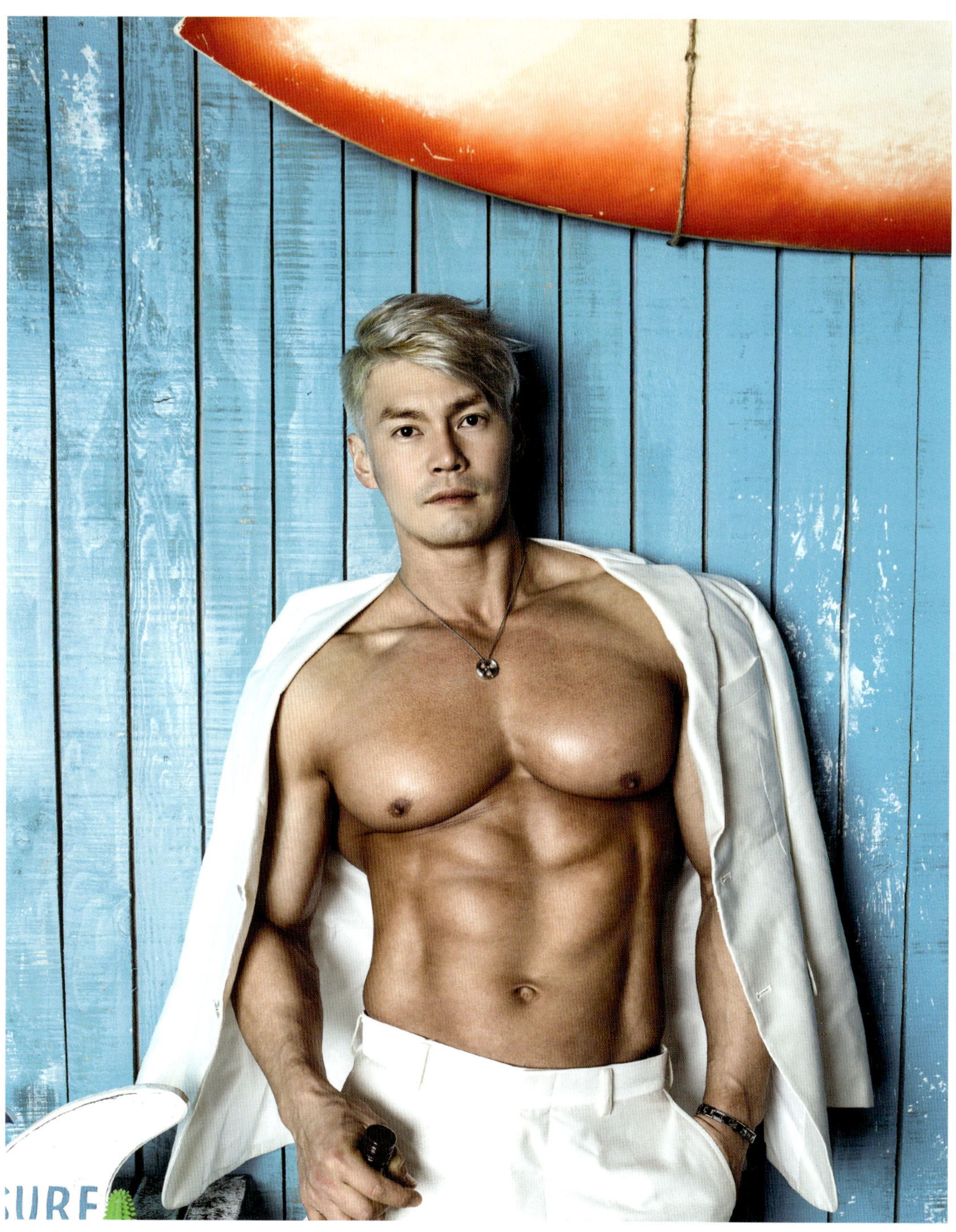

14

여성의 운동은
남성의 운동과 다르다

과거 필드하키 국가대표 시절, 무리하게 웨이트 트레이닝을 하다가 허리와 무릎에 부상이 생겼던 저는, 허리와 무릎 수술을 수차례 해야만 했습니다. 수술한 후에도 계속해서 운동을 해야 했기에, 무릎과 허리에 무리가 가지 않는 운동법을 자연스레 익히기 시작했습니다. 그때 저는 똑같은 운동을 하더라도, 무게중심을 어디에 두느냐에 따라, 몸에 저항을 주는 각도에 따라 자극점이 다르다는 것을 몸으로 직접 느꼈습니다. 그때부터 저는 건강하고 안전하게 운동할 수 있는 방법을 고민하기 시작했습니다.

부상으로 인해 필드하키를 그만두게 된 후에도 저는 운동을 계속했습니다. 그러다가 제가 몸으로 느끼고 터득해온 운동법을 사람들에게 가르쳤는데 반응이 좋아 퍼스널 트레이너로 일하기 시작했습니다. 제 운동법은 건강이 좋지 않은 사람들뿐만 아니라 여성들에게서 특히 큰 호응을 얻었습니다. 제 운동법이 왜 여성들에게서 큰 호응을 얻었던 걸까요?

대부분의 여성들이 원하는 몸매는 키워야 할 부위의 근육만 정확히 키워야 한다는 특징이 있기 때문입니다. 어떻게 보면 일반적인 남성의 근력운동보다 더욱 정확한 자극이 필요하죠. 부상 때문에 수년간 여러 동작을 직접 해보면서 근육의 자극점에 대해 고민해온 제 운동 코칭이 여성들이 원하는 슬림한 라인과 볼륨 있는 몸매를 만드는 데에 아주 잘 맞았던 겁니다.

여러분이 여성스러운 몸매를 만들 수 있도록 이 책에서 저와 이미정 씨의 노하우가 듬뿍 담긴 운동법들을 꼼꼼히 소개하겠습니다.

엉덩이와 등 운동이
왜 가장 중요할까?

라인을 살리는 다이어트, 그 시작은 엉덩이와 등 운동

이 책에서는 엉덩이 운동을 중심으로 등 운동과 복부, 가슴, 팔 운동을 소개하고 있습니다. 그 중 엉덩이 운동은 좀 더 꼼꼼하게 담았습니다. 그 이유는 엉덩이가 몸의 라인을 살리는 포인트이기 때문이죠. 또 엉덩이는 우리 몸의 중심을 잡아주는 역할을 하고, 다리가 길어 보이는 데에도 영향을 준다는 사실! 전체적인 체형의 밸런스에도 많은 영향을 미치기 때문에 아주 중요해요. 그래서 '엉덩이>등>복부, 가슴, 팔'의 비중으로 운동하기를 권합니다. 엉덩이 위쪽, 아래쪽, 바깥쪽 근육을 자극하는 운동을 통해 처진 엉덩이를 올리고, 볼륨을 채우고, 골반이 넓어 보이는 결과를 얻을 수 있어요. 엉덩이의 볼륨을 살리면서 등과 옆구리를 군살 없이 매끈하게 정리한다면 복부, 가슴, 팔 운동은 병행해주는 식으로만 운동해도 괜찮아요. 엉덩이와 등 운동을 통해 이미 복부, 가슴, 팔이 간접적으로 충분히 운동이 되기 때문입니다. 그렇게 하면 누구나 볼록한 엉덩이와 잘록한 허리, 늘씬한 팔다리를 만들어, 정말로 원했던 몸매를 가질 수 있습니다.

등도 여성들이 보디라인을 만드는 데 있어서 아주 중요합니다. 그래서 등 운동도 신경 써서 해야 하는데, 등 운동만 열심히 해도 겨드랑이와 옆구리 살이 정리되어 잘록한 허리와 매끈하고 탄탄한 뒤태를 만들 수 있습니다. 굽은 어깨를 교정해주는 효과도 있어 라인이 더욱 예뻐져요. 여성스러운 몸매를 만들기 위해서는 꼭 엉덩이와 등을 중심으로 운동해야 합니다.

건강에도 중요한 엉덩이와 등 운동

엉덩이는 허리를 지탱하는 근육인 척추기립근과 가장 가까운 곳에 위치하고 있어서, 엉덩이 운동을 하면 척추기립근도 함께 단련이 된답니다. 그래서 허리 디스크가 있는 사람들에게도 엉덩이 운동은 효과적이에요.

등 운동도 마찬가지입니다. 척추기립근 아래에 엉덩이가 있다면, 척추기립근 양옆과 위에는 등의 광배근이 있어요. 그래서 등 운동을 할 때마다 척추기립근도 간접적으로 단련돼요. 허리가 아파서 직접적으로 허리 운동을 하기 힘든 사람들이 허리 근력을 키우기에 엉덩이와 등 운동만 한 것이 없답니다.

엉덩이 근육을 만들고 싶다면
엉덩이 근육을 먼저 사용하자

슬림하고 탄탄하면서도 볼륨이 살아 있는 라인을 만들기 위해서는 엉덩이와 등 운동을 열심히 해서 몸을 가꿔야 합니다. 저는 많은 여성분들이 '힙업'을 목표로 엉덩이 운동을 하는 모습을 지켜봐왔는데, 대부분 엉덩이 근육 중 대둔근을 자극하는 운동만 반복하고 있었습니다. 사실 엉덩이 근육은 대둔근만 있는 게 아닙니다. 엉덩이 근육에는 크게 3가지가 있는데, 바로 대둔근, 중둔근, 소둔근입니다. 또, 정말 많은 분들이 엉덩이를 키우겠다면서 엉뚱하게 허벅지 근육만 자극하는 모습도 많이 보게 되었습니다.

예를 들어 스쿼트 동작을 할 때, 허벅지에 70~80%의 힘을 가하고 정작 엉덩이에는 20~30%만 힘을 가하는 자세로 많은 분들이 운동하는 것을 보았죠. 엉덩이 운동을 해도 허벅지만 점점 두꺼워진다고 말하는 분들은 바로 이런 동작을 반복하고 있기 때문입니다. 이 책에서는 엉덩이에 70~80%의 힘을 가하고, 허벅지에는 20~30%만 힘을 가하는 운동법들을 실었습니다.

엉덩이에 힘을 더 가할 수 있다니, 어떻게 하는 걸까요? 엉덩이 근육을 만들고 싶다면 엉덩이 근육을 먼저 사용해야 합니다. 우리 몸은 운동을 할 때 제일 먼저 사용된 근육을 동작이 끝날 때까지 '주로' 사용한다는 특징이 있습니다. 이렇게 근육은 한 번 사용되면 무게중심이 바뀌지 않는 한, 움직임을 멈출 때까지 시속적으로 수축과 이완을 반복하게 됩니다. 다른 부위는 간접적으로만 자극받게 되죠.

엉덩이 운동을 했는데 허벅지만 튼실해졌다고 하는 분들은 그 이유를 바로 여기에서 찾을 수

"

있을 겁니다. 엉덩이 근육이 아니라 허벅지 근육을 '먼저' 자극했기 때문이죠. 그래서 먼저 사용한 허벅지 근육이 가장 발달하게 되는 겁니다.

등 운동을 했는데 팔뚝이 두꺼워졌다고 하는 분들도 마찬가지입니다. 등을 자극하기 전에 팔 근육을 먼저 자극했기 때문입니다. 등 운동에는 팔을 당겨 등에 자극을 주는 동작이 많은데, 이때 팔에 힘을 먼저 주게 되면 팔 근육이 주로 쓰이게 됩니다. 먼저 자극된 근육이 주로 사용되는 근육이 되기 때문이죠. 팔에 먼저 힘이 들어가면 정작 운동을 하는 목적인 등의 근육은 간접적으로만 쓰여서, 등 운동을 열심히 해도 팔뚝이 더 두꺼워지게 되는 것이죠.

그럼 먼저 자극받는 부위를 바꾸면 어떨까요? 스쿼트를 하면서 엉덩이에 먼저 자극을 준다면? 스쿼트를 하는 동안 엉덩이 근육을 주로 사용하게 되어 볼륨 있는 엉덩이를 만들 수 있겠죠. 이 책에서는 이런 원리를 기본으로 한 운동법을 소개합니다. 운동을 처음 하는 분들도 자연스레 원하는 부위에 정확하게 자극을 줄 수 있도록 고민해서 만들었습니다.

기본운동만으로도 워너비 몸매가 될 수 있어요. 또 대둔근, 중둔근, 소둔근을 모두 자극해 엉덩이 위쪽, 아래쪽, 바깥쪽을 모두 예쁘게 만들고, 다른 부위는 매끈하고 슬림하게 관리할 수 있도록 합니다. 차근차근 꾸준히 따라 해보세요. 이미정 씨처럼 볼륨감 있고 예쁜 몸매를 가질 수 있을 겁니다.

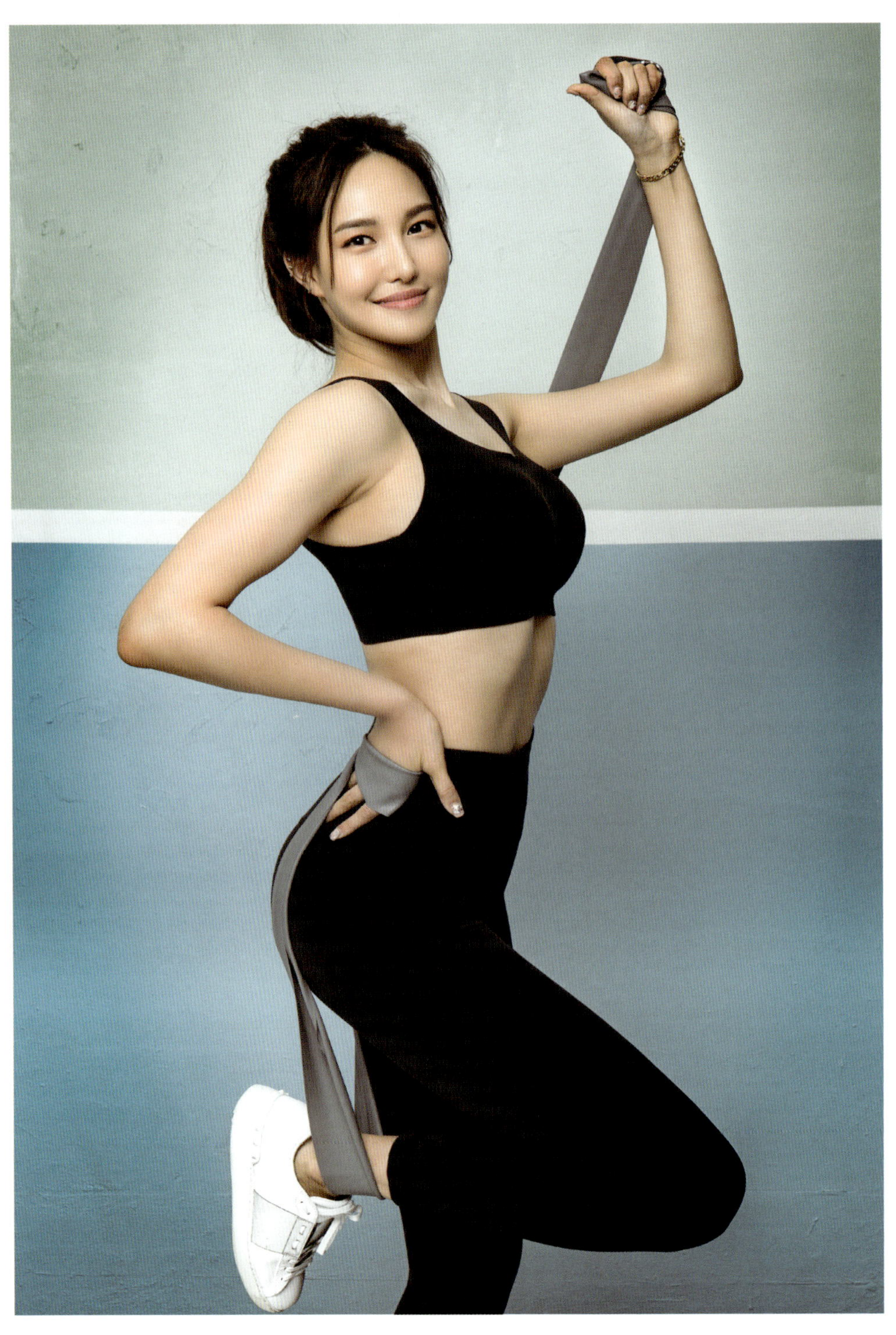

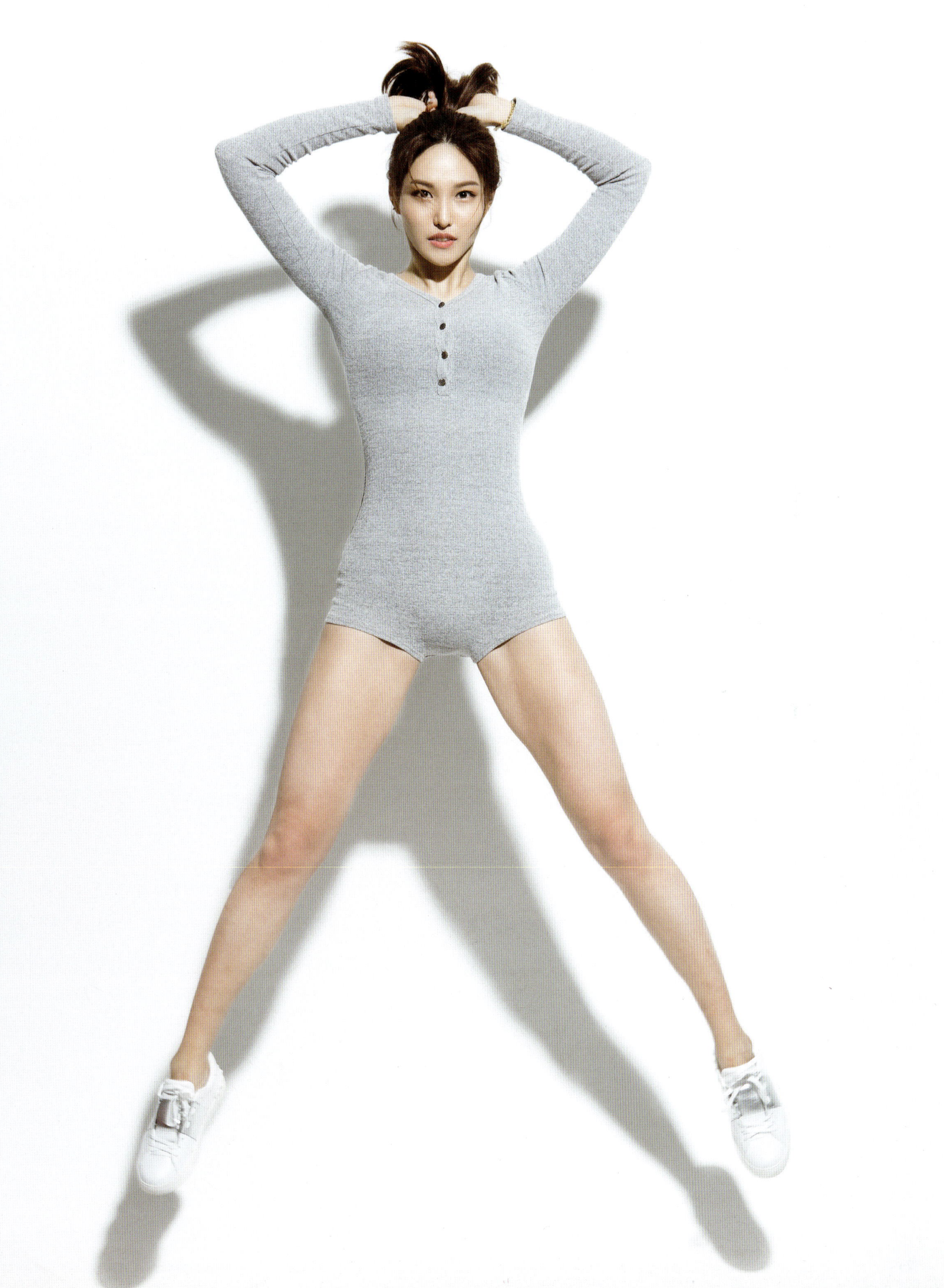

이렇게 달라졌어요

통통한 몸매를 갖고 있던 저는 근력운동과 필라테스를 통해 꾸준히 다이어트를 해왔어요. 퍼스널 트레이닝(PT)도 받았고, 필라테스는 강사를 할 정도로 꾸준히 해왔죠. 그러다 보니 살은 어느 정도 뺐는데 제가 원하는 몸매와는 영 거리가 멀어지고 있었어요. 작은 골반과 통허리를 타고난 제가 역삼각형의 넓은 등, 근육형 팔다리까지 가지게 되었죠. 엉덩이 운동을 많이 했지만 엉덩이는 여전히 납작하고 작았어요. 그러다 운동법을 바꿔야겠다는 생각이 들었죠.

일단 기본운동인 스쿼트 자세부터 바꿔야 했어요. 허벅지 근육에 들어가는 힘을 최소화하면서 엉덩이에 있는 근육을 모두 사용하려고 했죠. 운동을 하는 자세와 방법을 조금씩 수정해야 했는데, 그 과정이 정말 힘들었답니다. 수많은 연습과 시행착오 끝에 허벅지가 두꺼워지지 않고 엉덩이에 힘이 바로 전달되도록 하는 스쿼트 자세를 몸으로 익히게 되었어요. 머슬마니아 세계대회 챔피언 출신이자 현재도 대회에 출전하고 있는 선수로, 운동을 전문적으로 해온 박형성 씨와 함께 근육의 자극점에 대해 고민하면서 자세를 교정해나갔죠. 스쿼트 동작 외에 등 운동을 할 때에도 필요한 근육만 자극이 되도록 자세를 조금씩 고쳐나갔고, 그렇게 여성을 위한 운동법을 완성했습니다.

그 결과 작고 납작했던 엉덩이가 둥글둥글 볼륨 빵빵한 엉덩이가 되었고, 드넓었던 등과 허벅지가 슬림해졌어요. 평생 가질 수 없을 것 같던 잘록한 허리도 갖게 되었답니다. 제 몸이 이렇게 바뀌게 되기까지의 모든 과정을 응축한 노하우를 이 책에서 소개할게요. 저와 박형성 씨가 소개하는 운동법으로 여성스러운 라인을 만들면서 살을 빼보세요. 꾸준히 따라 하다 보면 여러분의 몸매도 100% 바뀔 거예요!

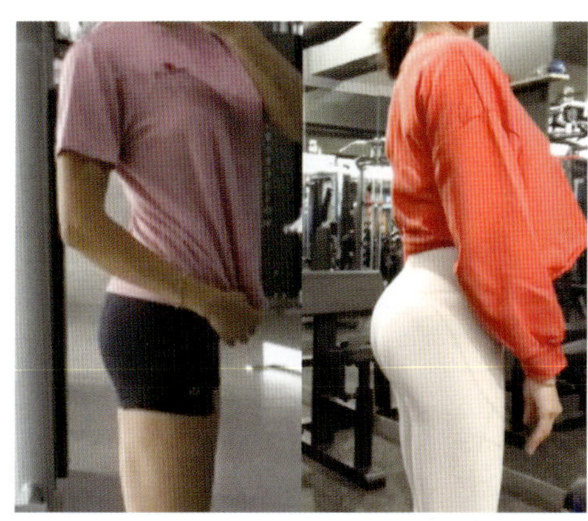

Before   After

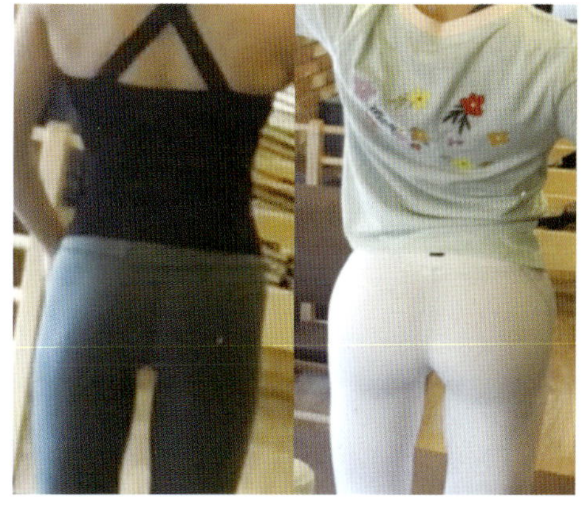

Before   After

미동이 식단

극단적으로 식단을 짜거나 철저하게 음식을 관리하지는 않아요. 하지만 제가 충실하게 지키려고 노력하는 단 한 가지는 '기본에 충실하자'예요. 저는 현미밥, 김, 김치, 닭가슴살을 기본으로 식단을 관리해요. 이렇게 먹으면 절대 살이 찌지 않아요. 군것질만 하지 않는다면요. 그 외에도 뭔가를 볶거나 구울 때는 코코넛 오일을 사용하고, 붓기를 빼고 싶을 때는 코코넛 음료를 마시는 식으로 관리하고 있어요.

저도 처음에는 극단적으로 식단 관리를 했어요. 닭가슴살과 고구마만 먹었죠. 기본만 지킨다면 일반식으로 바꾸는 편이 좋다고 조언해준 사람이 박형성 씨예요. 식단 관리를 하겠다고 염분을 거의 섭취하지 않는 분들을 많이 볼 수 있는데요, 어느 정도의 염분은 섭취해도 괜찮다고 해요. 그거 아시죠? 다이어트의 최대의 적은 스트레스라는 거. 계속 극단적인 식단을 유지하는 것은 어려울 뿐만 아니라 계속할수록 스트레스가 심해져 다이어트 의욕이 사라지더라고요. 그래서 저는 기본만 지킨다는 생각으로 식단을 관리하는 편이에요.

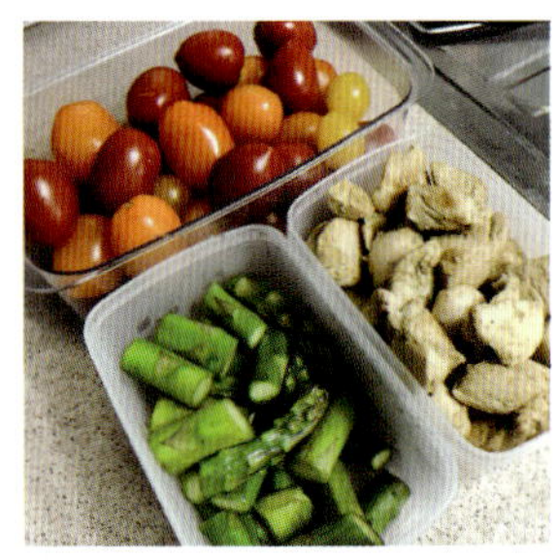 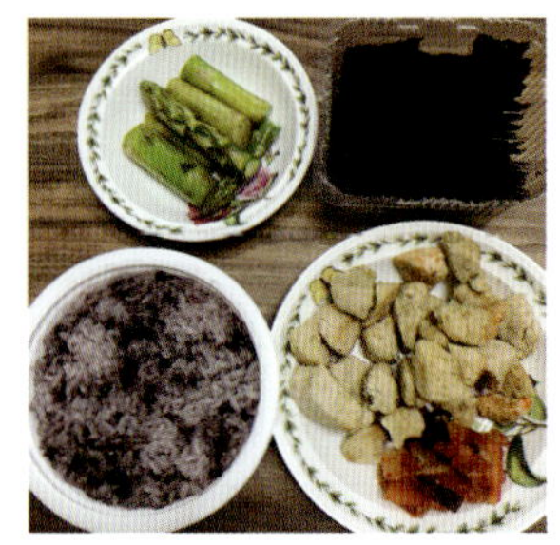 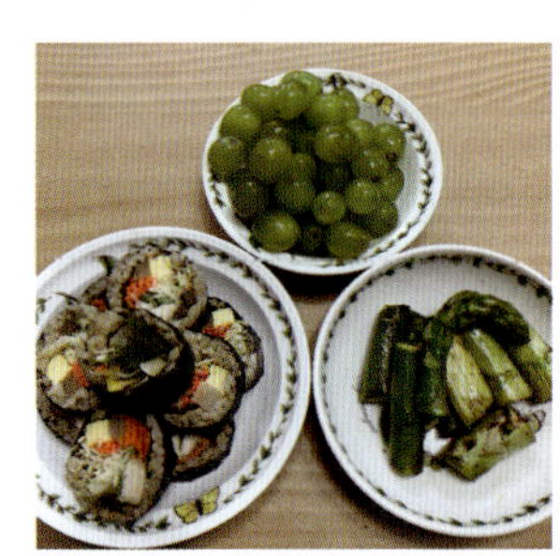

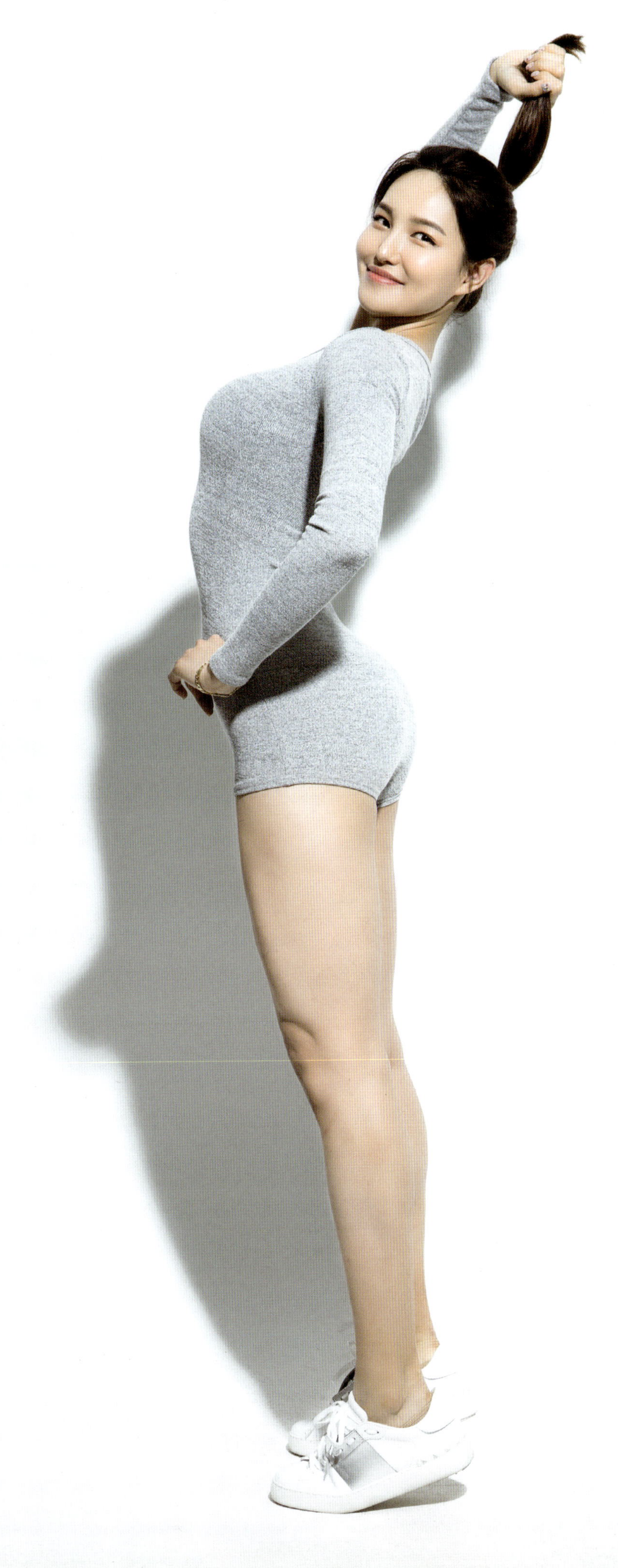

운 동 도 구 소 개

이 책에서는 맨몸 운동법 외에도 덤벨, 밴드를 사용한 운동법을 소개하고 있어요. 같은 동작을 해도 밴드를 사용하면 운동 효과가 달라져요! 신기하죠? 밴드를 당기는 힘 때문에 맨몸으로 할 때와 다른 부위의 근육이 자극되기 때문이에요. 덤벨도 마찬가지에요. 덤벨을 드는 힘 때문에 맨몸으로 할 때보다 다방면으로 저항을 받게 되어 더 많은 부위의 근육이 자극돼요. 맨몸으로 운동하는 것보다 좀 더 강한 자극을 줄 수 있다는 점도 있고요. 그래서 밴드와 덤벨로 운동을 하면 같은 동작을 하면서도 여러 부위를 가꿀 수 있어 편해요.

덤벨 (1~2kg)

덤벨 운동은 1kg을 기본으로 최대 2kg까지만 사용해요. 1kg 짜리 덤벨로 운동하는 것이 익숙해졌다면 최대 2kg까지만 무게를 늘리고, 더 큰 자극을 원한다면 운동의 횟수로 운동 강도를 조절하는 것이 좋아요. 운동 강도를 높이고 싶다고 무

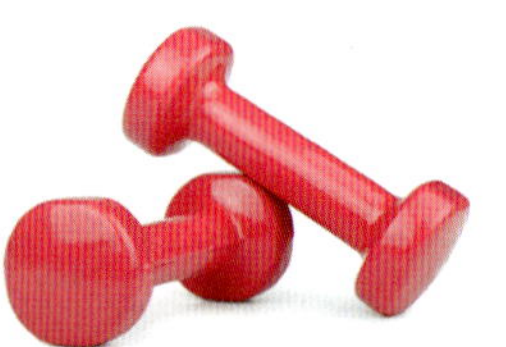

게를 늘리면 근비대가 향상될 수 있어 불필요한 근육이 발달할 수 있어요. 그래서 슬림하고 탄탄한 몸을 만들고 싶다면 운동 횟수를 늘리는 방법이 좋아요.

운동 강도는 덤벨 무게가 아닌 횟수로 조절하자

12~15회 ⇨ 15~20회 ⇨ 20~25회 ⇨ 25~30회

매트

바닥에 누울 때나 무릎을 대고 운동할 때 사용해요.

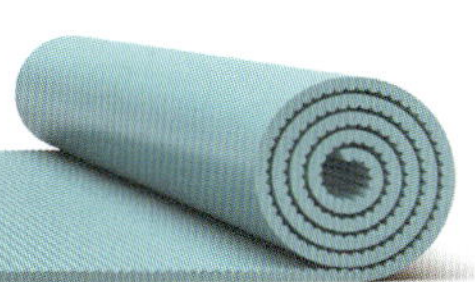

짐볼

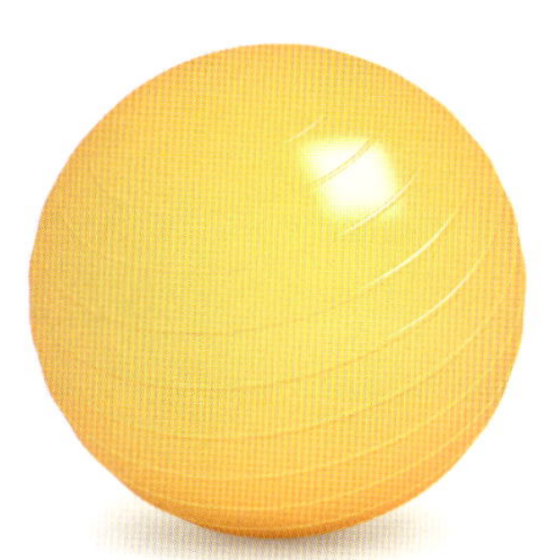

밴드

① 탄성 라인 밴드

손목이나 발목 등에 스트랩을 채우고, 선을 연결해
사용하는 밴드입니다. 운동 초보자 분들에게 추
천하는 밴드예요. 일반 밴드와 탄성 라인 밴드
의 두드러진 차이점은 아마 스트랩일 거예요.
일반 밴드로 운동을 할 때는 손에 밴드를 잡고
당기죠. 하지만 탄성 라인 밴드는 손목, 발목, 허
벅지 등에 스트랩을 감아서 고정해요. 그러면 팔이

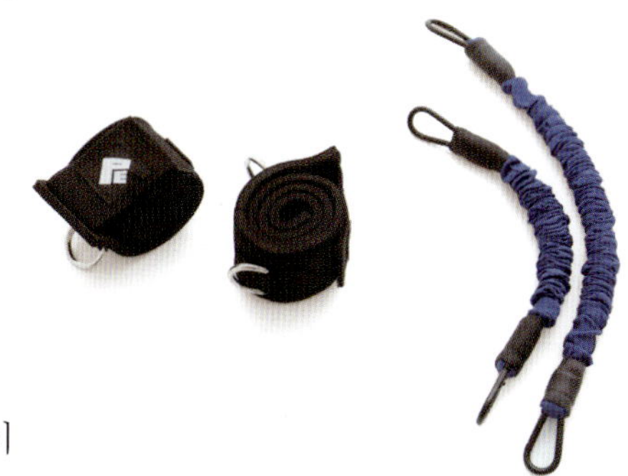

나 다리에 힘이 들어가지 않으면서 엉덩이나 등, 복부를 바로 자극할 수 있어요. 우리가 운동할 때 잘못 가하는 힘을 바로잡아 팔다리가 두꺼워지는 것을 막아주는 거죠. 예를 들어 등 운동을 하는데 밴드를 잘못 잡아당겨서 팔에 힘이 들어가면 팔만 두꺼워지겠죠? 이때 손목 스트랩이 팔에 힘이 들어가지 않도록 도와주는 거예요.

탄성 라인 밴드 사용법

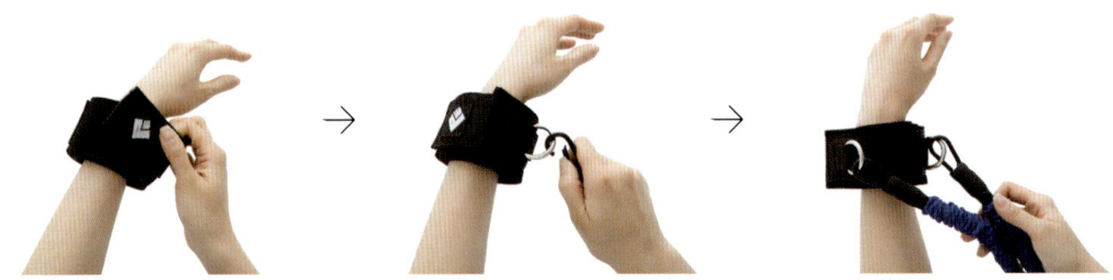

① 양 손목에 스트랩을 채워요. 발목, 무릎 등 원하는 부위에 채울 수 있어요.

② 스트랩의 고리를 연결해요.

③ 강도를 높이고 싶다면 밴드를 2개 연결해요.

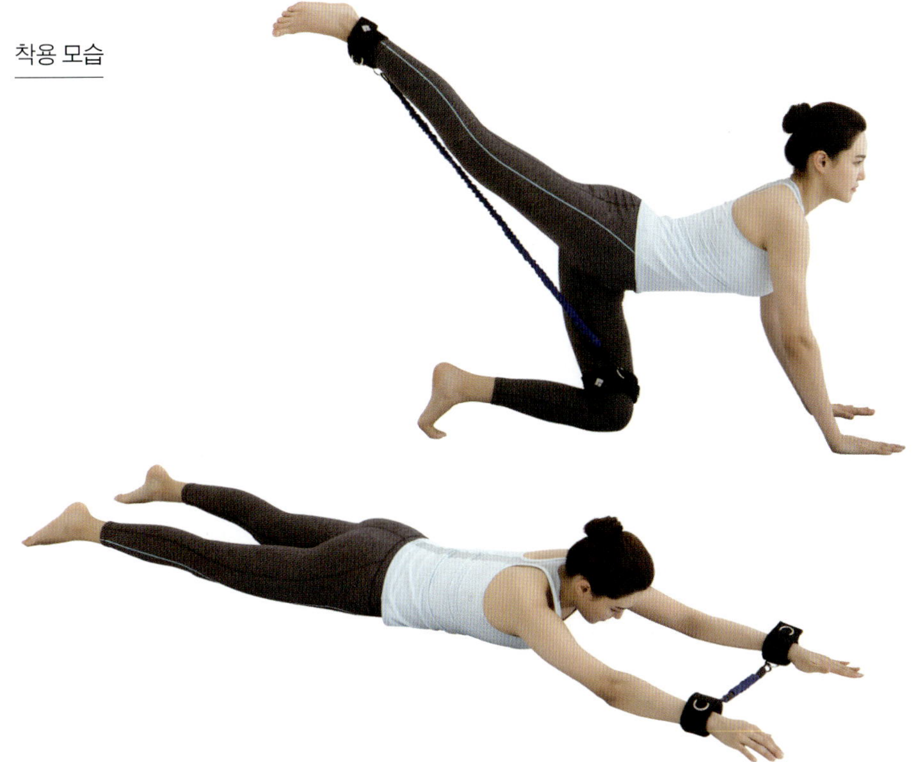

② 일반 밴드

탄성 라인 밴드가 없는 분들은 일반 밴드로도 충분히 활용
할 수 있어요. 손에 쥐거나, 손목 혹은 발목에 묶어서 사
용해보세요. 다만 손목이나 발목에 힘이 들어가지 않도
록 주의해서 사용해야 해요!

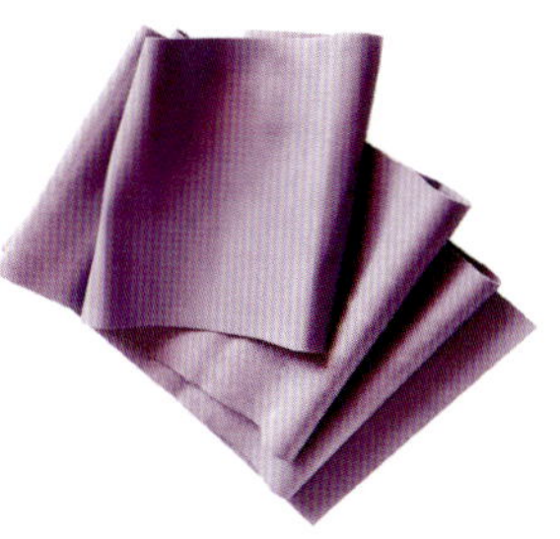

Q & A

Q 몸이 아플 때도 운동을 계속해야 하나요?

A No. 운동을 하면 우리 몸에는 어느 정도의 스트레스가 발생합니다. 우리가 건강할 때는 우리 몸이 그런 스트레스에 쉽게 적응할 수 있어요. 오히려 이렇게 스트레스에 적응되는 몸 때문에 시간이 지나면서 우리는 운동을 통해 더 건강해지고 체력이 좋아지는 거죠. 하지만 몸이 좋지 않을 때는 운동에서 오는 스트레스를 몸이 감당하지 못합니다. 그렇게 되면 오히려 운동을 안 하는 것보다도 못한 결과가 나타나죠. 그럼에도 운동을 꼭 해야겠다면 가급적 심장박동수가 많이 상승하지 않는 운동을 하세요. 걷기나 가벼운 강도의 사이클을 추천합니다.

Q 생리 중에 운동하면 안 좋은가요?

A No. 생리 중에 운동을 하면 사실 좋은 점이 많아요. 운동은 근심, 피로, 두통 등을 완화시켜주기 때문에 생리통이나 생리 중의 여러 증상들을 완화시켜줘요. 하지만 거꾸로 서는 동작이 들어가는 운동은 하지 않는 게 좋아요. 자궁에 있는 혈관을 수축시켜 생리양이 많아지게 하고, 더 많은 통증을 유발할 수 있기 때문이에요.

Q 하체운동을 해서 다리가 더 굵어졌어요. 왜죠?

A 간단합니다. 하체운동을 할 때 허벅지만 자극하는 자세로 운동을 하기 때문이죠. 이 책

에서는 필요한 부분에만 근육을 붙여 볼륨을 살릴 수 있도록 엉덩이를 주로 자극하는 하체운동법을 다양하게 소개하고 있으니, 차근차근 따라 해보세요.

Q 운동할 때 호흡은 어떻게 해요?

A 기본적으로 몸에 힘을 주는 동작을 할 때 호흡을 내쉬면 됩니다. 예를 들어, 배에 힘이 들어가는 동작을 할 때 호흡을 내쉬면 복근에 더 강한 자극을 줄 수 있어요.

Q 평일에는 식단을 잘 지키는데 주말에는 자꾸 무너져요. 이래도 괜찮을까요?

A Yes. 한 주 동안 고생한 나에게 상을 줘도 괜찮지 않을까요? 다만 아무리 주말이라도 매 끼를 높은 칼로리로 먹어서는 안 되겠죠! 주말에 한 끼 정도는 먹고 싶은 것을 먹는 게 좋아요. 오히려 지나친 다이어트 식단은 스트레스 지수를 높이기 때문에 좋지 않아요. 스트레스는 다이어트의 최대의 적이니까요.

Q 어떻게 운동을 해야 살이 잘 빠질까요?

A 유산소운동과 근력운동을 병행하는 것을 추천합니다. 유산소운동으로는 걷는 것이 지 방을 소모하는 데에는 가장 효과적입니다. 평균적으로 운동 시작 후 20분이 지나야 지

방대사가 활성화되기 때문에 최소 40분은 운동하는 것을 추천해요. 특정 부위만 운동해도 그 부위가 빠지는 것이 아니기 때문에 전신을 밸런스 있게 운동하는 게 좋습니다.

Q 운동하는 순서는 어떻게 하는 게 가장 좋나요?

A 다이어트 목적이라면 근력운동을 하고서 유산소운동을 하는 것을 추천해요. 유산소운동은 효과가 한동안 지속되기 때문에 운동을 마쳐도 계속 지방이 연소돼요. 그래서 이 순서로 운동하는 게 훨씬 효과적이죠. 운동하는 것에 익숙해진 분들이라면, 워밍업으로 가벼운 유산소운동을 15~20분 정도 한 뒤 근력운동을 하고, 다시 한번 유산소운동으로 마무리하는 방법도 좋습니다.

Q 운동을 꾸준히 하는데 몸의 변화가 없는 것 같아요. 슬럼프인 것 같습니다.

A 대부분의 사람들이 운동 강도를 높여야 할 시기를 정확하게 파악하지 못해 정체기에 접어듭니다. 이럴 때는 일단 운동 횟수를 조금씩 늘리세요. 운동 강도를 높일 때는 먼저 횟수를 늘리고, 그다음으로 자극 강도를 아주 조금씩 늘려가야 합니다. 그래야 불필요한 근육이 붙지 않는 예쁜 몸매로 가꿀 수 있습니다.

 가슴이 최대한 없어지지 않게 운동할 수 있는 방법이 있을까요?

 갑작스럽게 식단을 제한하거나 과하게 운동을 해서 지방을 태우게 되면 지방으로 이루
어진 가슴에 영향이 갑니다. 이럴 때는 아주 조금씩 지방을 줄여나가는 것이 가장 효율
적입니다. 유산소운동을 할 때 상체를 과하게 움직이기보다는 사이클처럼 하체 위주의
유산소운동을 하면서 가슴 근력운동을 병행하면 좋습니다.

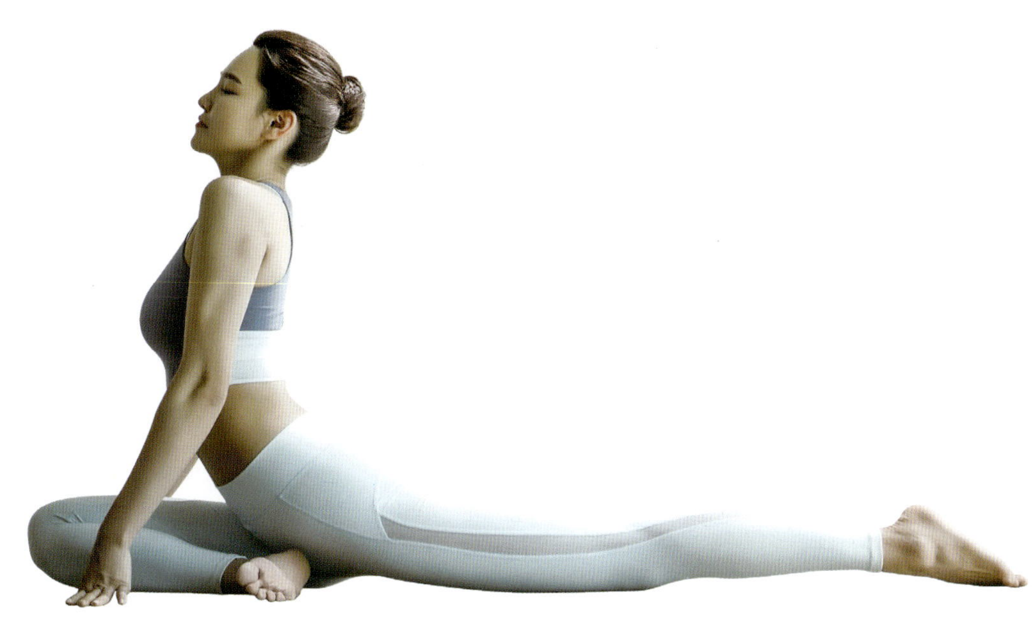

$\textbf{Q}$ **운동 후에 꼭 보충제를 먹어야 하나요?**

$\textbf{A}$ No. 보충제는 말 그대로 보충제일 뿐입니다. 식사로 영양소를 다 채울 수 없을 때 보충
제로 채운다고 생각하면 쉬워요. 평소 식사를 통해 영양소를 고르게 섭취하고 있다면
굳이 보충제는 필요 없습니다.
전문적으로 운동을 하는 사람들의 경우, 보통 사람보다 많은 근육량이 필요하고, 평소
식사에서 얻을 수 있는 단백질의 양보다 더 많은 단백질이 필요하기 때문에 부족한 단
백질을 보충제로 얻는 거죠. 보충제를 무분별하게 먹으면 오히려 운동에 역효과를 일으
킬 수 있어서 주의해야 합니다. 현재 자신의 식단과 몸 상태, 운동량 등을 돌아보고 정
확한 진단 후에 결정하는 것이 좋습니다.

$\textbf{Q}$ **엉덩이를 키우려면 많이 먹고 살을 찌워야 하나요?**

$\textbf{A}$ No. 엉덩이는 생각보다 많은 근육들로 이루어져 있습니다. 그래서 엉덩이를 키우려면
근력운동이 가장 효과적이죠. 지방을 늘리면 엉덩이는 커지겠지만 모양이 예쁘지는 않
을 거예요.

 뱃살은 근력운동만 하면 절대 안 빠지나요?

 No. 근력운동만 한다고 뱃살이 안 빠지는 것도 아
니고, 유산소운동만 한다고 뱃살이 빠지는 것
도 아닙니다. 근력운동만 해도 뱃살 빼기는
가능하지만 유산소운동과 식단 관리가 함
께 이루어진다면 훨씬 빠르게 본인이 목
표한 바까지 도달할 수 있습니다. 근력운
동을 통해 근육을 키우면 기초대사량이 증가
하기 때문에 똑같은 양을 먹어도 에너지를 더
많이 사용하게 됩니다. 그래서 살이 빠지기 쉬
운 몸이 된다는 장점은 있어요.

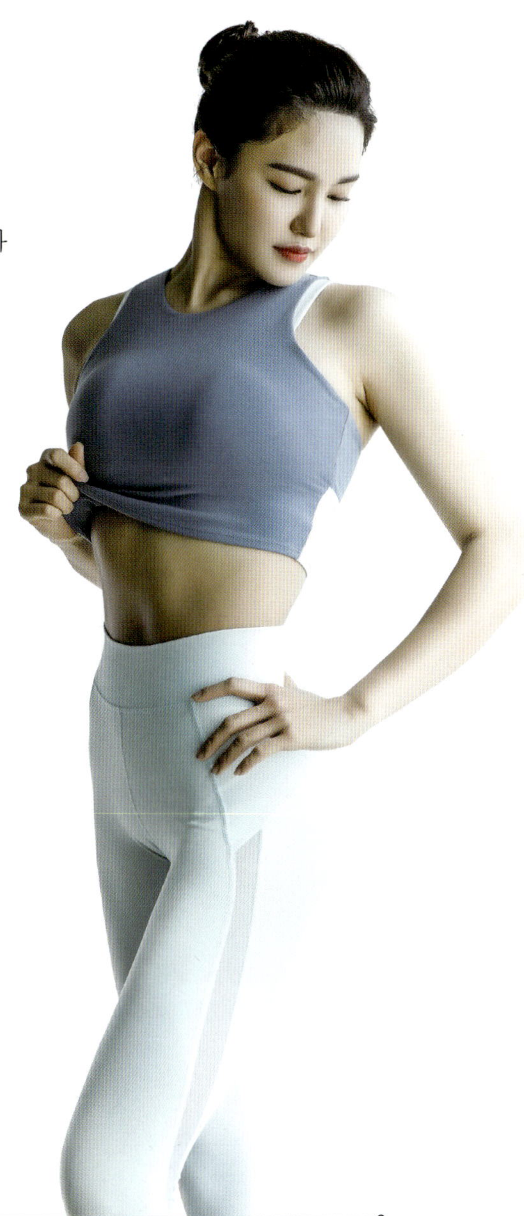

Sexy

Back!

힙업! 볼륨과 탄탄한 라인 만들기

2. 엉덩이·허벅지

팔 올려 스쿼트 1

· **15회** ·

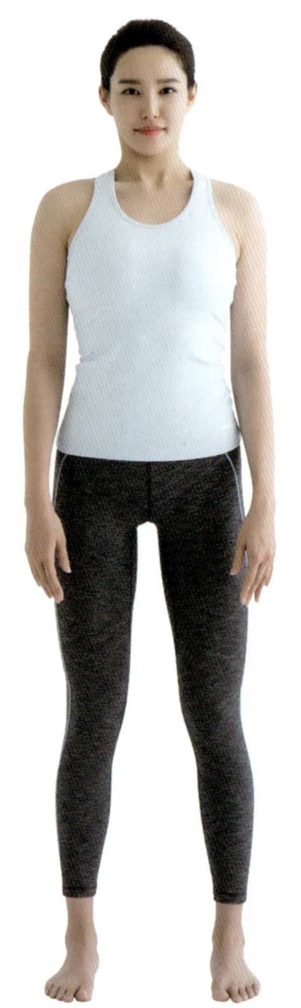

1 다리를 골반너비로 벌리고 선다.

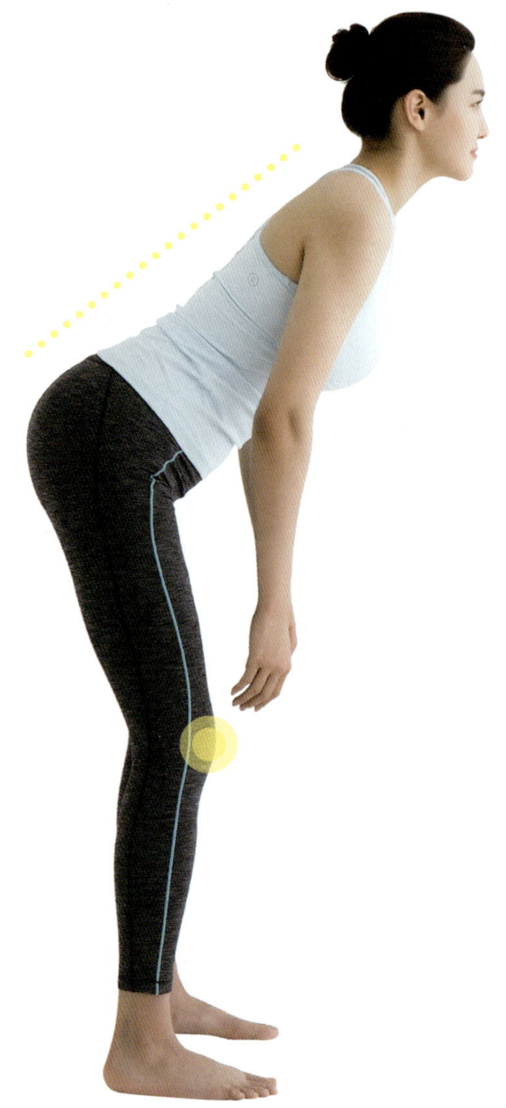

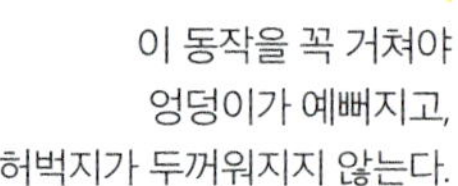

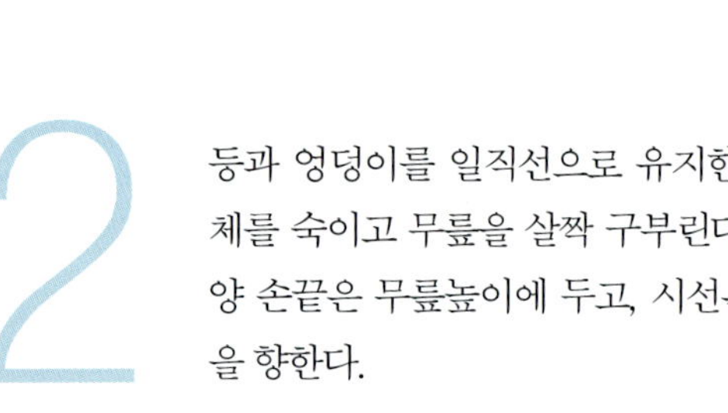
이 동작을 꼭 거쳐야
엉덩이가 예뻐지고,
허벅지가 두꺼워지지 않는다.

2 등과 엉덩이를 일직선으로 유지한 채 상체를 숙이고 무릎을 살짝 구부린다. 이때 양 손끝은 무릎높이에 두고, 시선은 정면을 향한다.

'엉밑살'을 UP시키고, 볼륨 있는 엉덩이와 잘록한 허리 라인을 만들어준다.
팔을 위로 들어올리면서 스쿼트를 하면 가슴이 펴지면서 허리의 기립근을 조여
허리 라인이 슬림해진다. 무릎과 허벅지는 그대로 둔 채 엉덩이만 뒤로 밀어야
허벅지에 힘이 분산되지 않고 엉덩이만 집중적으로 자극할 수 있다.

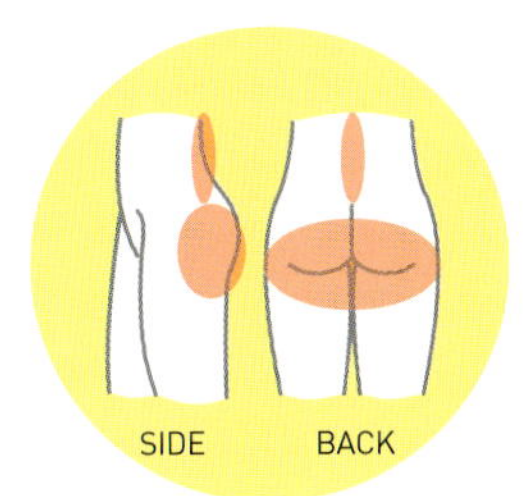

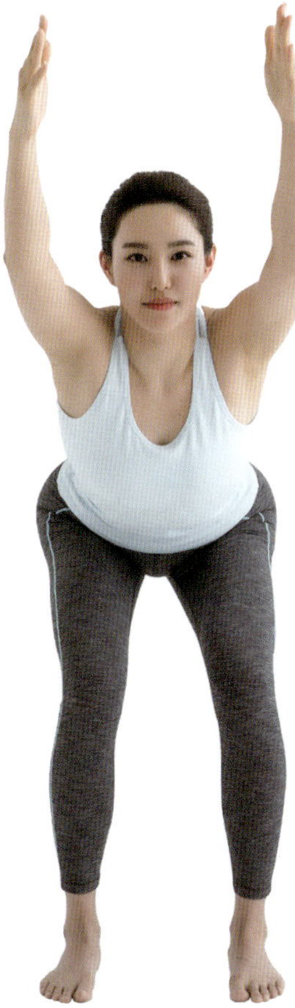

3

숨을 들이마시며 엉덩이를 뒤로 밀어 무릎을 120도까지
구부리고, 양팔은 45도로 들어올려 2초간 유지한다. 숨을
내쉬며 양 발뒤꿈치에 힘을 주고 천천히 ②의 자세로 되돌
아간다. ②~③을 15회 실시한다.

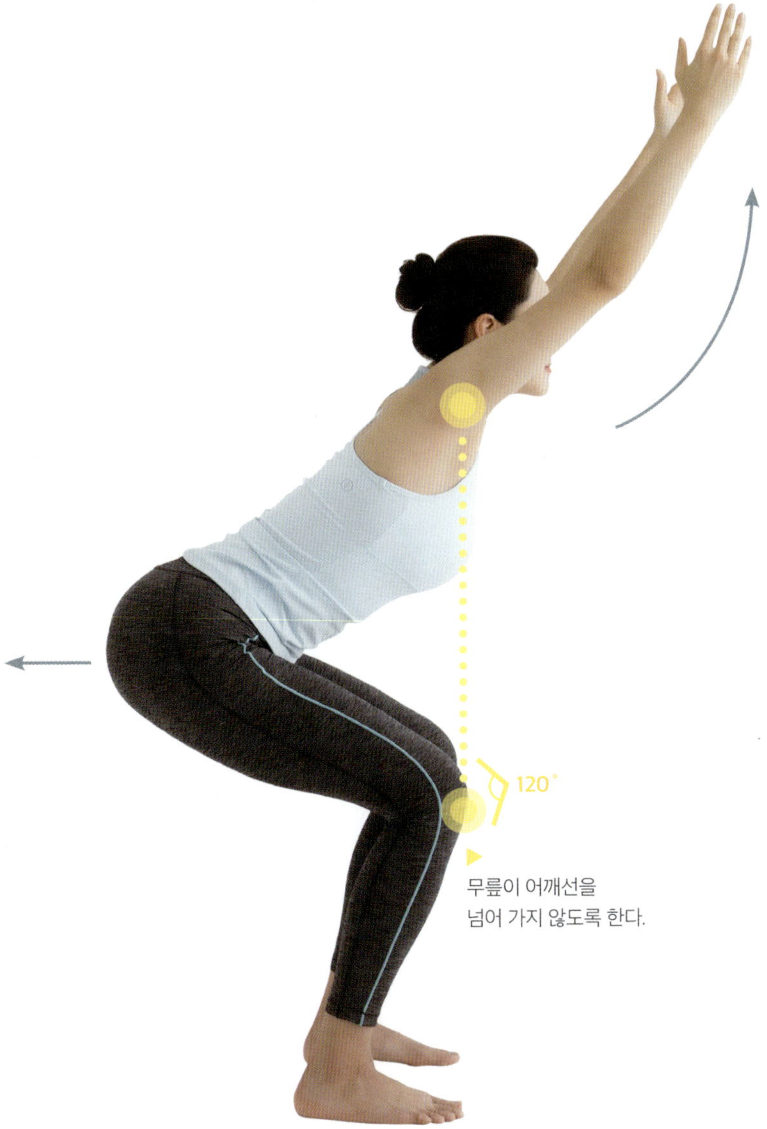

짐볼 들고 스쿼트

15회

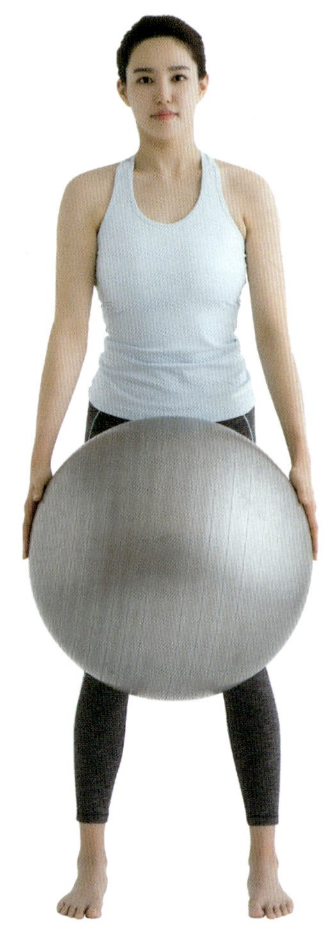

1

양손으로 짐볼을 들고 다리를 골반너비
로 벌리고 선다.

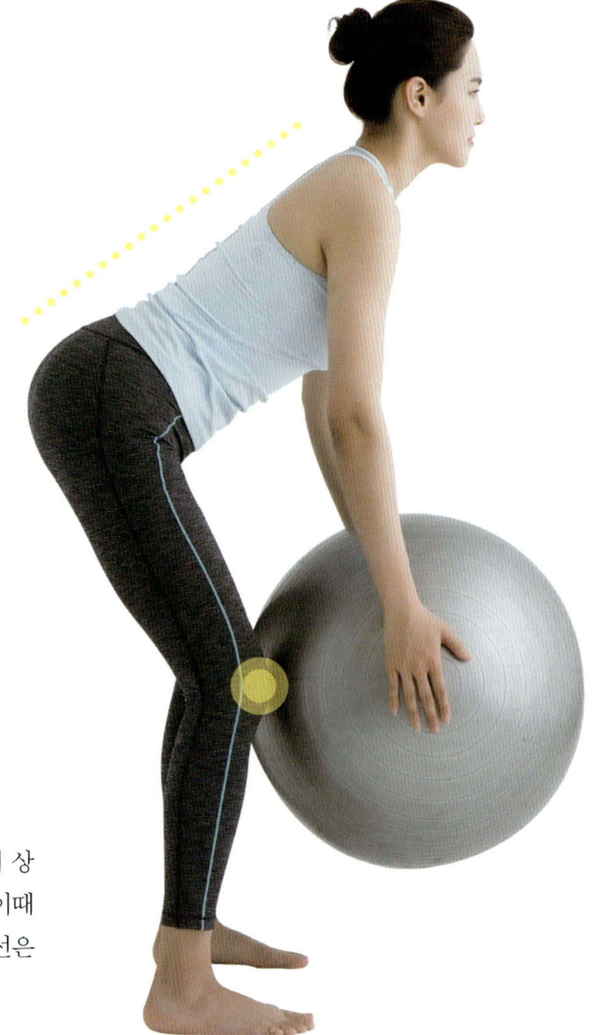

2

등과 엉덩이를 일직선으로 유지한 채 상
체를 숙이고 무릎을 살짝 구부린다. 이때
짐볼을 든 손은 무릎높이에 두고, 시선은
정면을 향한다.

짐볼을 들고 스쿼트를 하면 짐볼을 지탱하는 힘 때문에 맨몸으로 하는 스쿼트보다
엉덩이에 힘이 더욱 집중된다. 엉덩이뿐만 아니라 어깨와 팔 라인도 예뻐지는 효과가 있다.

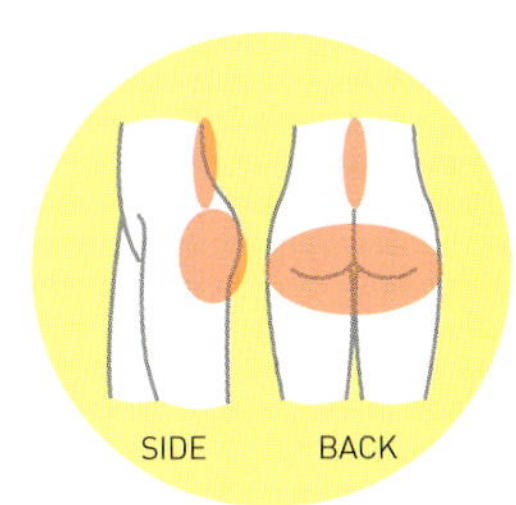

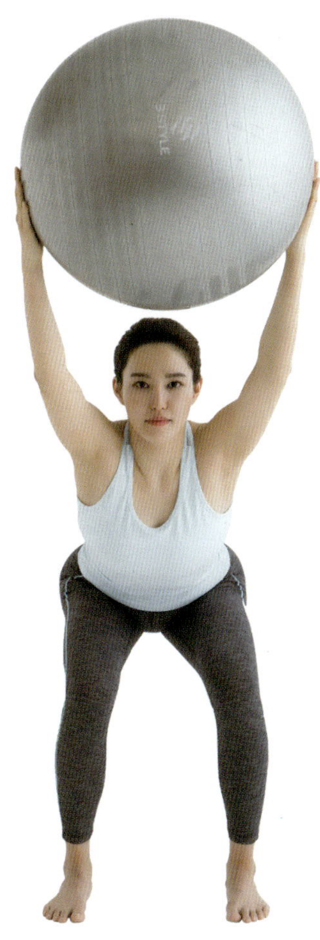

3 숨을 들이마시며 엉덩이를 뒤로 밀어 무릎을 120도까지
구부리고, 양팔은 45도로 들어올려 2초간 유지한다. 숨을
내쉬며 양 발뒤꿈치에 힘을 주고 천천히 ②의 자세로 되
돌아간다. ②~③을 15회 실시한다.

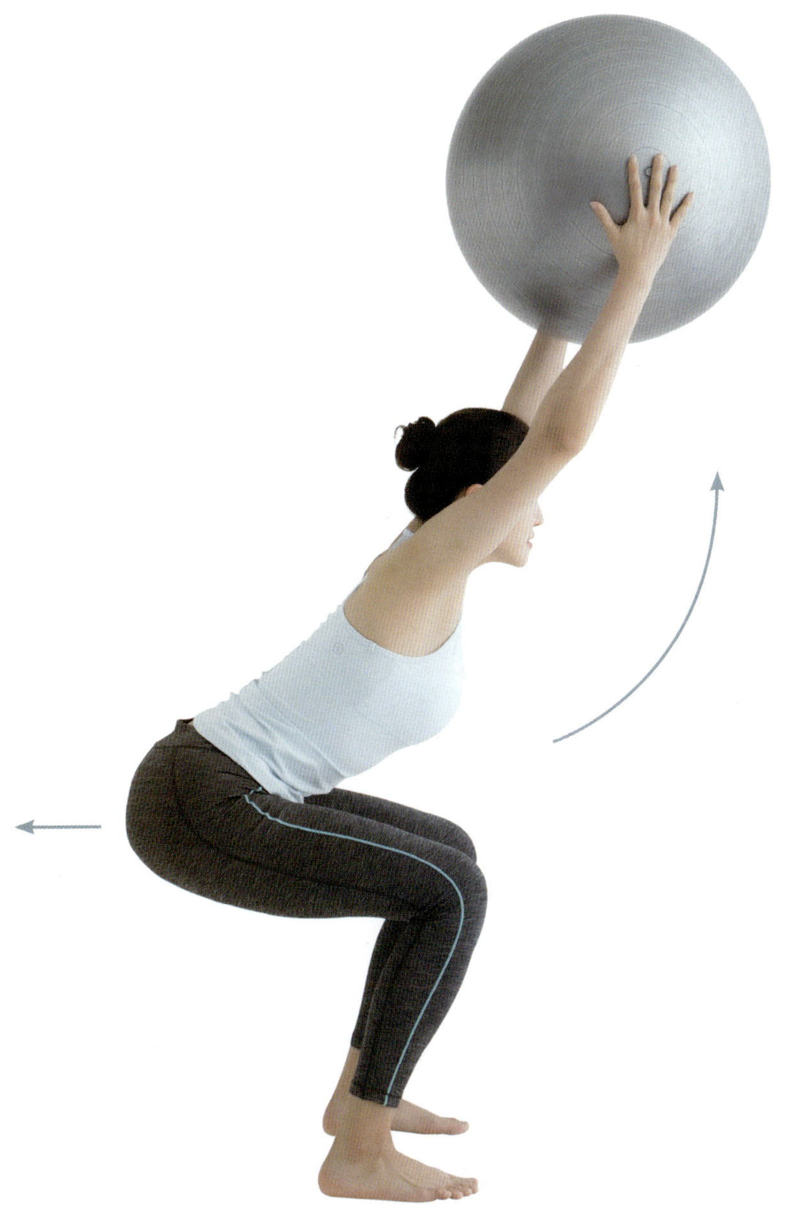

팔 올려 스쿼트 2

15회

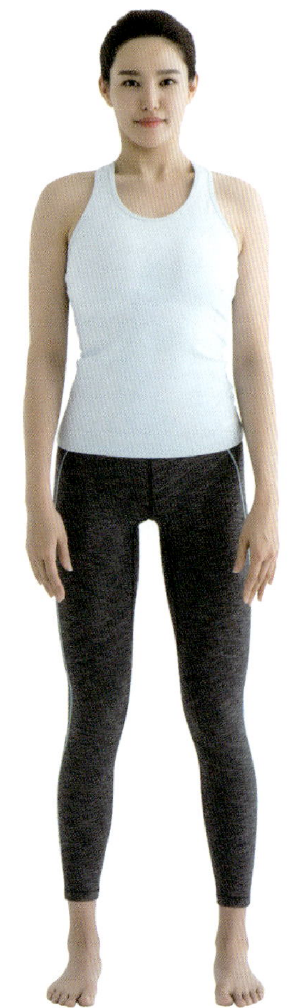

1

다리를 골반너비로 벌리고 선다.

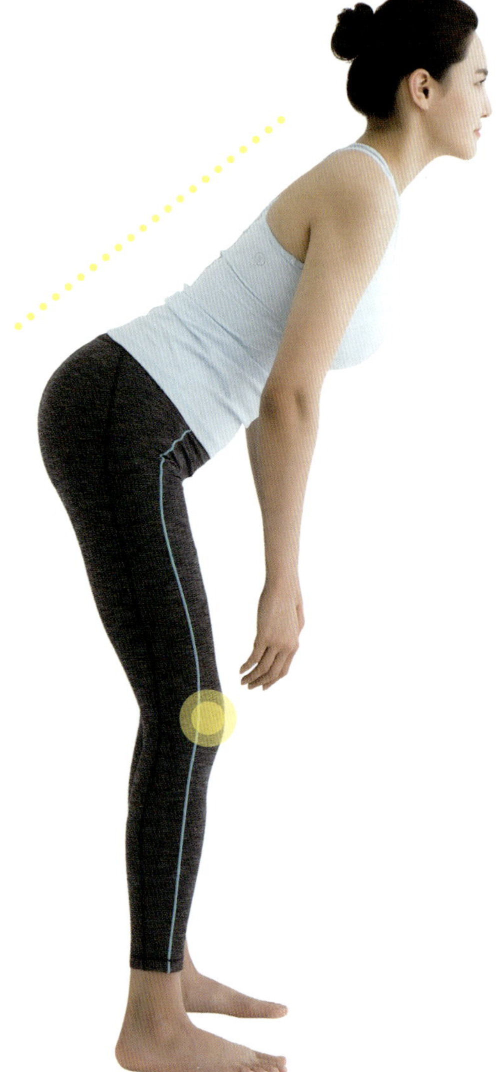

2

등과 엉덩이를 일직선으로 유지한 채,
상체를 숙이고 무릎을 살짝 구부린다.
이때 양 손끝은 무릎높이에 두고, 시선
은 정면을 향한다.

하체를 조금만 낮추는 스쿼트 자세는 완전히 하체를 낮추는 것보다 몸의 중심을
잡는 것이 더 어렵다. 그래서 완전히 하체를 낮추는 '팔 올려 스쿼트 1'보다 엉덩이에
힘이 더 많이 들어가고, 더 깊숙이 자극을 줄 수 있다. 처진 엉덩이를 UP시켜주면서
엉덩이 옆쪽도 볼록하게 만들어주어 골반이 넓어 보이는 효과가 있다.

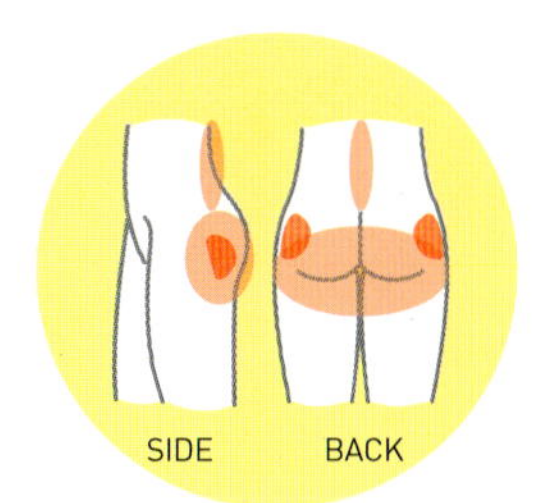

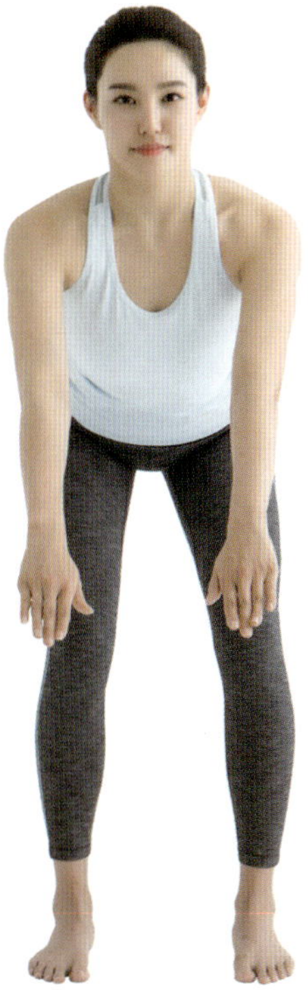

3 숨을 들이마시며 엉덩이를 뒤로 밀어 무릎을 140도까지
구부리고, 양팔은 허벅지와 평행이 되도록 들어올려 2초
간 유지한다. 숨을 내쉬며 양 발뒤꿈치에 힘을 주고 천천
히 ②의 자세로 되돌아간다. ②~③을 15회 실시한다.

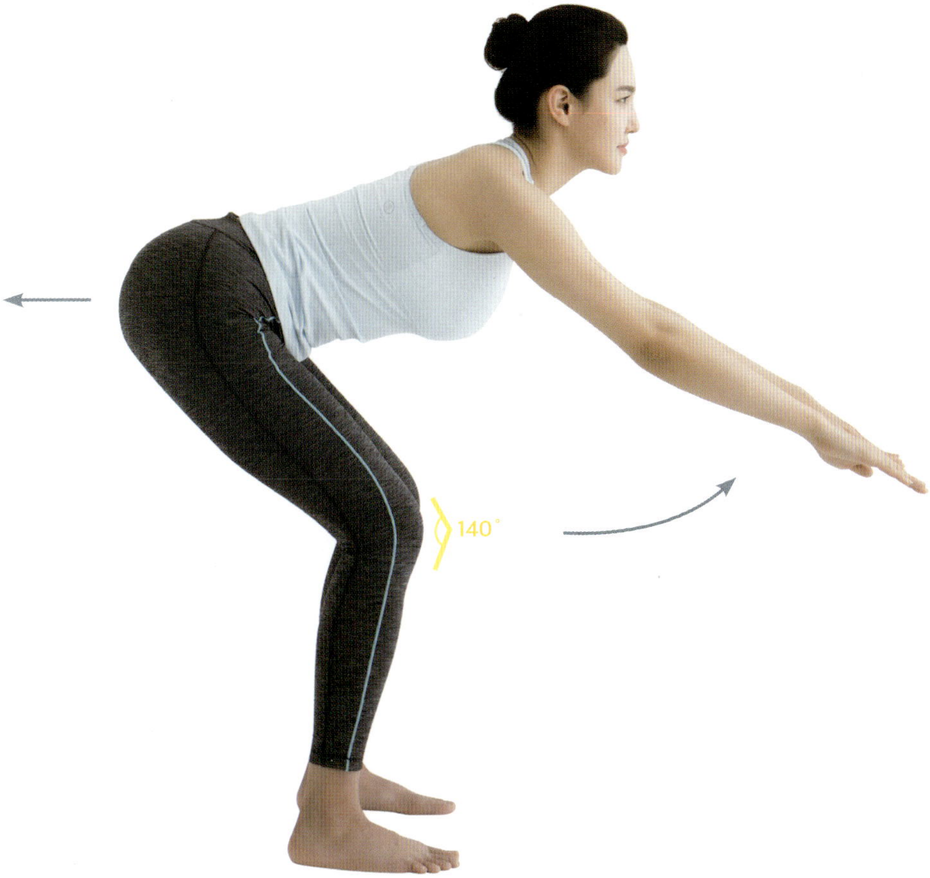

덤벨 들고 스쿼트 1

15회

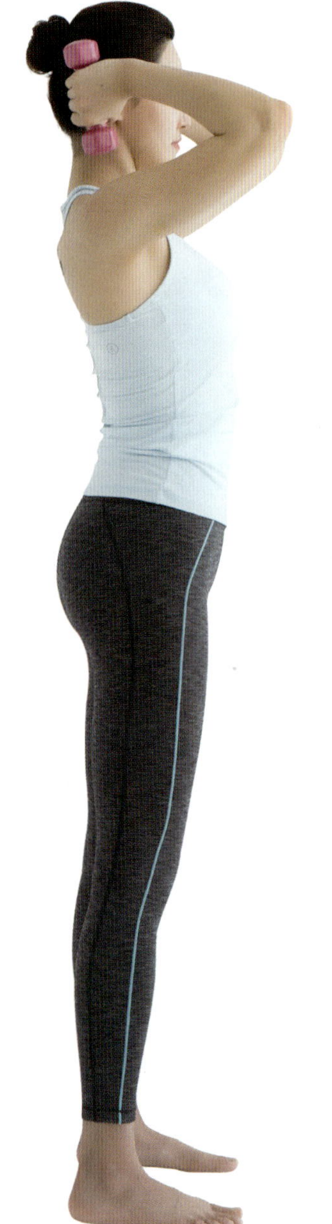

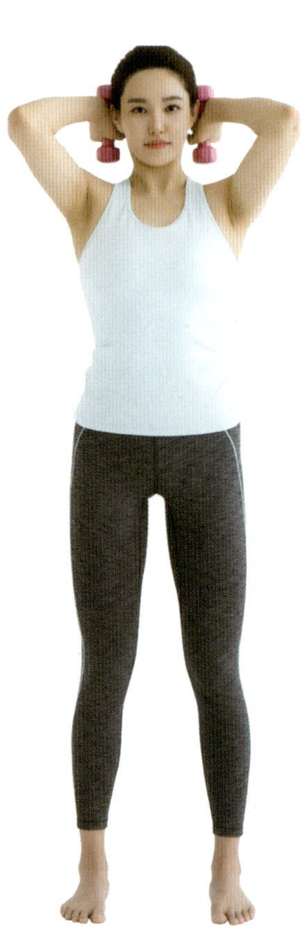

1

다리를 골반너비로 벌리고 서서, 덤벨을 손에 들고
양 어깨 위에 얹는다.

상체와 엉덩이를 동시에 낮추는 동작은, 엉덩이를 뒤로 민 뒤 몸을 한 번 더 낮추는
'팔 올려 스쿼트 2'보다 엉덩이 위쪽을 집중적으로 자극하고 다리 뒤쪽도 당겨주어,
엉덩이 위쪽의 볼륨과 슬림한 다리 라인을 만들어준다. 또 덤벨을 어깨에 올리면 맨몸으로
팔을 위로 올릴 때보다 허리의 기립근을 강하게 조일 수 있어 허리를 잘록하게 만들어준다.

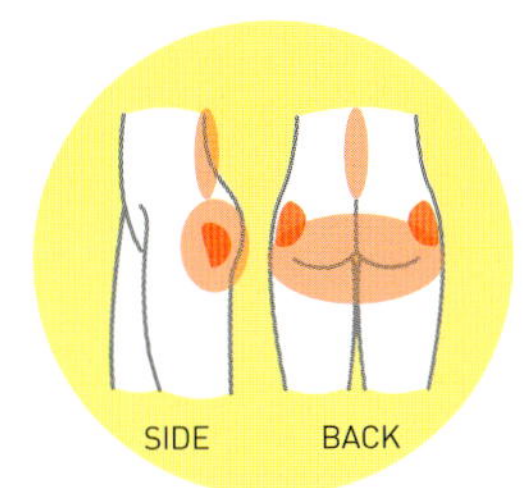

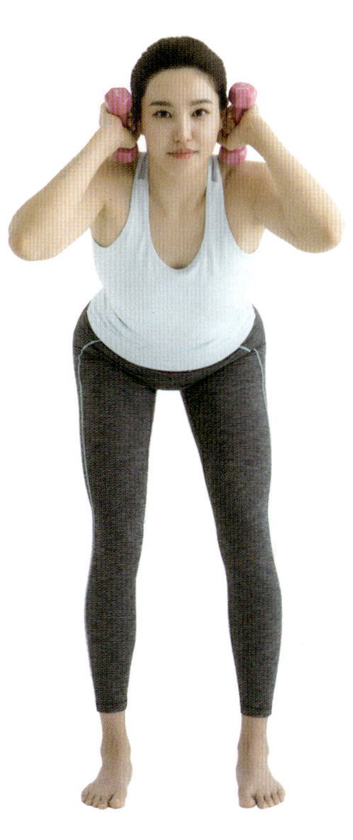

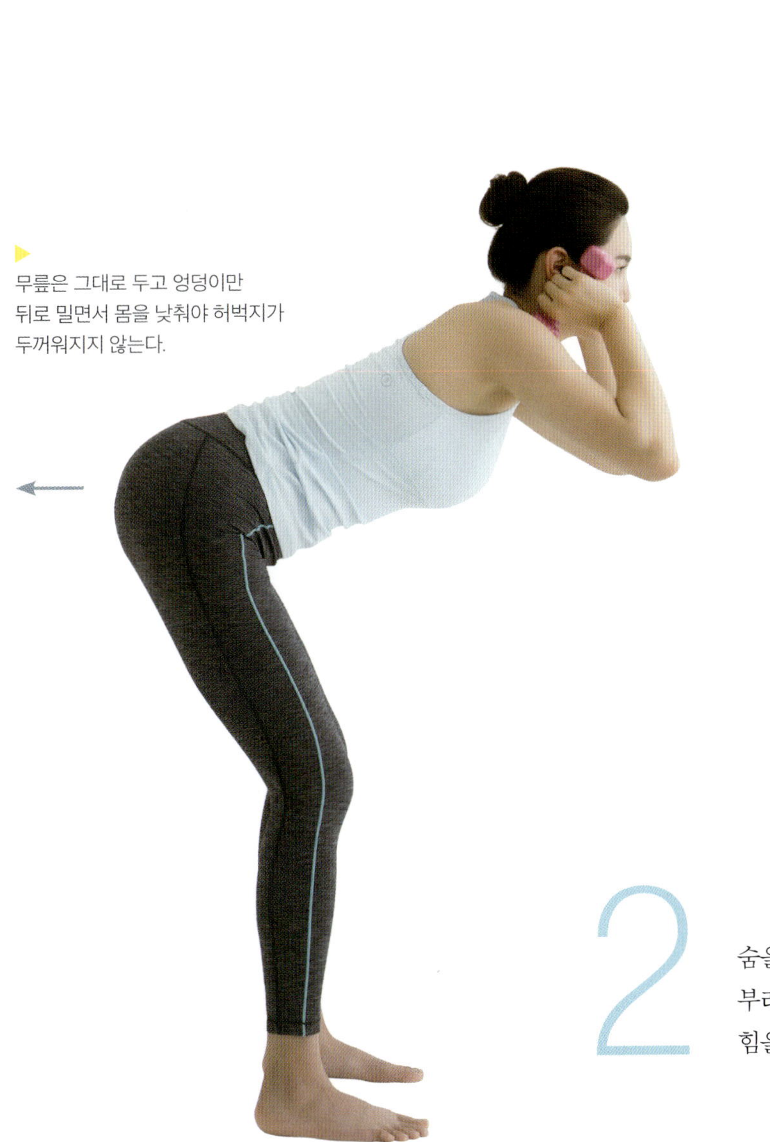

무릎은 그대로 두고 엉덩이만
뒤로 밀면서 몸을 낮춰야 허벅지가
두꺼워지지 않는다.

2

숨을 들이마시며 엉덩이를 뒤로 밀어 무릎을 살짝 구
부리고, 2초간 유지한다. 숨을 내쉬며 양 발뒤꿈치에
힘을 주고 천천히 일어난다. ①~②를 15회 실시한다.

덤벨 들고 스쿼트 2

15회

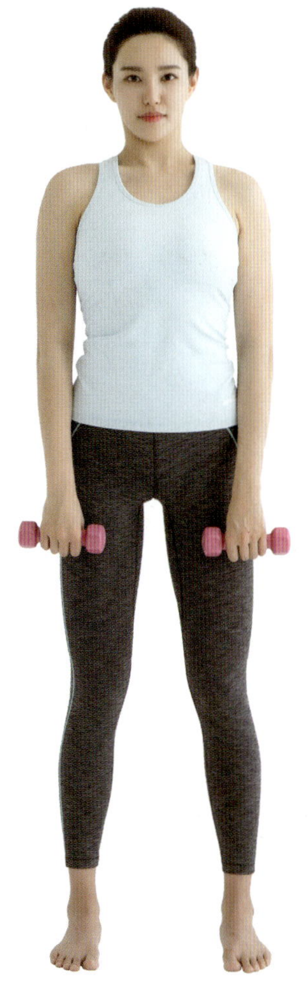

1
다리를 골반너비로 벌리고 서서, 양손에
덤벨을 들고 허벅지 위에 둔다.

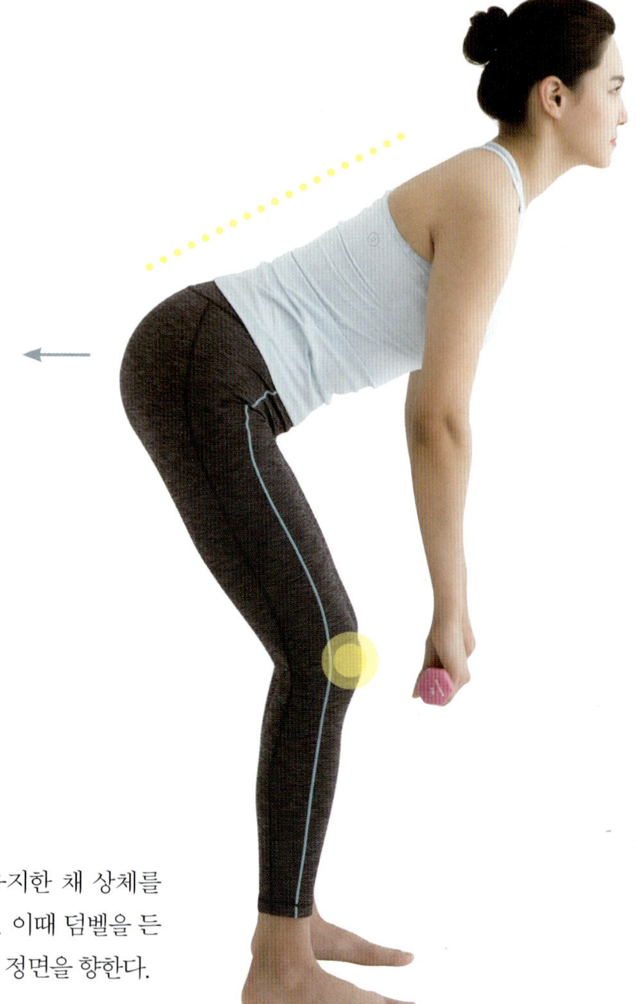

2
등과 엉덩이를 일직선으로 유지한 채 상체를
숙이고 무릎을 살짝 구부린다. 이때 덤벨을 든
손은 무릎높이에 두고, 시선은 정면을 향한다.

엉덩이 속에 깊숙하게 있는 근육부터 자극해 입체적으로 볼륨을 키워주는 동작이다.
덤벨을 드는 힘 때문에 다방면으로 저항을 받을 수 있어,
맨몸으로 하는 스쿼트 동작보다 더욱 강한 자극을 줄 수 있다.

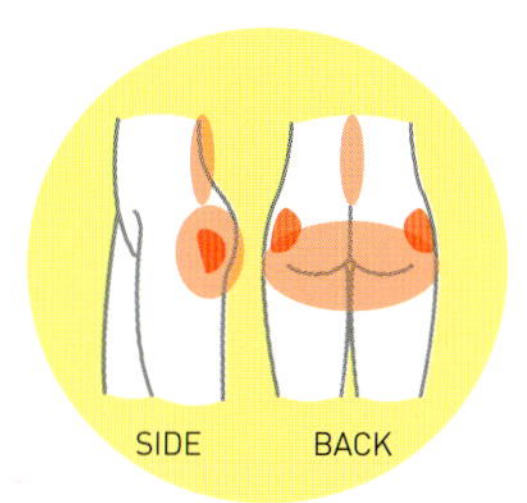

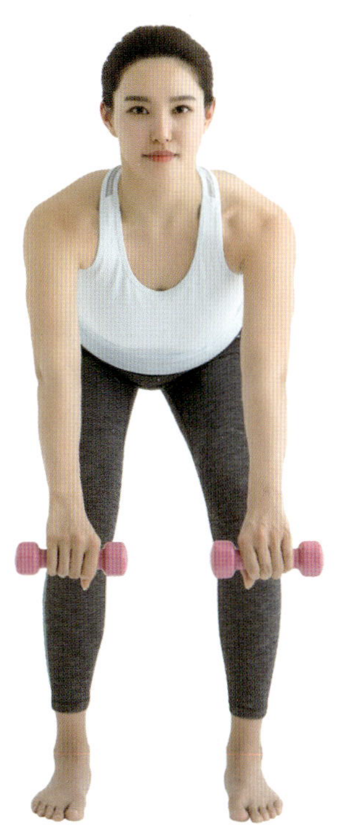

3

숨을 들이마시며 엉덩이를 뒤로 밀어 몸을 낮추고, 2초간 유지한다. 숨을 내쉬며 천천히 ②의 자세로 되돌아간다. ②~③을 15회 실시한다.

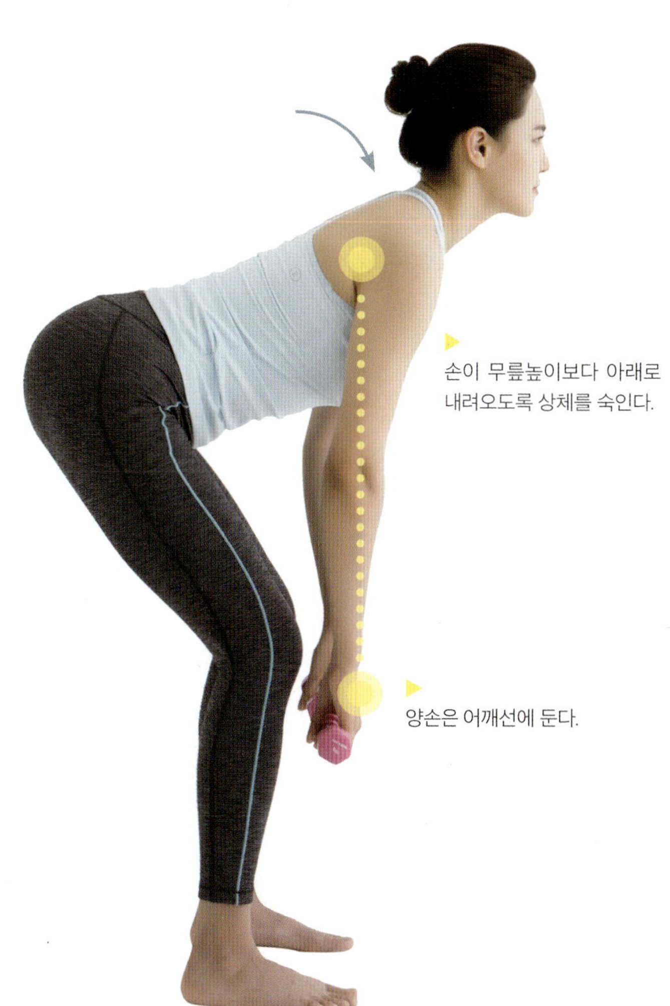

밴드 와이드 스쿼트

15회

1 양 발목에 스트랩을 채우고 긴 밴드 1개를 연결한다. 다리를 골반너비의 2배로 벌린 뒤 발끝을 45도로 바깥을 향해 벌린다. 이때 손은 다리 앞쪽에 둔다.

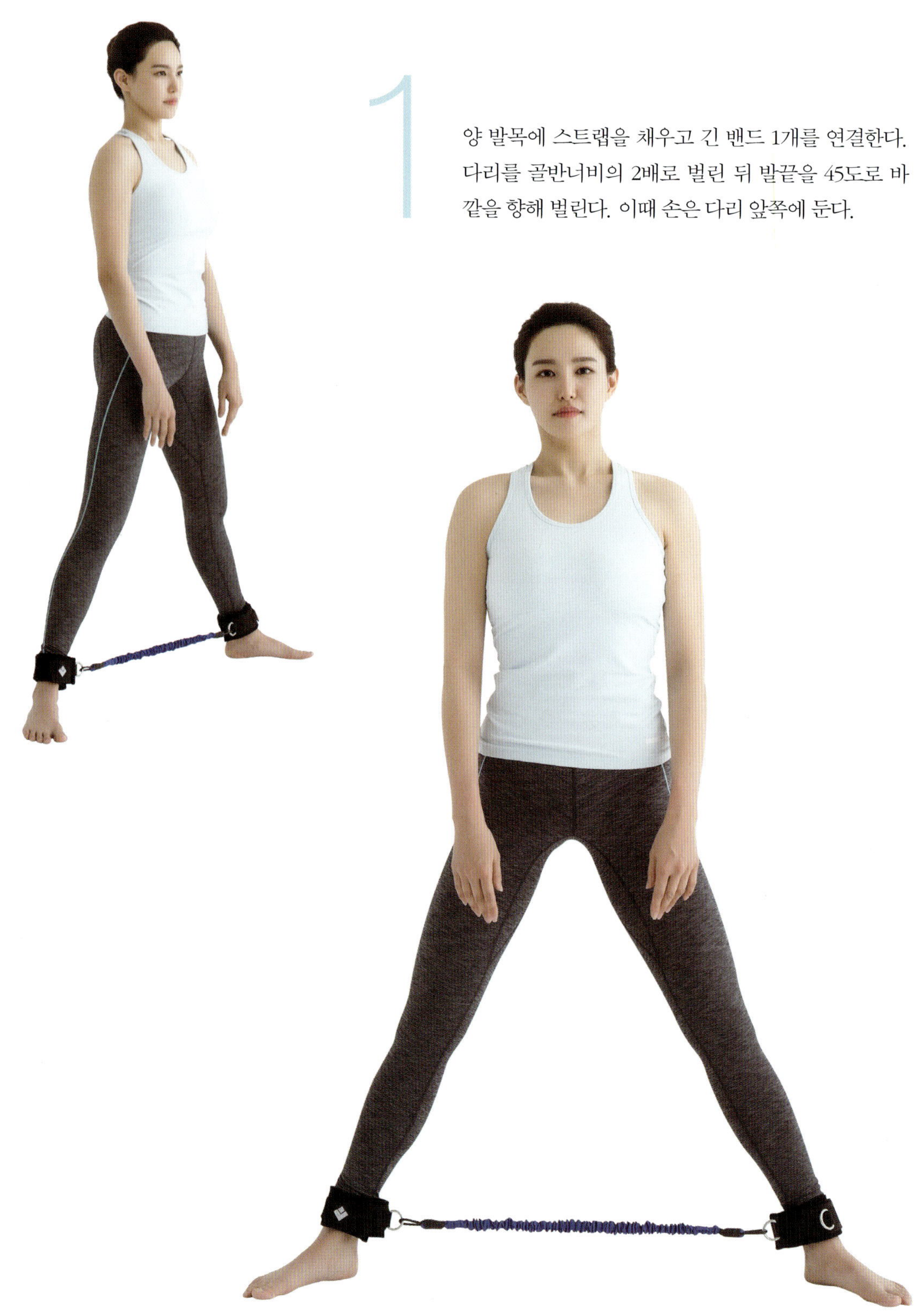

허벅지 안쪽 살들을 없애고 탄력 있는 엉덩이를 만드는 데 효과적인 동작이다.
밴드를 착용하고 운동하면 허벅지 안쪽 근육을 강하게 당겨 훨씬 더 큰 효과를 볼 수 있다.

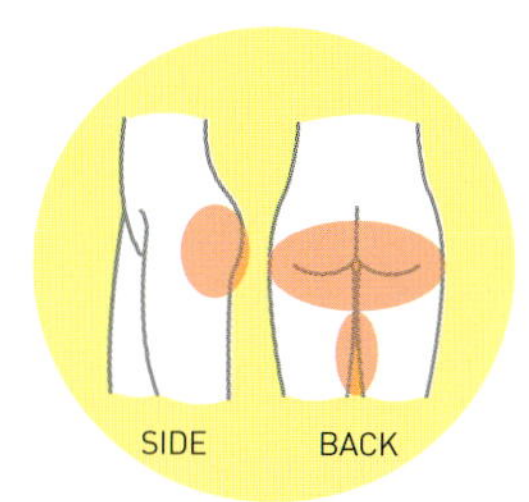

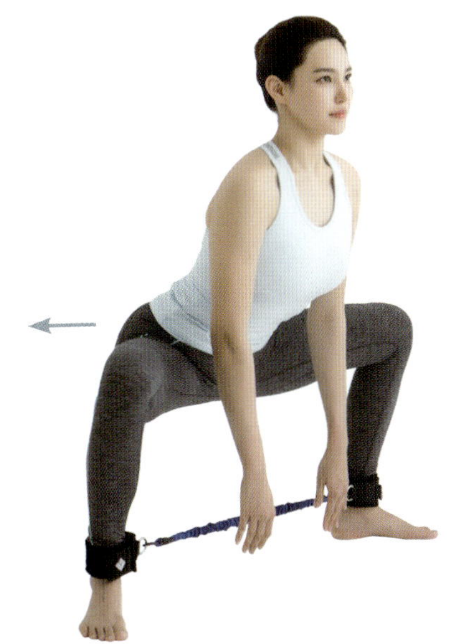

2

숨을 들이마시며 발 바깥쪽에 힘을 주고 엉덩이를
뒤로 밀면서 무릎을 발끝 방향으로 벌리며 앉은 뒤,
2초간 유지한다. 숨을 내쉬며 천천히 ①의 자세로
되돌아간다. ①~②를 15회 실시한다.

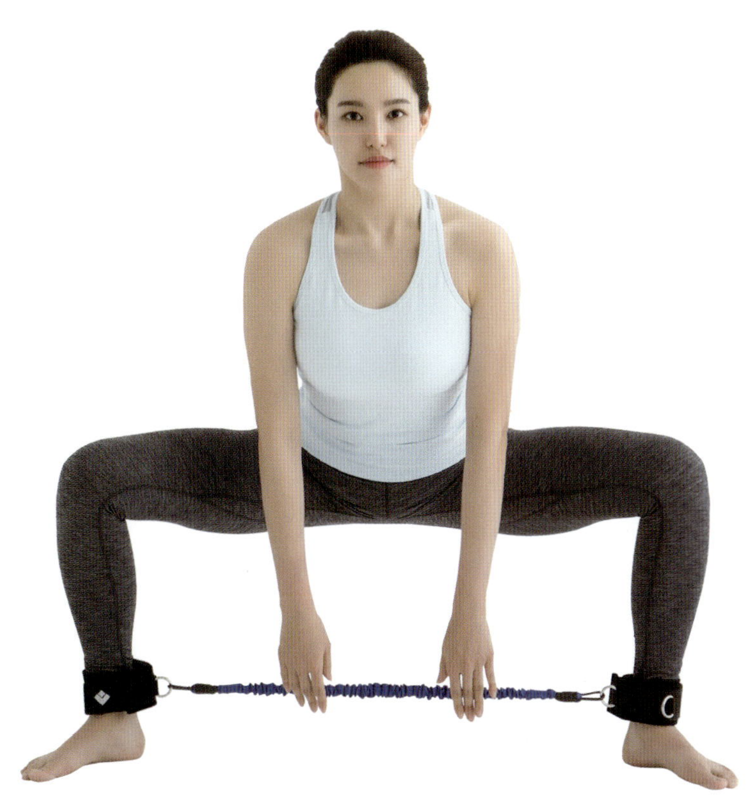

엉덩이 런지

10회

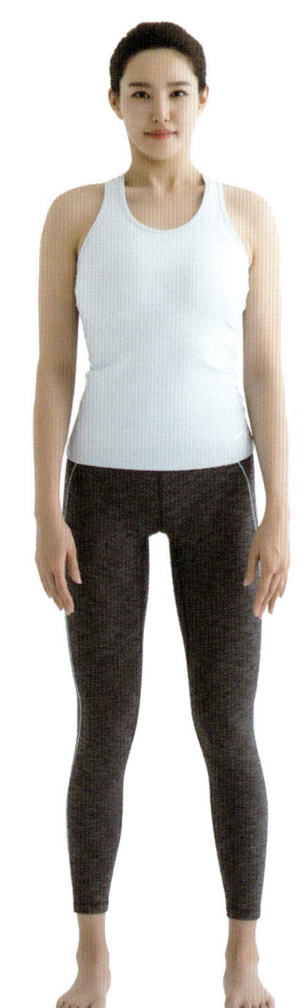

1

다리를 골반너비로 벌리고 선다.

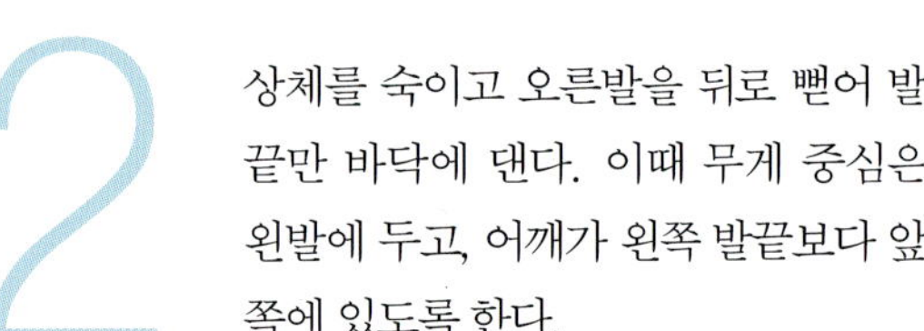

2

상체를 숙이고 오른발을 뒤로 뻗어 발끝만 바닥에 댄다. 이때 무게 중심은 왼발에 두고, 어깨가 왼쪽 발끝보다 앞쪽에 있도록 한다.

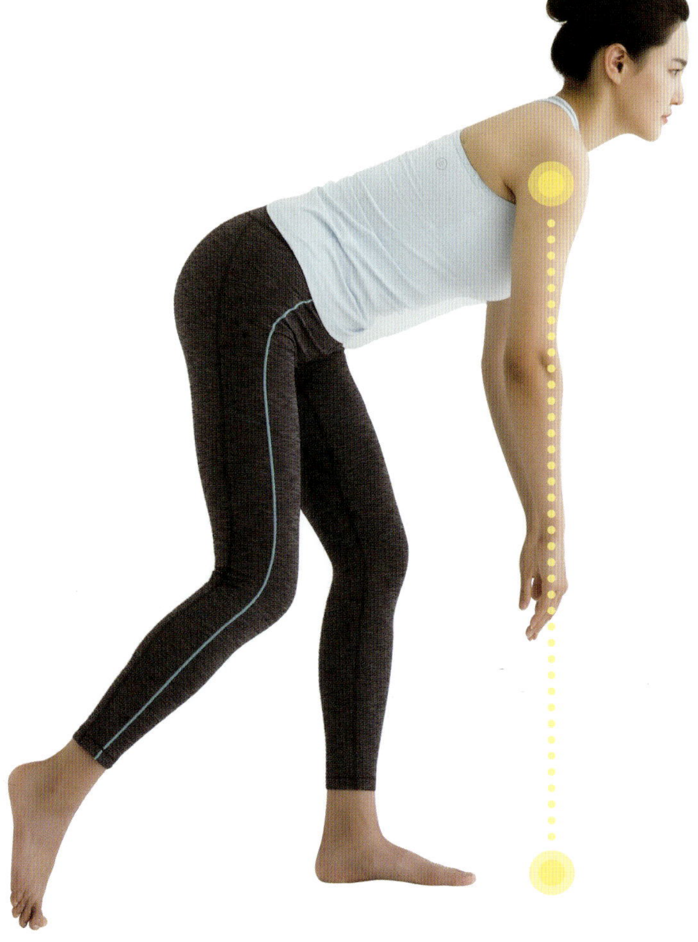

무릎과 허벅지는 고정한 채 엉덩이만 뒤로 밀어내는 방법으로 런지를 하면
허벅지 앞쪽 근육의 사용을 줄일 수 있어 허벅지가 두꺼워지지 않고,
엉덩이 위쪽에만 더욱 강한 자극을 줄 수 있다.

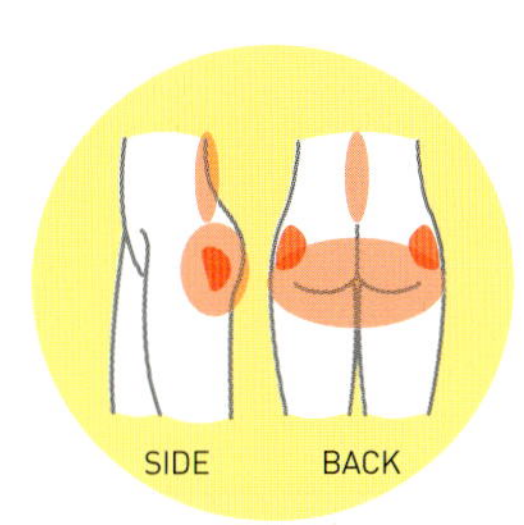

3 숨을 들이마시며 엉덩이를 뒤로 밀면서 상체를 숙여 몸을 낮추고, 숨을 내쉬며 천천히 ②의 자세로 되돌아간다. ②~③을 좌우로 각각 10회 실시한다.

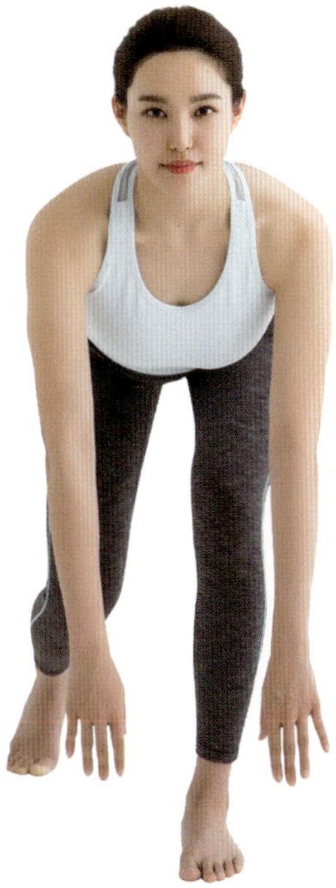

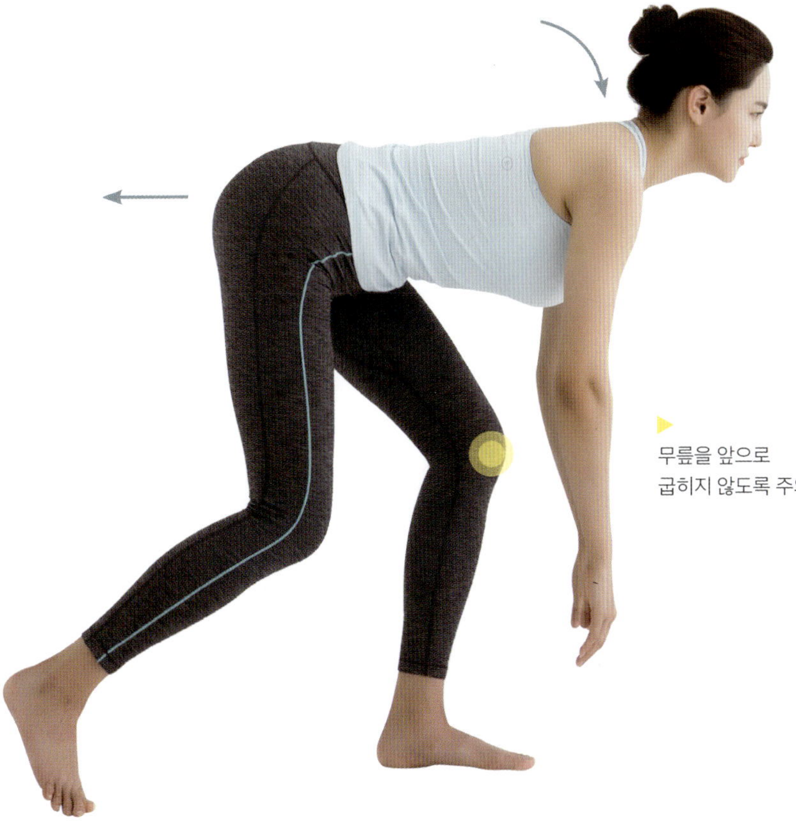

무릎을 앞으로
굽히지 않도록 주의한다.

발 교차해서 런지

10회

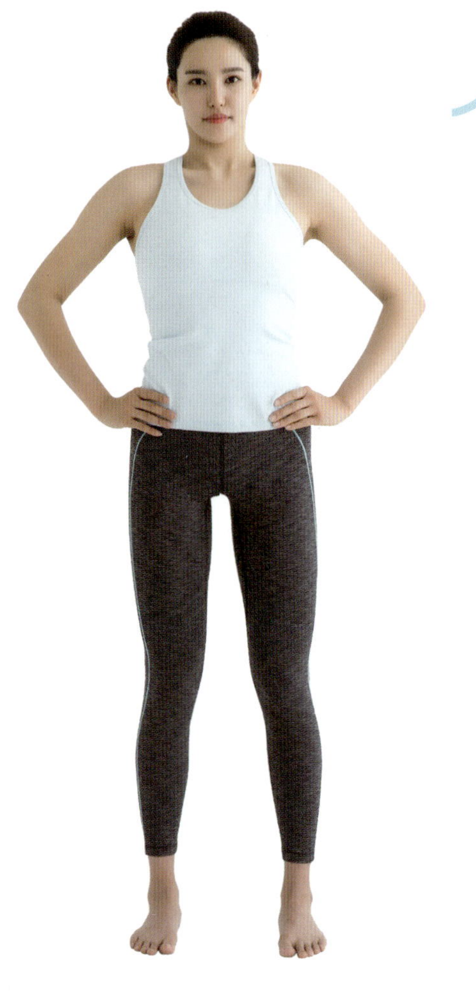

1

양손을 골반에 올리고 다리를 골반너비로
벌리고 선다.

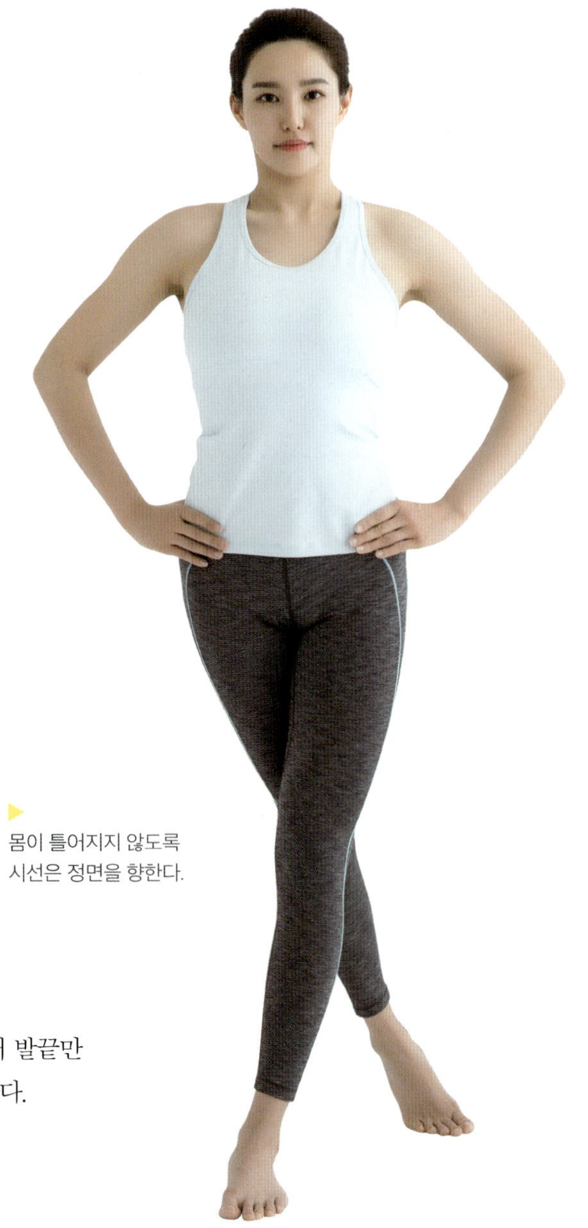

▶ 몸이 틀어지지 않도록
시선은 정면을 향한다.

2

오른발을 왼발 뒤 대각선으로 뻗어 발끝만
바닥에 대고, 무게중심은 왼발에 둔다.

엉덩이 바깥쪽과 엉덩이 위쪽의 근육을 키워 입체적인 엉덩이를 만드는 동작이다.
골반이 넓어져 S라인이 생기고, 엉덩이 위쪽에 볼륨감이 생겨 예쁜 엉덩이를 만들 수 있다.
특히 엉덩이가 작아 고민하는 사람들에게 효과적인 운동이다.
틀어졌던 골반이 교정되는 효과도 있다.

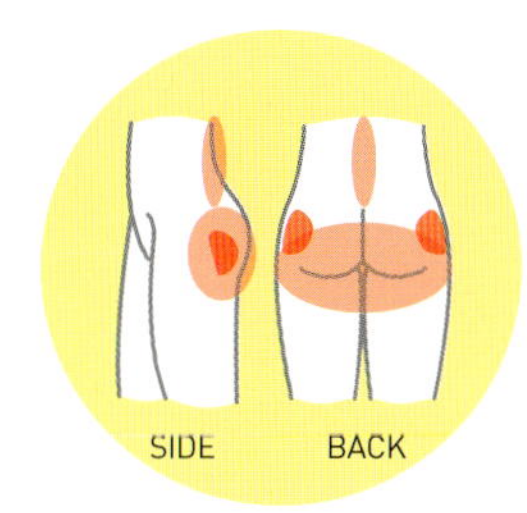

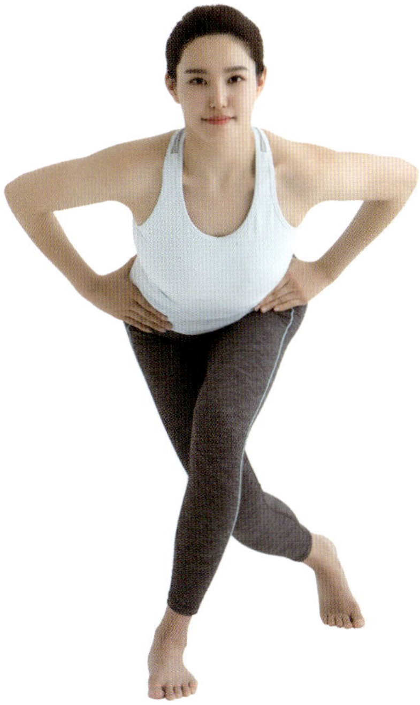

3 숨을 들이마시며 왼쪽 엉덩이를 뒤로 밀면서 상체를 숙여 몸을 낮추고, 숨을 내쉬며 천천히 ②의 자세로 되돌아간다. ②~③을 좌우로 각각 10회 실시한다.

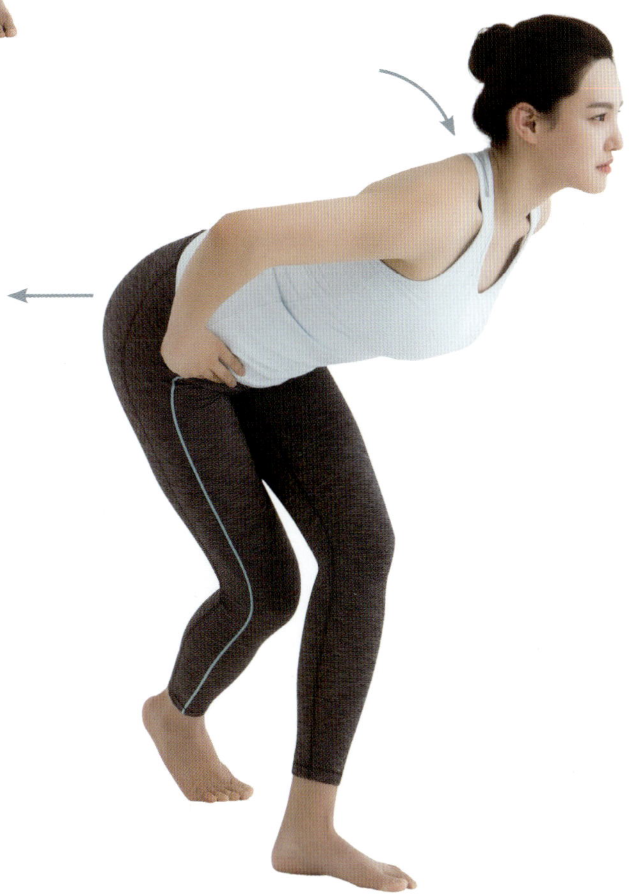

발 교차해서 런지 킥

10회

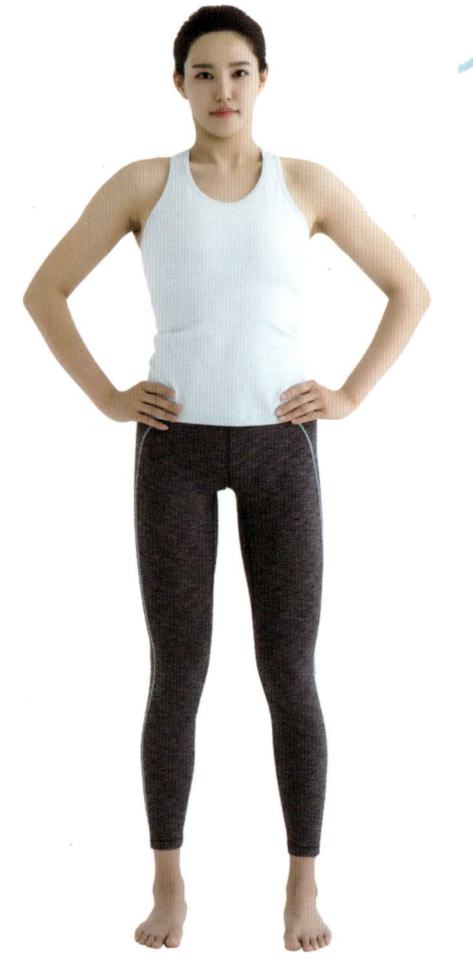

1

양손을 골반에 올리고 다리를 골반너비로
벌리고 선다.

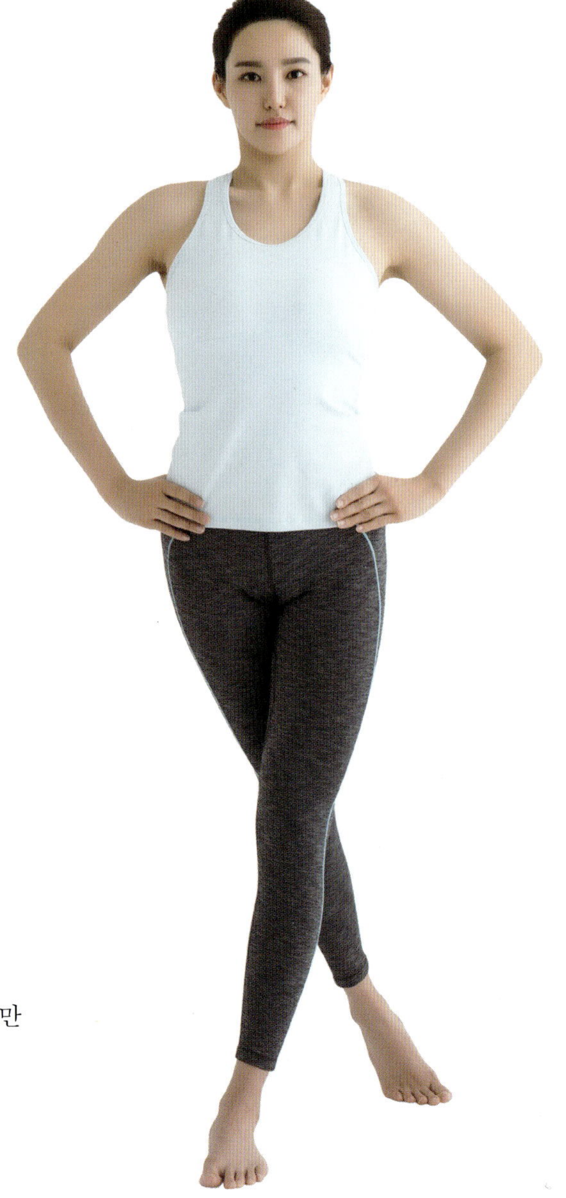

2

오른발을 왼발 뒤 대각선으로 뻗어 발끝만
바닥에 대고, 무게중심은 왼발에 둔다.

엉덩이 옆쪽을 집중적으로 키워주는 동작으로 골반이 좁아
엉덩이가 작아 보이는 사람들에게 효과적이다. 또, 마지막의 킥 동작 때문에
허벅지 바깥쪽 라인과 엉덩이로 이어지는 부분을 매끈하게 다듬을 수 있다.

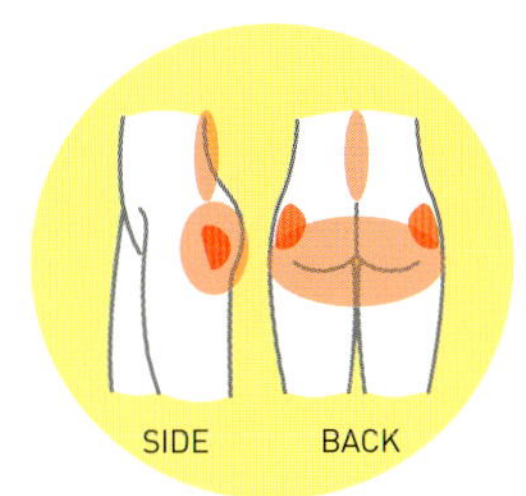

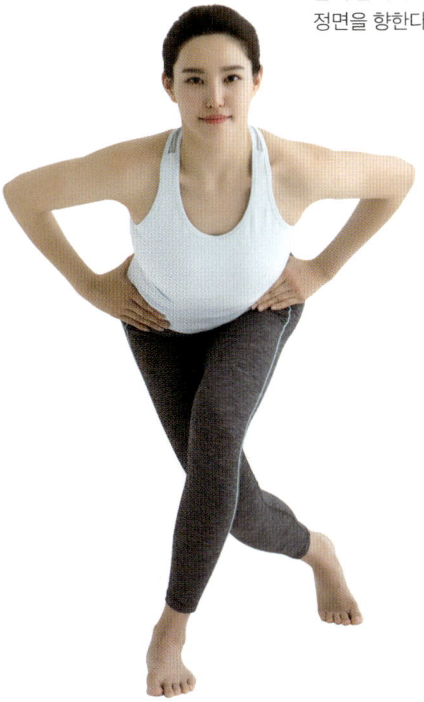

▶ 몸이 틀어지지 않도록 시선은
정면을 향한다.

3

숨을 들이마시며 왼쪽 엉덩이를 뒤로
밀면서 상체를 숙여 몸을 낮춘다.

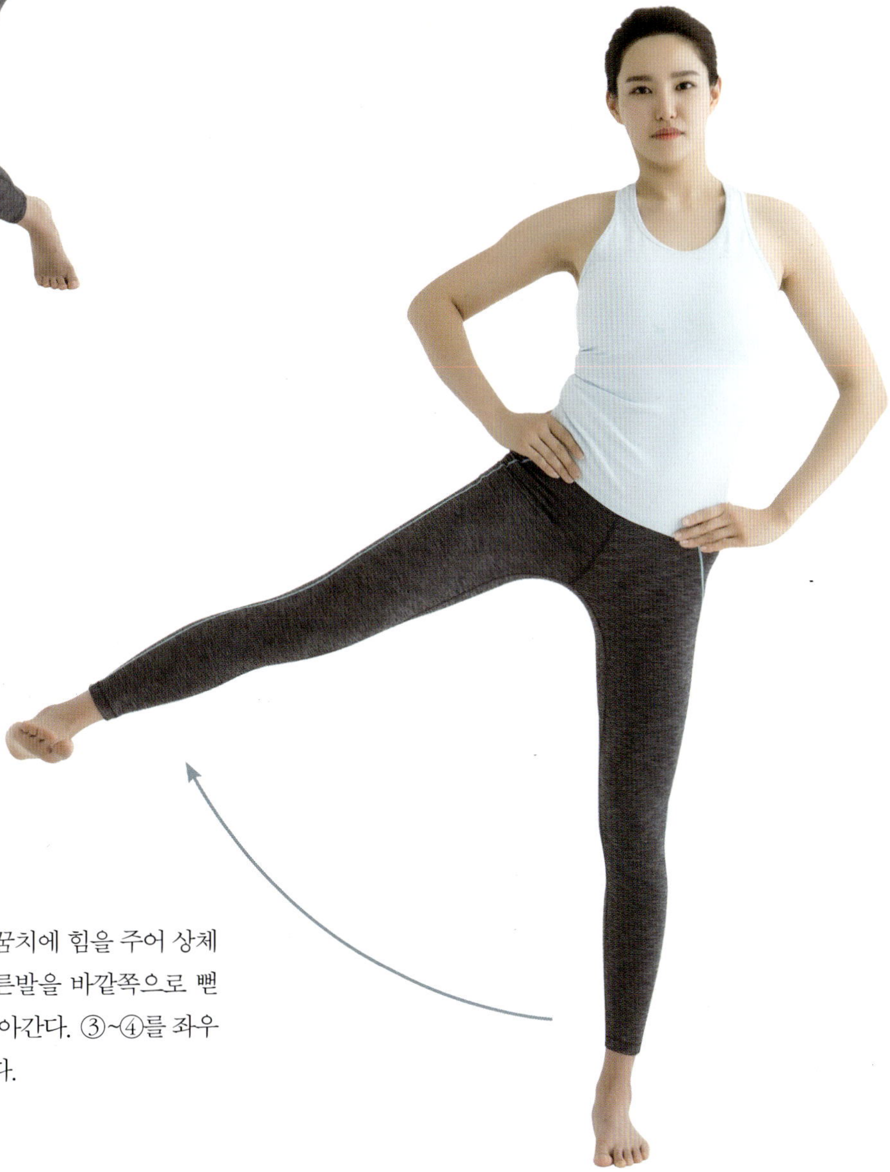

4

숨을 내쉬며 왼발 뒤꿈치에 힘을 주어 상체
를 들어올리면서 오른발을 바깥쪽으로 뻗
고, ③의 자세로 되돌아간다. ③~④를 좌우
로 각각 10회 실시한다.

엎드려서 무릎 차올리기

20회

1 무릎을 바닥에 대고 엎드려 양팔을 어깨너비로 벌린다. 이때 무게중심이 앞쪽으로 쏠리지 않도록 균형을 잘 잡는다.

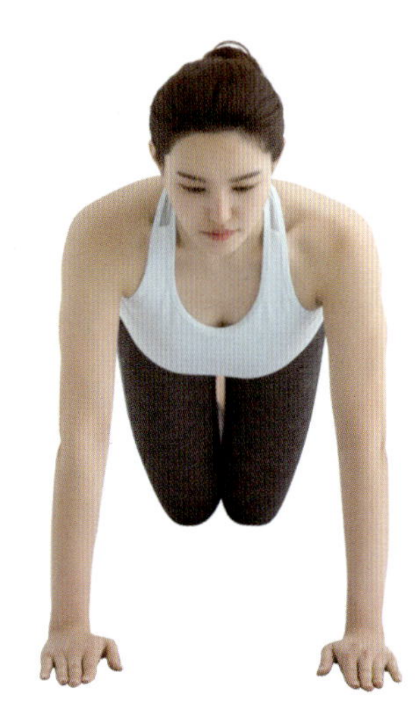

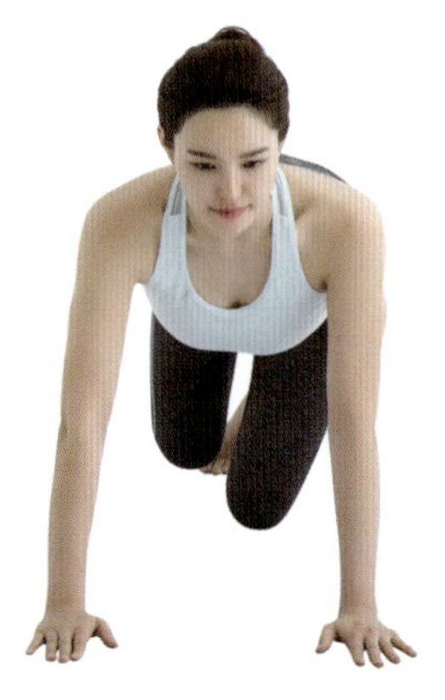

2 무릎을 90도로 구부리고 발끝을 무릎 쪽으로 당긴 상태로, 오른쪽 무릎을 살짝 들어 바닥에 닿지 않도록 한다.

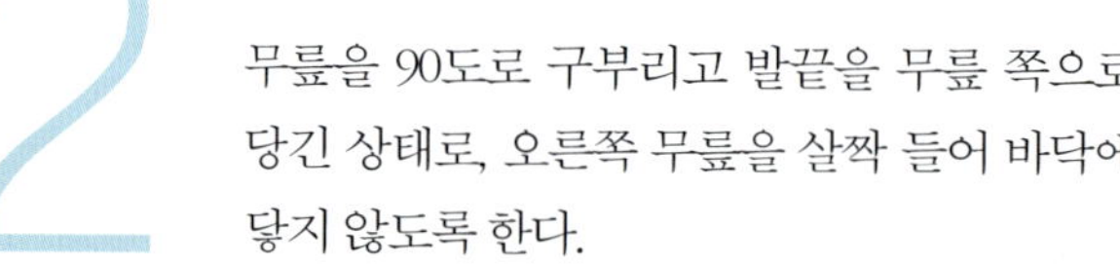

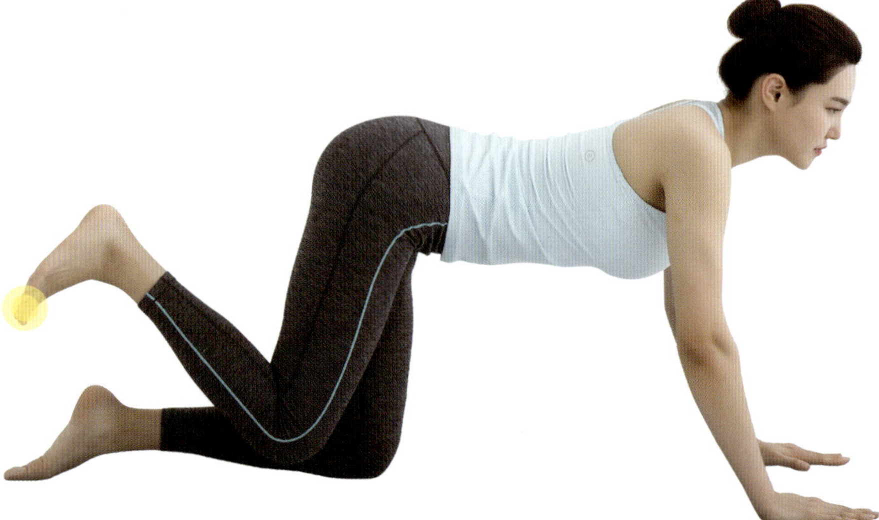

처진 엉덩이를 위로 끌어올리고 허리의 기립근을 자극해
허리를 잘록하게 만들어주는 동작이다. 허리 근력을 키우는 데에도
도움을 주니 허리 건강에도 좋은 동작이다.

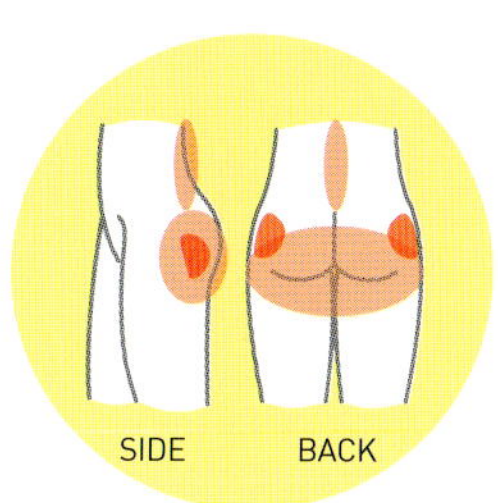

3

숨을 내쉬며 오른쪽 무릎을 위로 차올리고, 숨
을 들이마시며 천천히 ②의 자세로 되돌아간다.
②~③을 좌우로 각각 20회 실시한다.

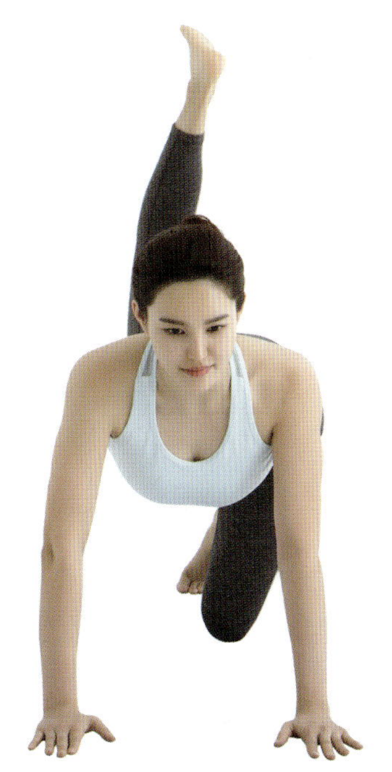

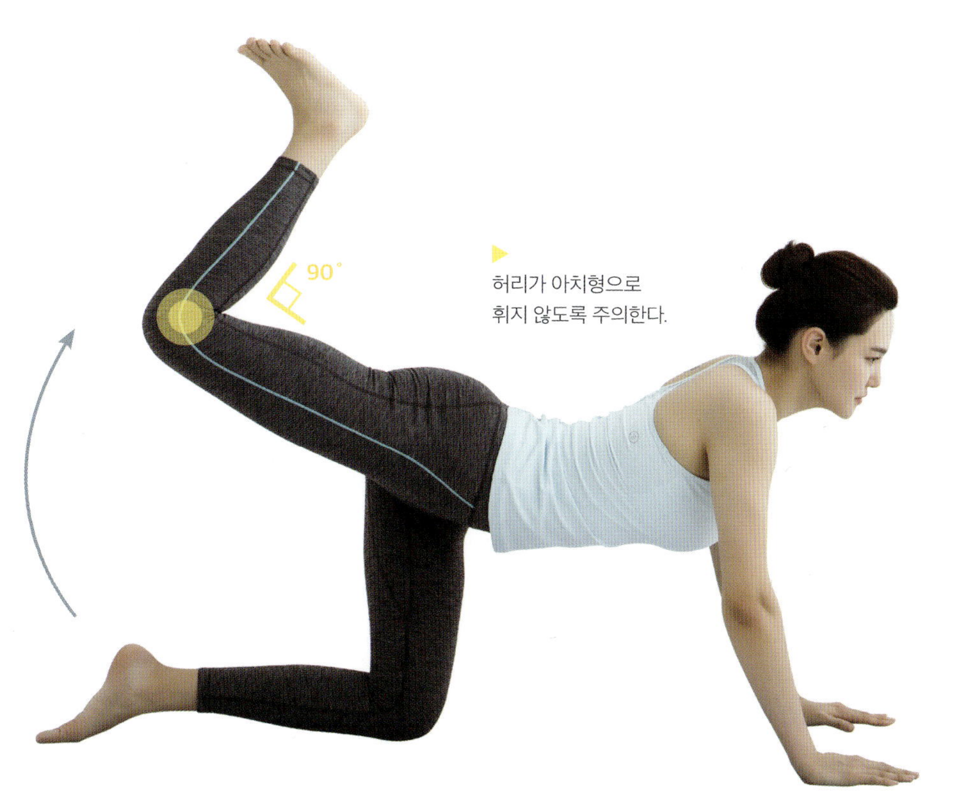

엎드려서 사선으로 무릎 차올리기

· **20회** ·

1

무릎을 바닥에 대고 엎드려 양팔을 어깨너비로 벌린다. 이때 무게중심이 앞쪽으로 쏠리지 않도록 균형을 잘 잡는다.

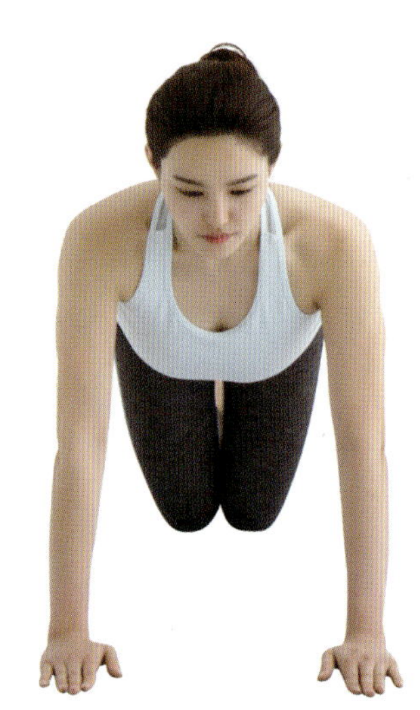

2

무릎을 90도로 구부리고 오른쪽 무릎을 엉덩이 높이까지 들어올린 뒤, 무릎을 바깥쪽으로 벌린다.

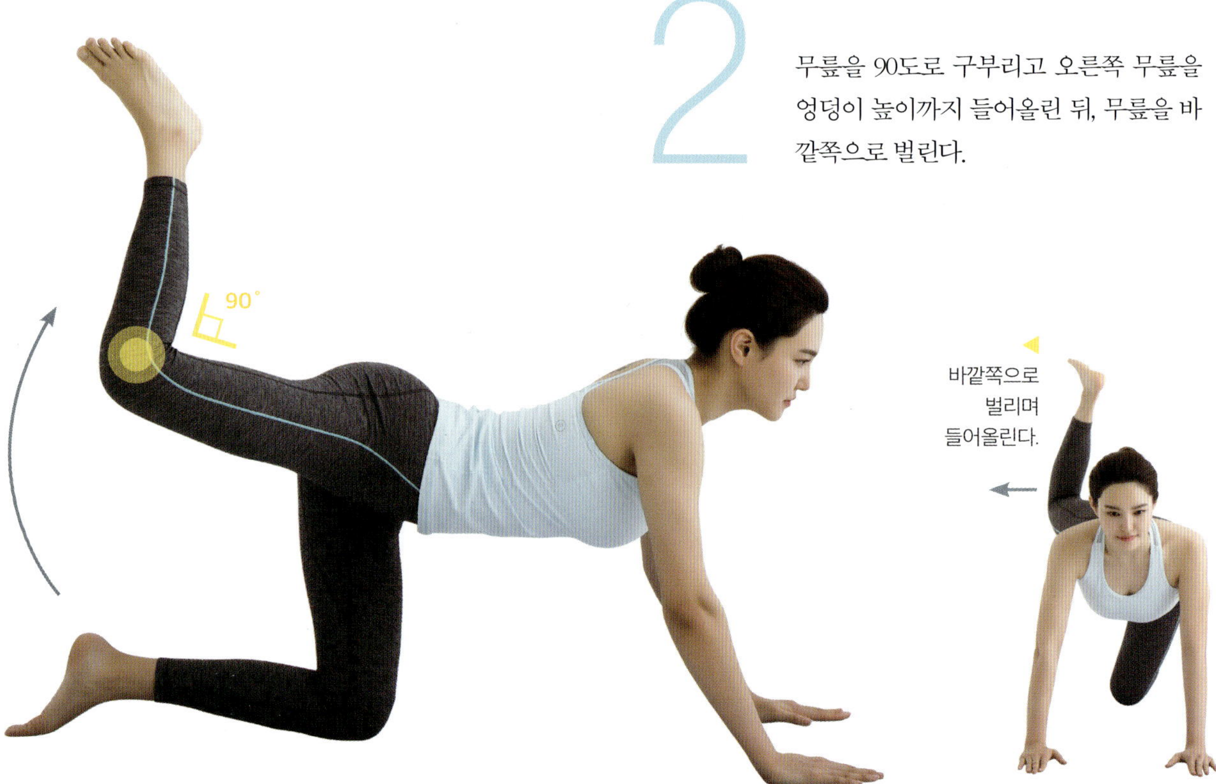

'엎드려서 무릎 차올리기' 동작과 달리, 무릎을 바깥쪽으로 벌리며
들어올리는 동작으로, 무릎을 옆으로 차올리는 것만으로 처진 엉덩이를 UP시키는
것은 물론, 엉덩이 옆쪽까지 볼록하게 만들어 골반 라인을 예쁘게 잡을 수 있다.

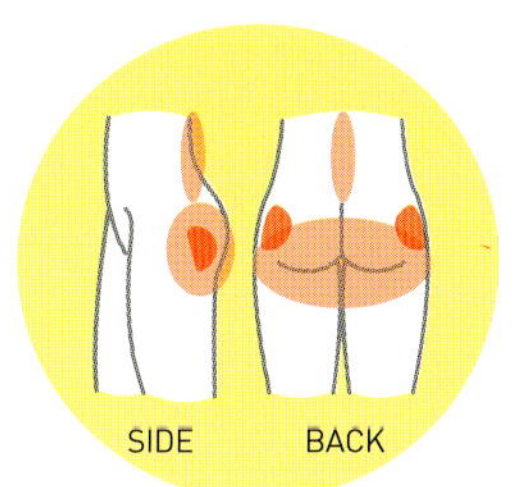

3

숨을 내쉬면서 오른쪽 무릎을 위로 차올리고,
숨을 들이마시며 천천히 ②의 자세로 되돌아간
다. ②~③을 좌우로 각각 20회 실시한다.

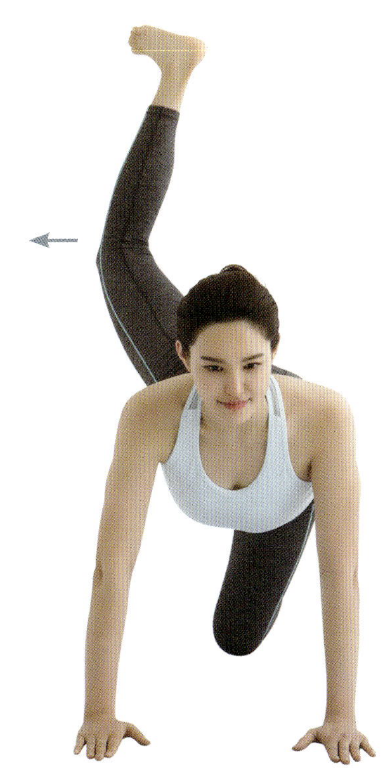

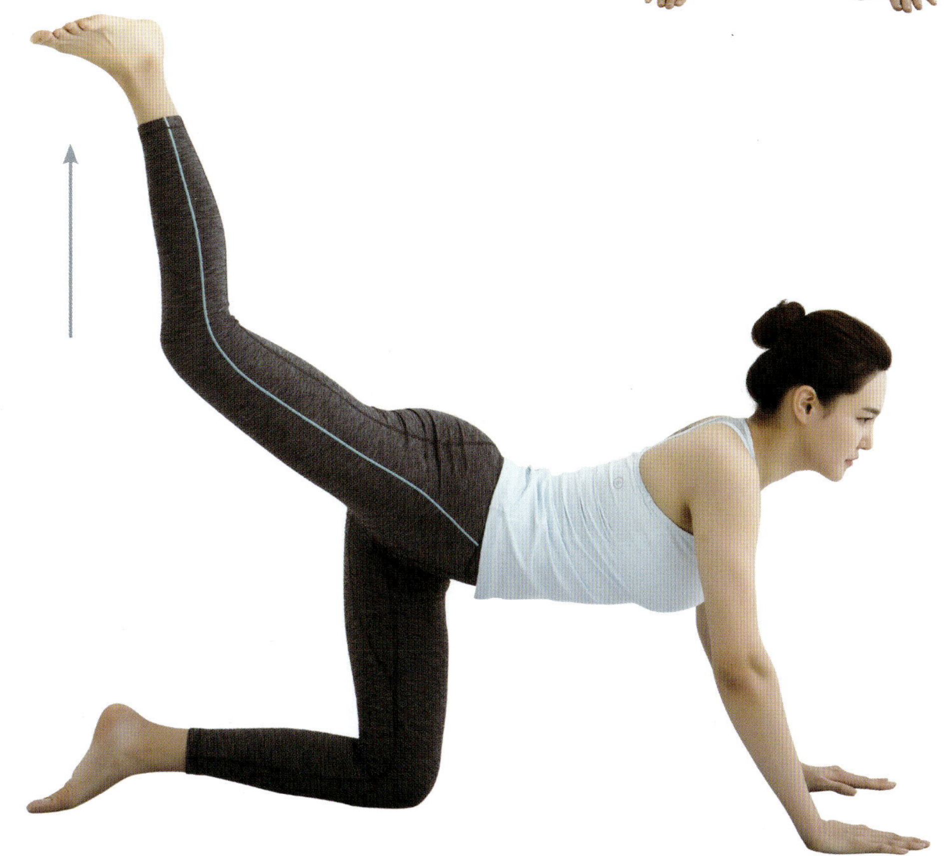

밴드 하고 엎드려서 무릎 벌리기

20회

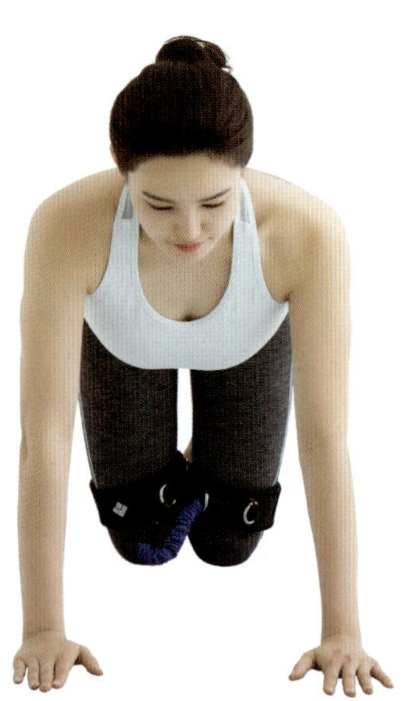

1 양 무릎에 스트랩을 채우고 긴 밴드를 1개 연결
한 뒤, 무릎을 바닥에 대고 엎드려 양팔을 어깨
너비로 벌린다.

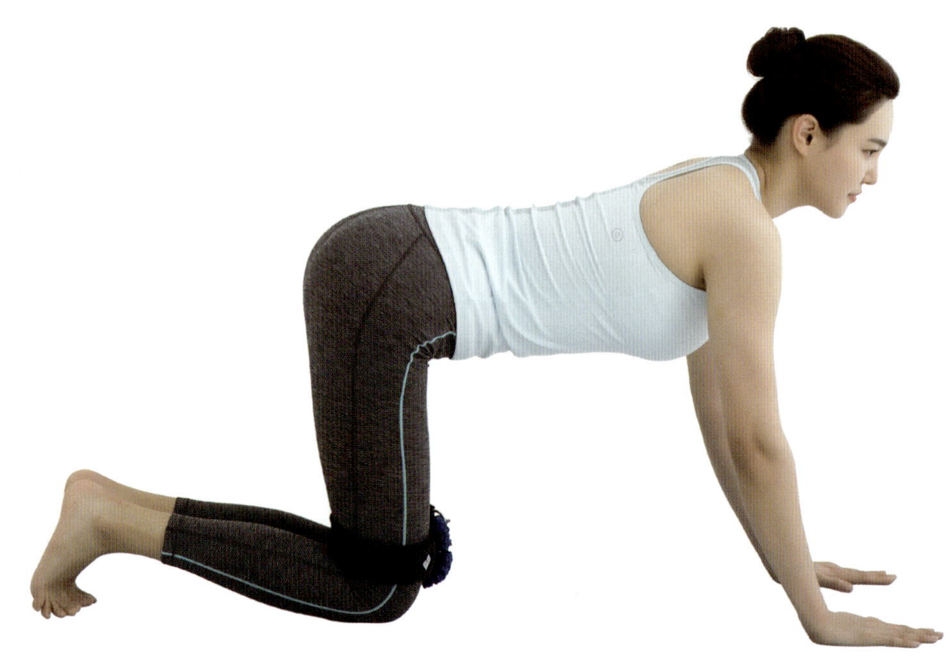

밴드를 당기는 힘을 이용한 동작으로 무릎을 바깥쪽으로 벌리는 동작을 빠르게 반복하면
엉덩이 옆쪽을 집중적으로 자극할 수 있다. 엉덩이 옆쪽의 꺼진 살을 볼록하게 채워주는 데
효과만점이다. 옆구리와 허벅지 바깥쪽 라인도 슬림하고 매끈하게 만들어준다.

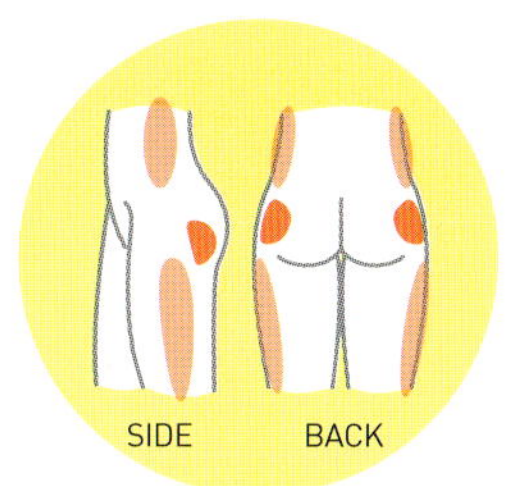

2

숨을 내쉬며 오른쪽 무릎을 옆구리 높이까지
들어올린다. 조금 빠른 속도로 ①~②를 좌우로
각각 20회 실시한다.

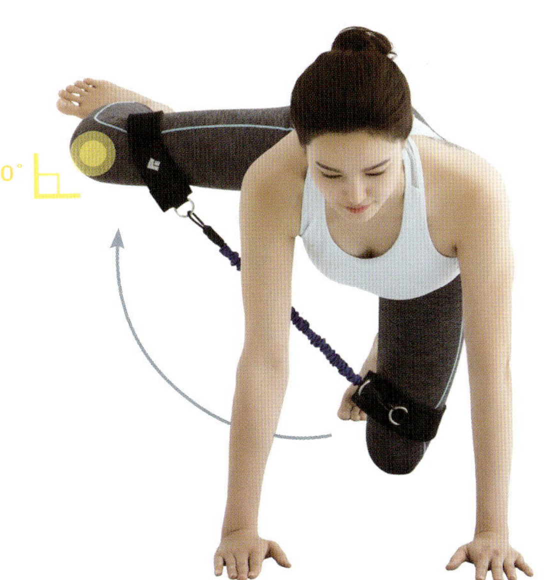

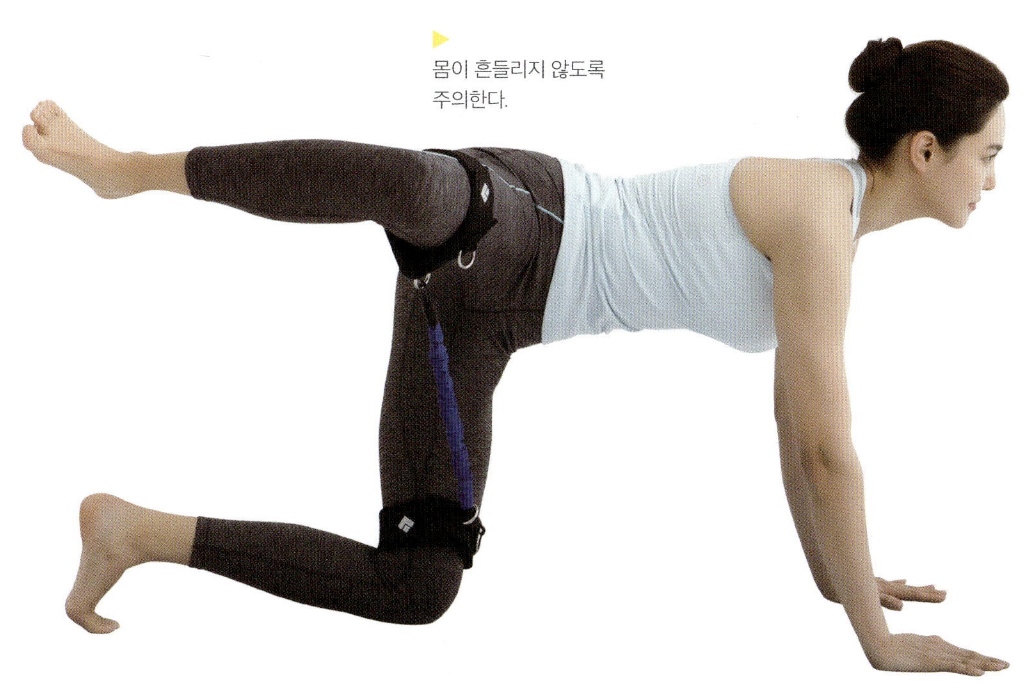

엎드려서 옆으로 무릎 킥

20회

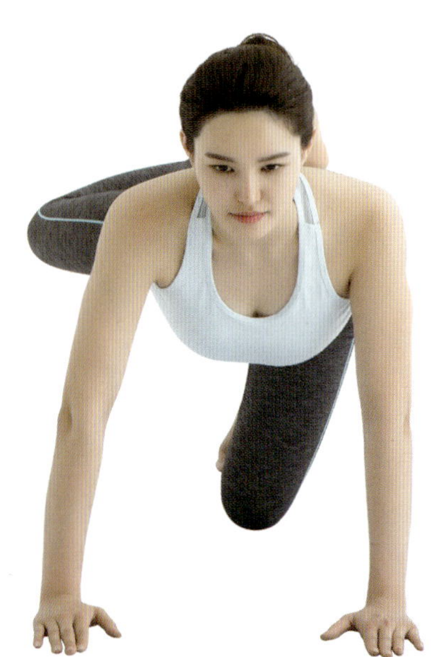

1 무릎을 바닥에 대고 엎드려 양팔을 어깨너비로
벌린 뒤, 숨을 들이마시며 오른쪽 무릎을 옆구리
높이까지 들어올린다.

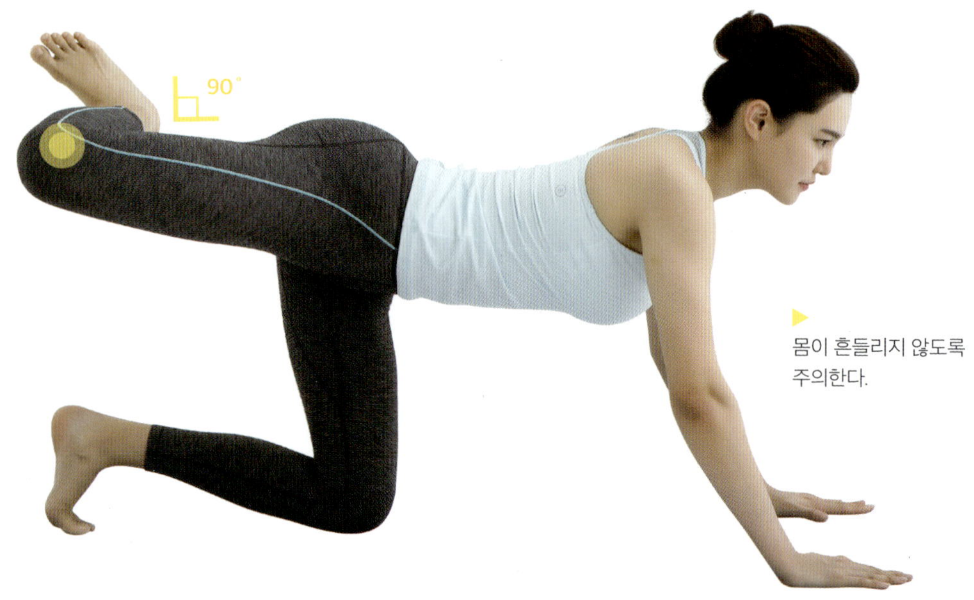

옆구리, 엉덩이, 허벅지까지의 라인을 완성해주는 동작이다.
옆구리와 허벅지는 슬림하게, 엉덩이 옆쪽은 볼록하게 만들어 골반을 넓어 보이게 해준다.
S라인 옆태를 만들 수 있다.

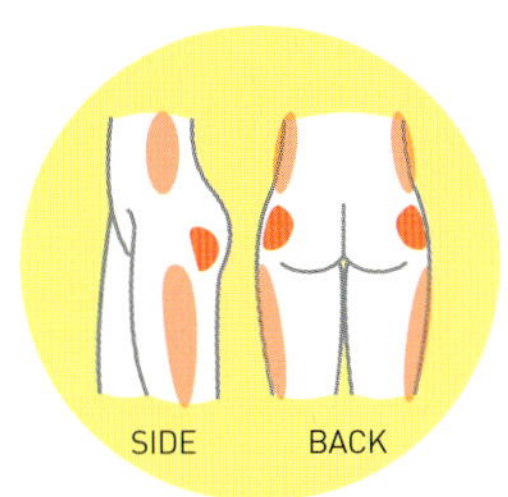

2

숨을 내쉬며 무릎을 옆구리 쪽으로 찬다.
①~②를 좌우로 각각 20회 실시한다.

엎드려서 옆으로 킥

20회

1

무릎을 바닥에 대고 엎드려 양팔을
어깨너비로 벌린 다.

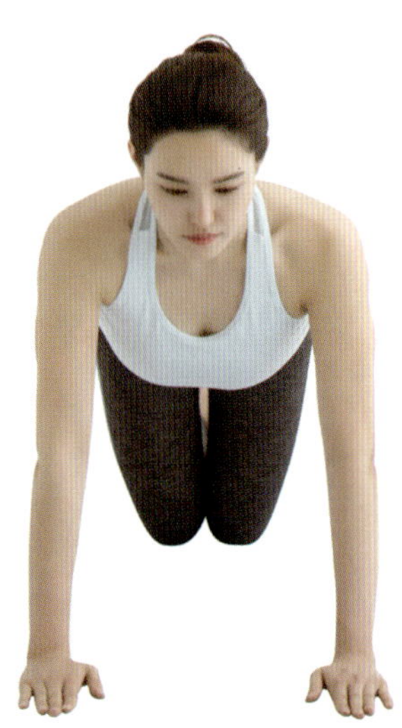

2

숨을 들이마시며 오른쪽 다리의 발끝이 바깥쪽을
향한 상태에서 뒤로 뻗어 올린다.

발끝은 무릎 쪽으로 당긴다.

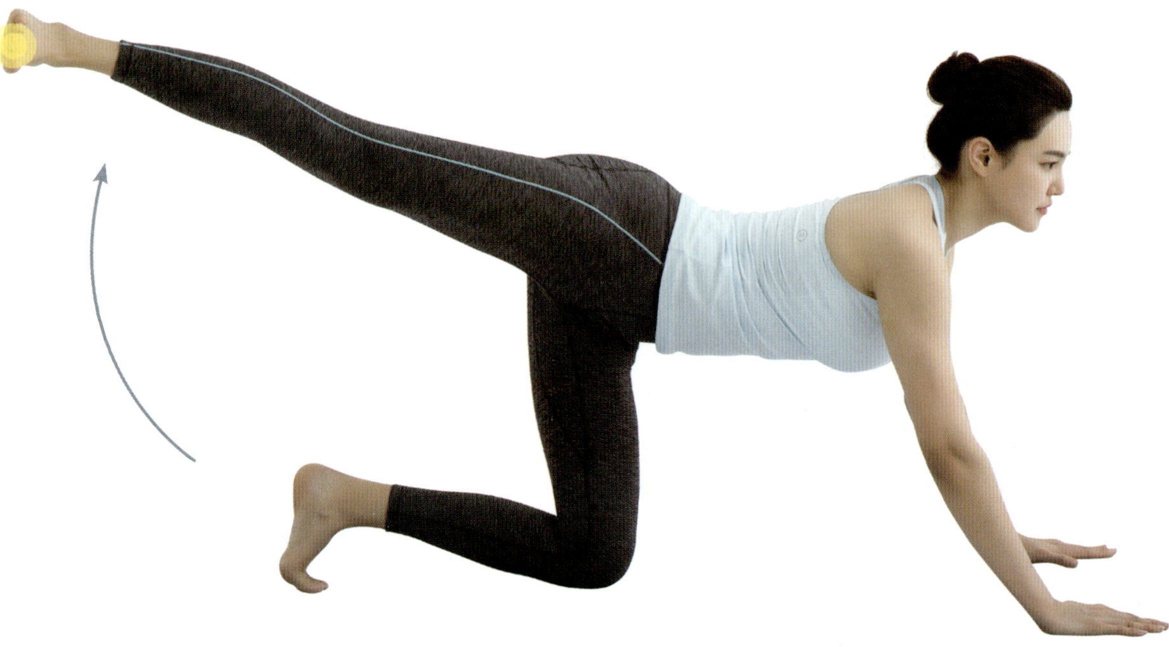

엉덩이 옆쪽과 옆구리, 허벅지 바깥쪽 라인까지
매끈하게 만들어주는 동작이다. 골반이 옆으로 커 보이게 만들어주며,
골반이 작은 사람들이 몸매를 교정하는 데 좋은 동작이다.

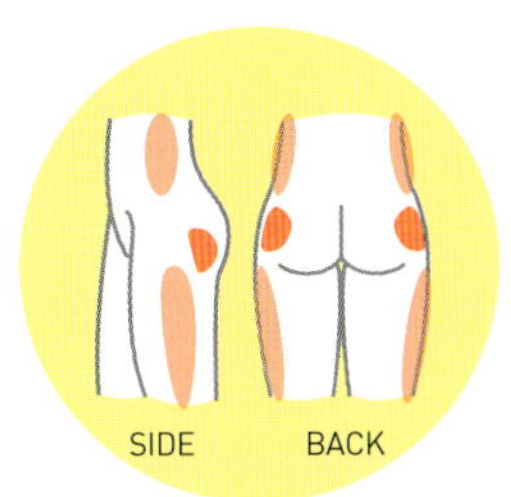

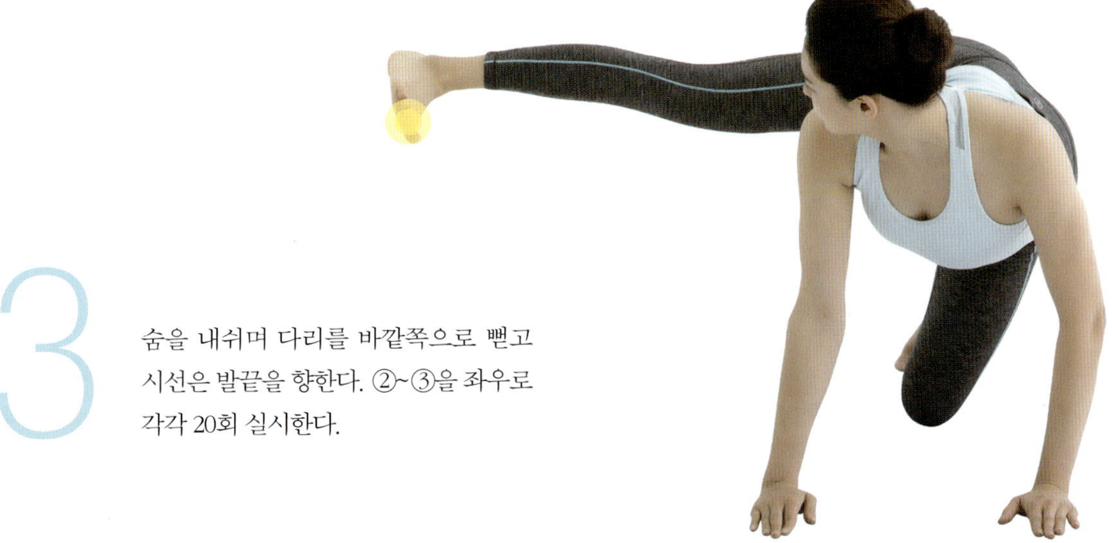

3

숨을 내쉬며 다리를 바깥쪽으로 뻗고
시선은 발끝을 향한다. ②~③을 좌우로
각각 20회 실시한다.

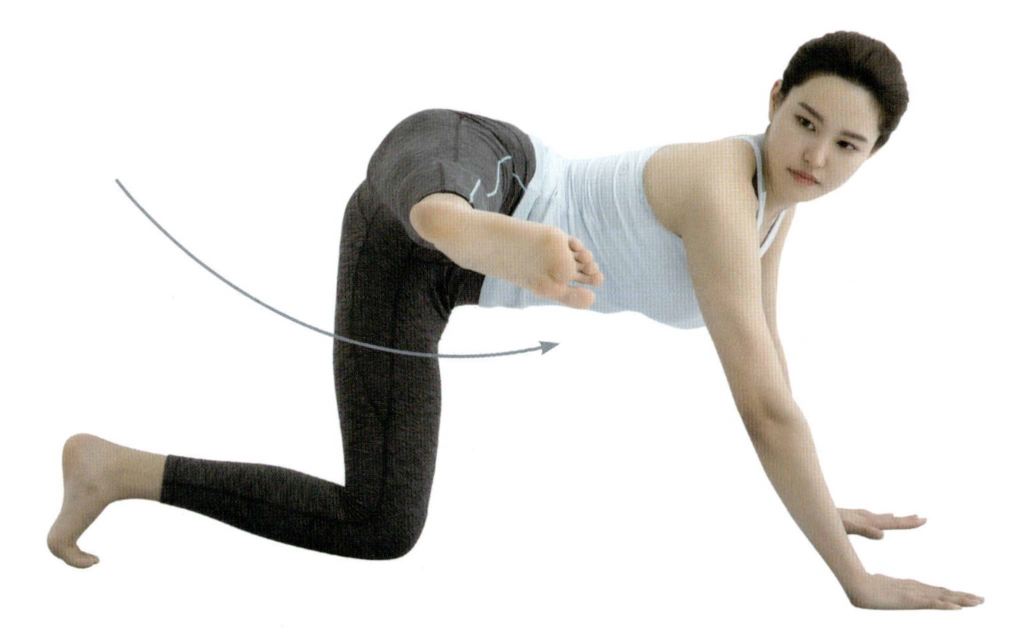

밴드 하고 엎드려서 다리 들어올리기

· **15회** ·

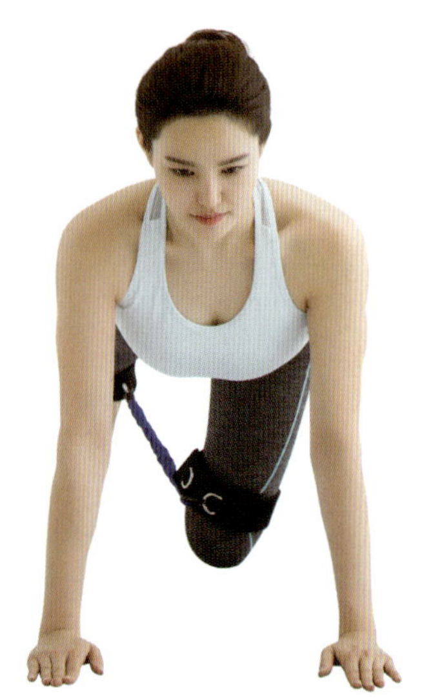

1 왼쪽 허벅지와 오른쪽 발목에 스트랩을 채운 뒤, 긴 밴드 1개를 연결한다. 무릎을 바닥에 대고 엎드려 양팔을 어깨너비로 벌리고 오른발을 뒤로 뻗는다. 이때 무게중심이 앞쪽으로 쏠리지 않도록 균형을 잘 잡는다.

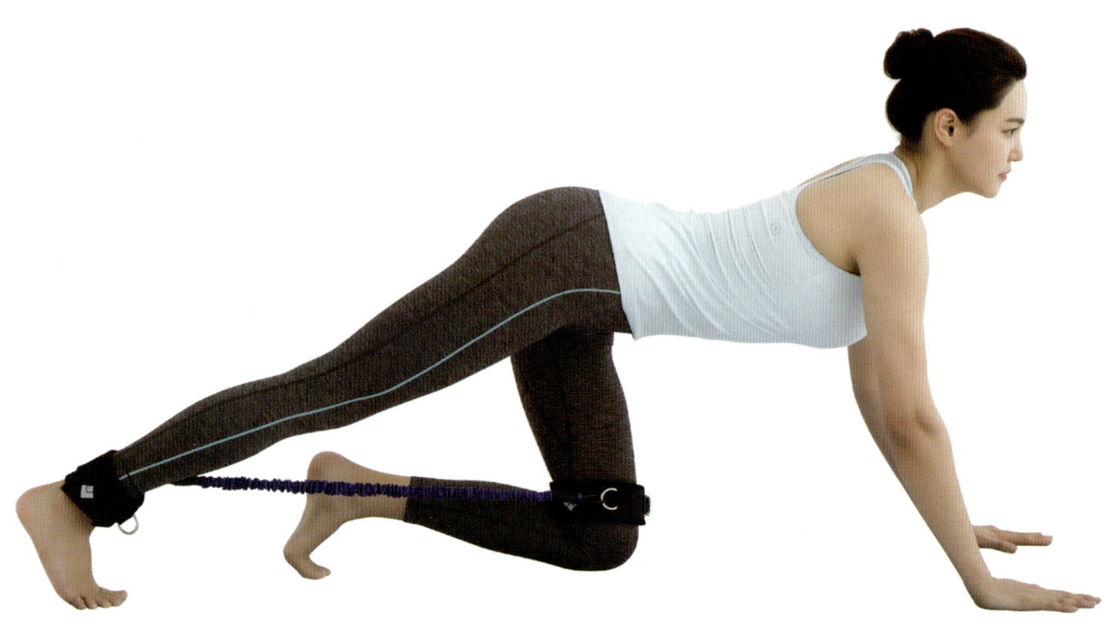

엉덩이 밑쪽, 위쪽, 옆쪽을 모두 자극해 엉덩이를 입체적으로 만들어주는
엉덩이 집중 동작이다. 엉덩이 밑쪽의 '엉밑살'을 올리고, 엉덩이 위쪽의 볼륨을 채우고,
엉덩이 옆쪽의 크기를 늘려주며, 허벅지 뒤쪽의 셀룰라이트를 정리하는 데에도
효과적인 동작이다. 허리 근력을 키우는 데에도 도움이 된다.

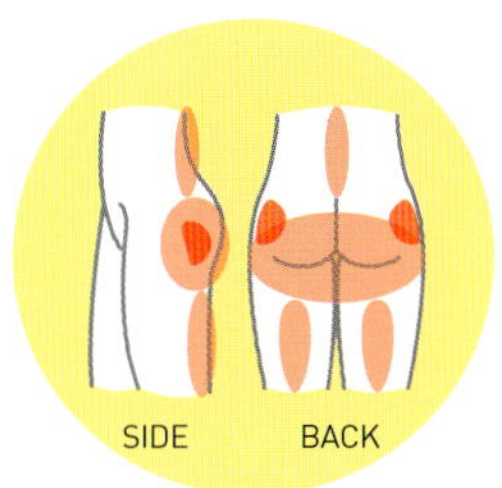

2

숨을 내쉬며 다리를 살짝 사선으로 들어올린다.
이때 시선은 정면을 향한다. ①~②를 좌우로 각각
15회 실시한다.

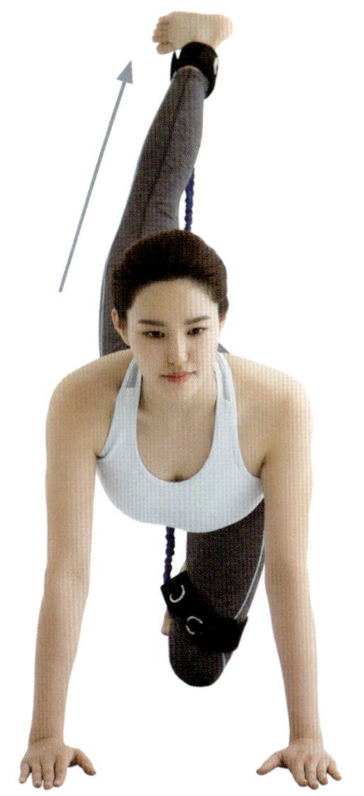

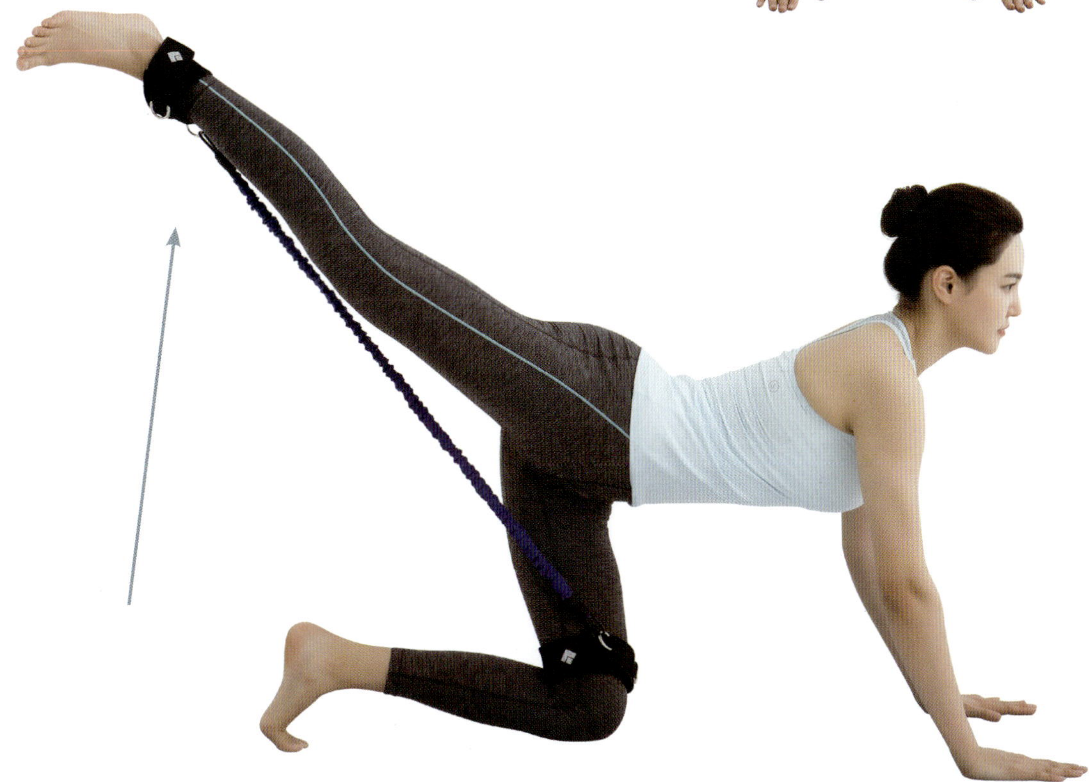

밴드 하고 무릎 당겼다 뒤로 뻗기

· 15회 ·

1 왼쪽 허벅지와 오른쪽 발목에 스트랩을 채운 뒤, 긴 밴드 1개를 연결한다. 무릎을 바닥에 대고 엎드려 양팔을 어깨너비로 벌리고 오른발을 뒤로 뻗는다. 이때 무게중심이 앞쪽으로 쏠리지 않도록 균형을 잘 잡는다.

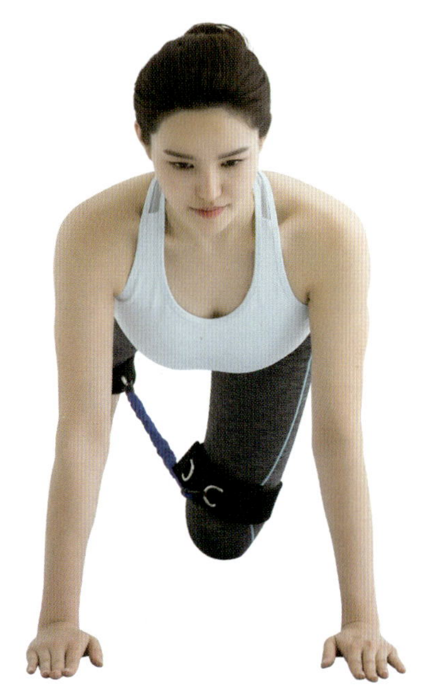

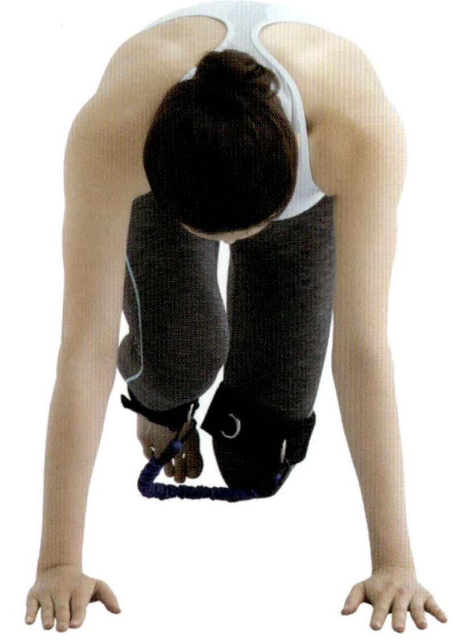

2 숨을 들이마시며 오른쪽 무릎을 가슴 쪽으로 당기고, 시선은 무릎을 향한다.

허리, 엉덩이, 다리에 강한 자극을 줄 수 있어 몸 뒤쪽을 전체적으로
자극할 수 있는 동작이다. 엉덩이 위쪽에 볼륨감이 생겨 에쁜 엉덩이를 만들 수 있고,
허리는 잘록하게 만들 수 있어 S라인을 만드는 데 효과적이다.

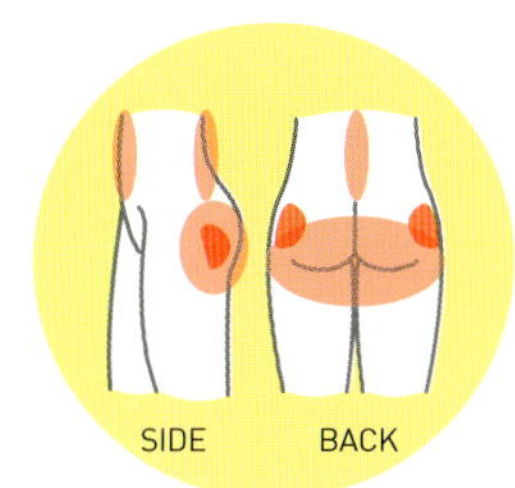

3 숨을 내쉬며 위로 다리를 쭉 뻗고, 시선은
정면을 향한다. ②~③을 좌우로 각각 15회
실시한다.

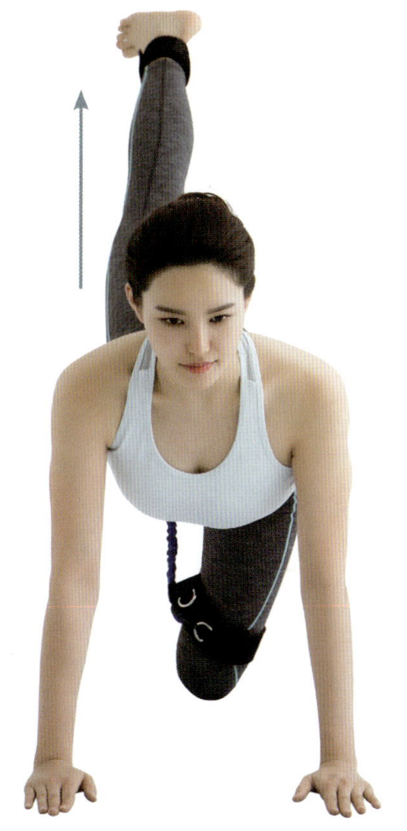

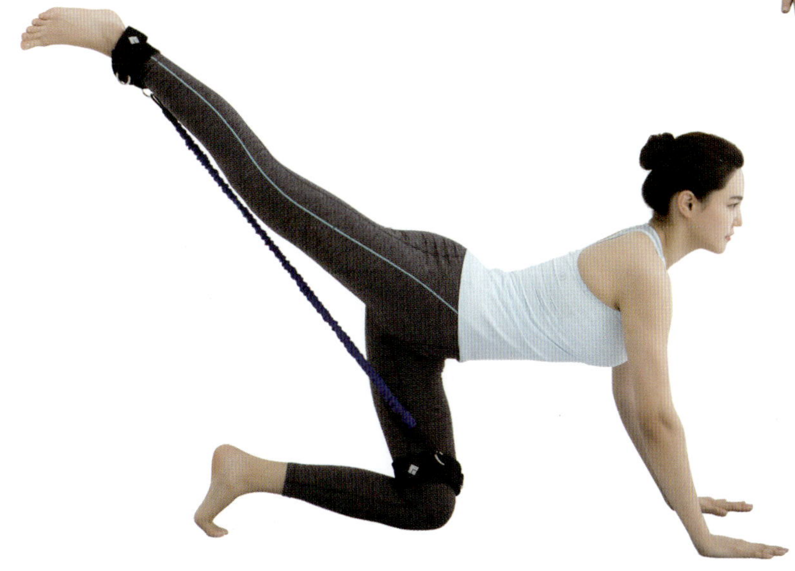

Sexy

Back!

슬림하고 매끈한 라인 만들기

3. 등·옆구리

양팔 교차해 숙였다 일어서기

15회

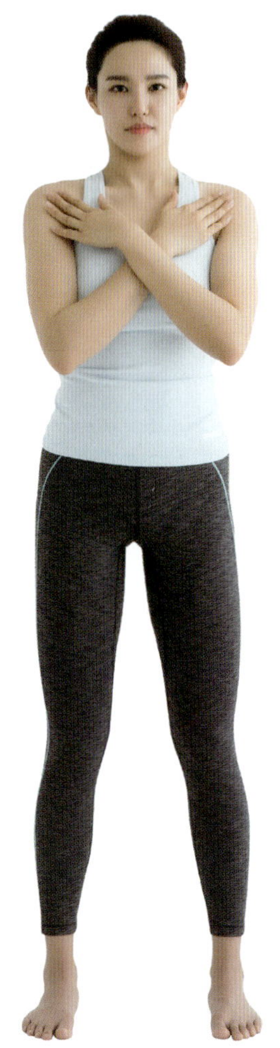

1 오른손은 왼쪽 어깨에, 왼손은 오른쪽 어깨에
대고, 다리는 골반너비로 벌리고 선다.

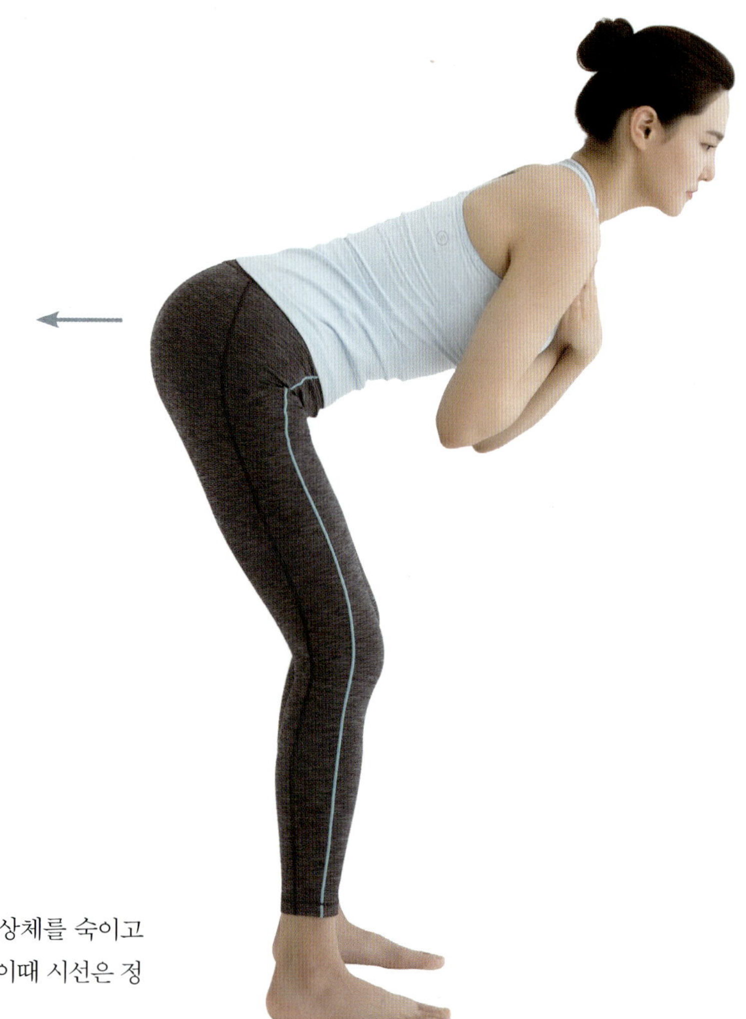

2 엉덩이를 뒤로 밀면서 상체를 숙이고
무릎을 살짝 구부린다. 이때 시선은 정
면을 향한다.

등 중앙 부위와 옆구리를 자극해 매끈하게 만들어주는 동작이다.
허리가 좋지 않거나 허리 디스크가 있는 사람에게도 효과적인 운동이다.

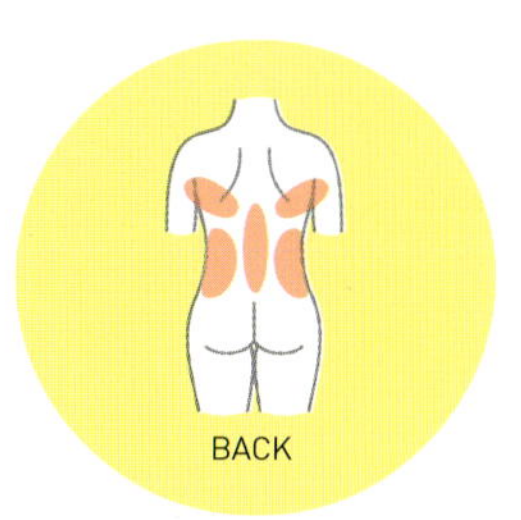

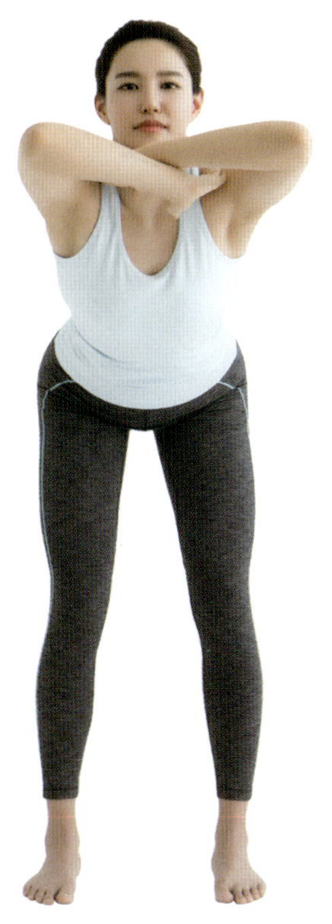

3

숨을 내쉬며 양 팔꿈치를 어깨높이로 올리면서
머리, 가슴, 배 순서로 위로 올라온다. ②~③을
15회 실시한다.

▶ 양손이 어깨에서 떨어지지
않도록 한다.

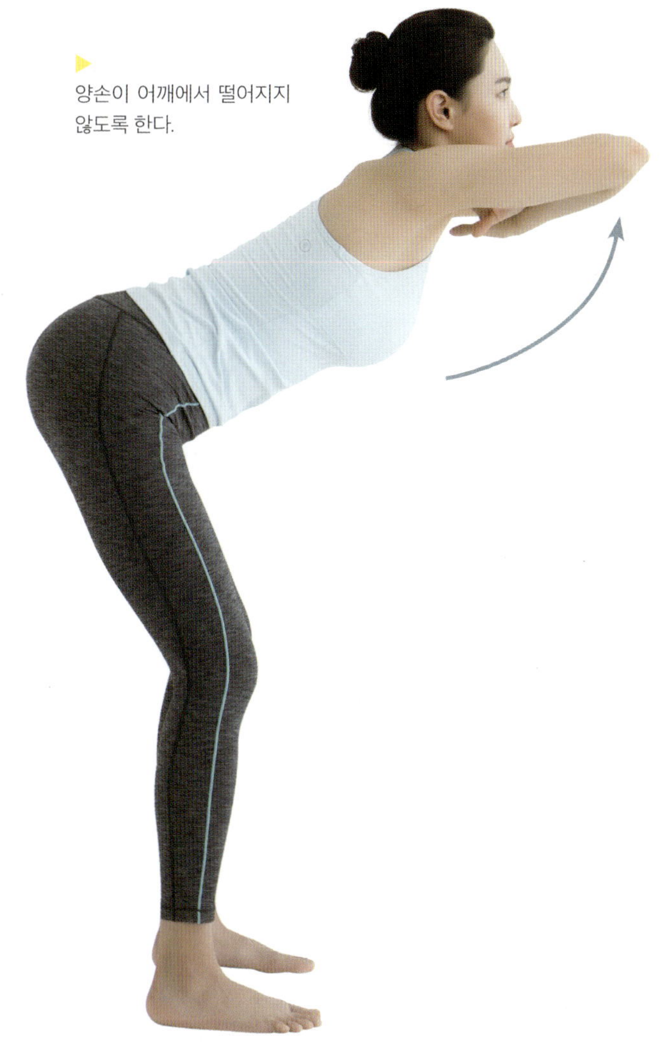

양 팔꿈치 모아 숙였다 일어서기

15회

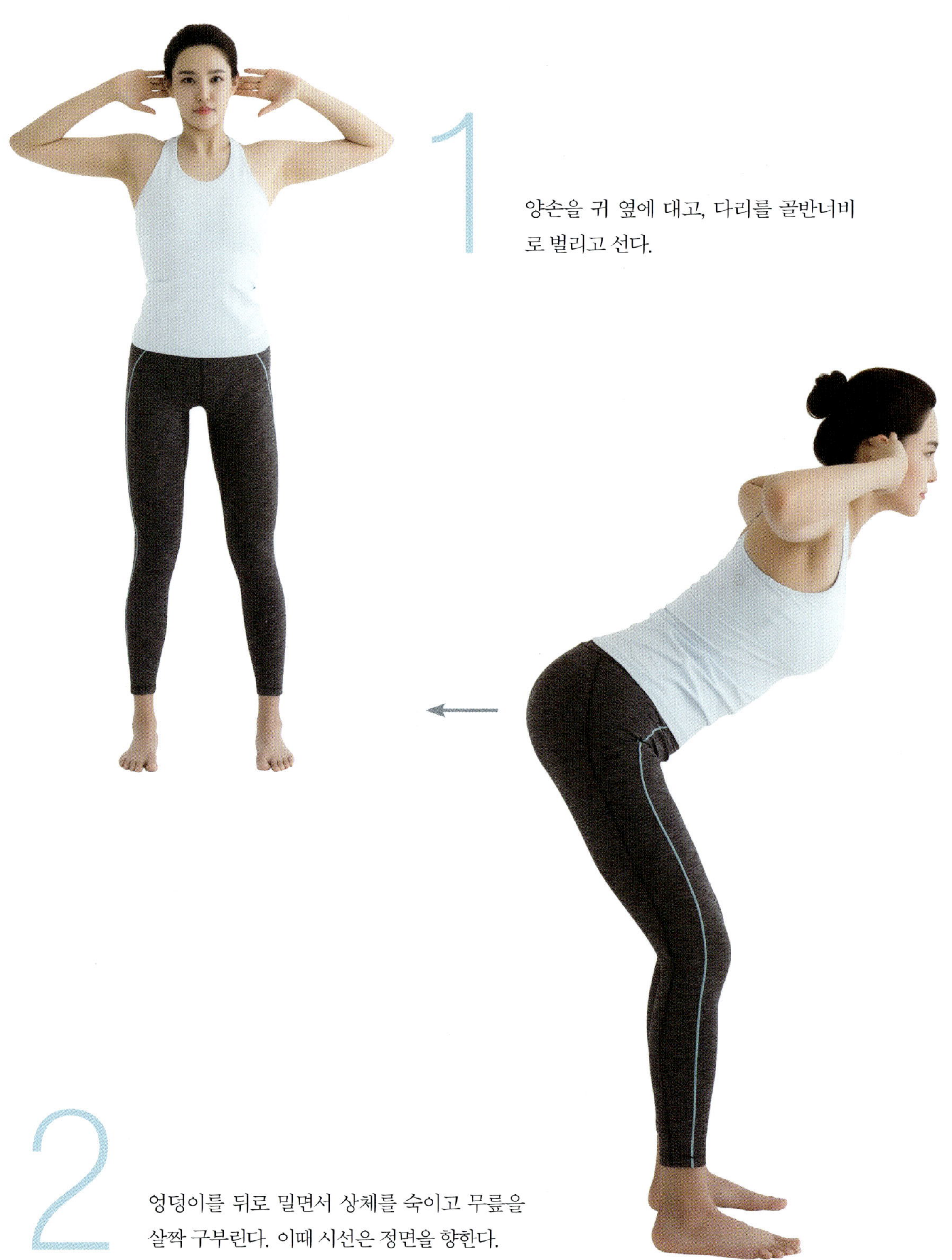

1

양손을 귀 옆에 대고, 다리를 골반너비
로 벌리고 선다.

2

엉덩이를 뒤로 밀면서 상체를 숙이고 무릎을
살짝 구부린다. 이때 시선은 정면을 향한다.

맨몸으로도 도구를 사용하는 것만큼 충분히 몸에 저항을 주어 운동효과가 좋은 동작이다.
등 중앙부터 겨드랑이 주변, 어깨와 목, 팔 뒤쪽까지 전체적으로 라인을 잡아주어
예쁜 뒤태를 책임지는 동작이다.

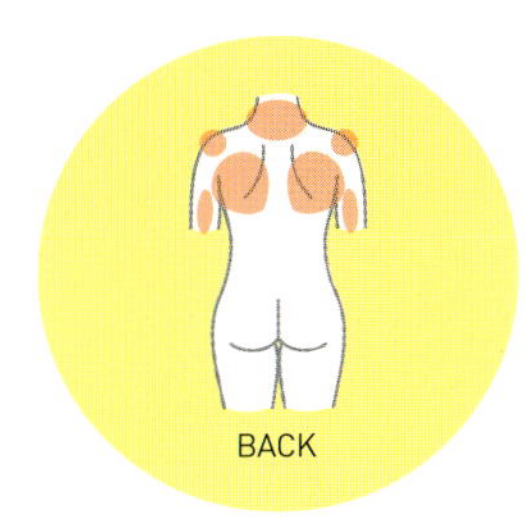

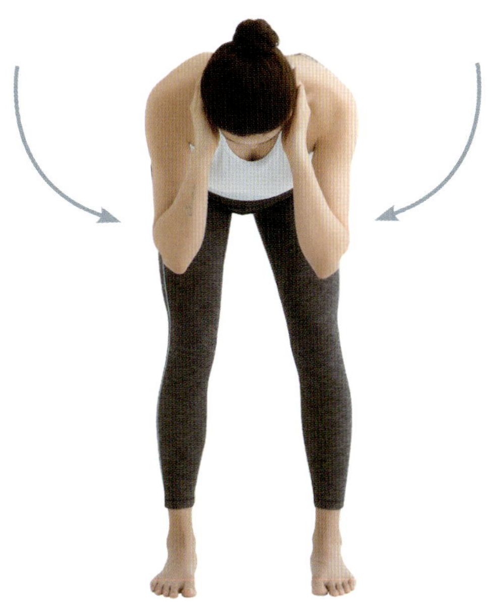

3

숨을 내쉬며 양 팔꿈치를 가슴 쪽으로 모으면서 상
체를 숙이고, 숨을 들이마시며 머리, 가슴, 배 순서
로 위로 올라와 ②의 자세로 되돌아간다. ②~③을
15회 실시한다.

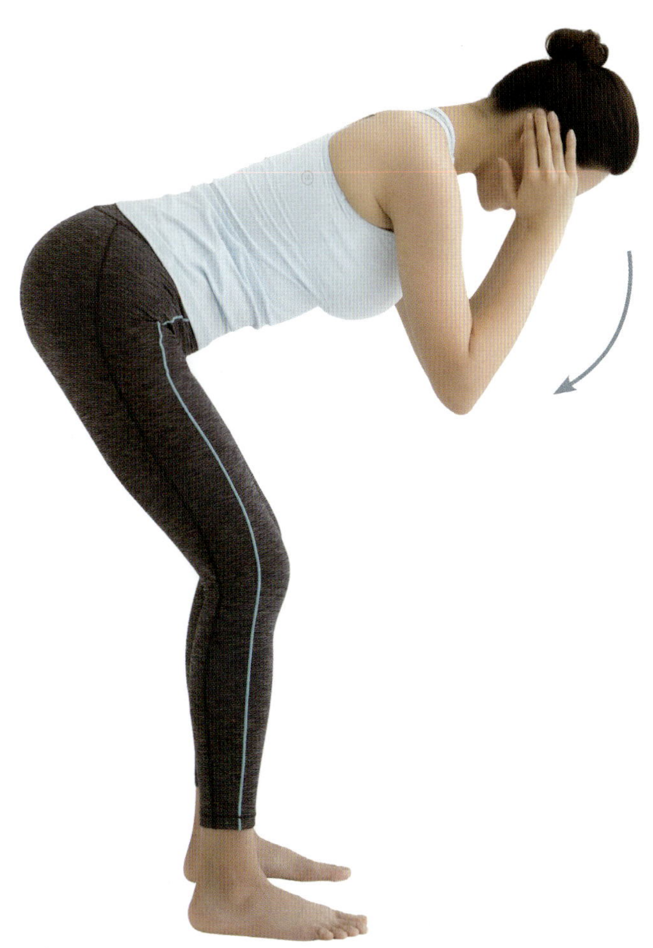

양팔 당겨 등 조이기

· 15회 ·

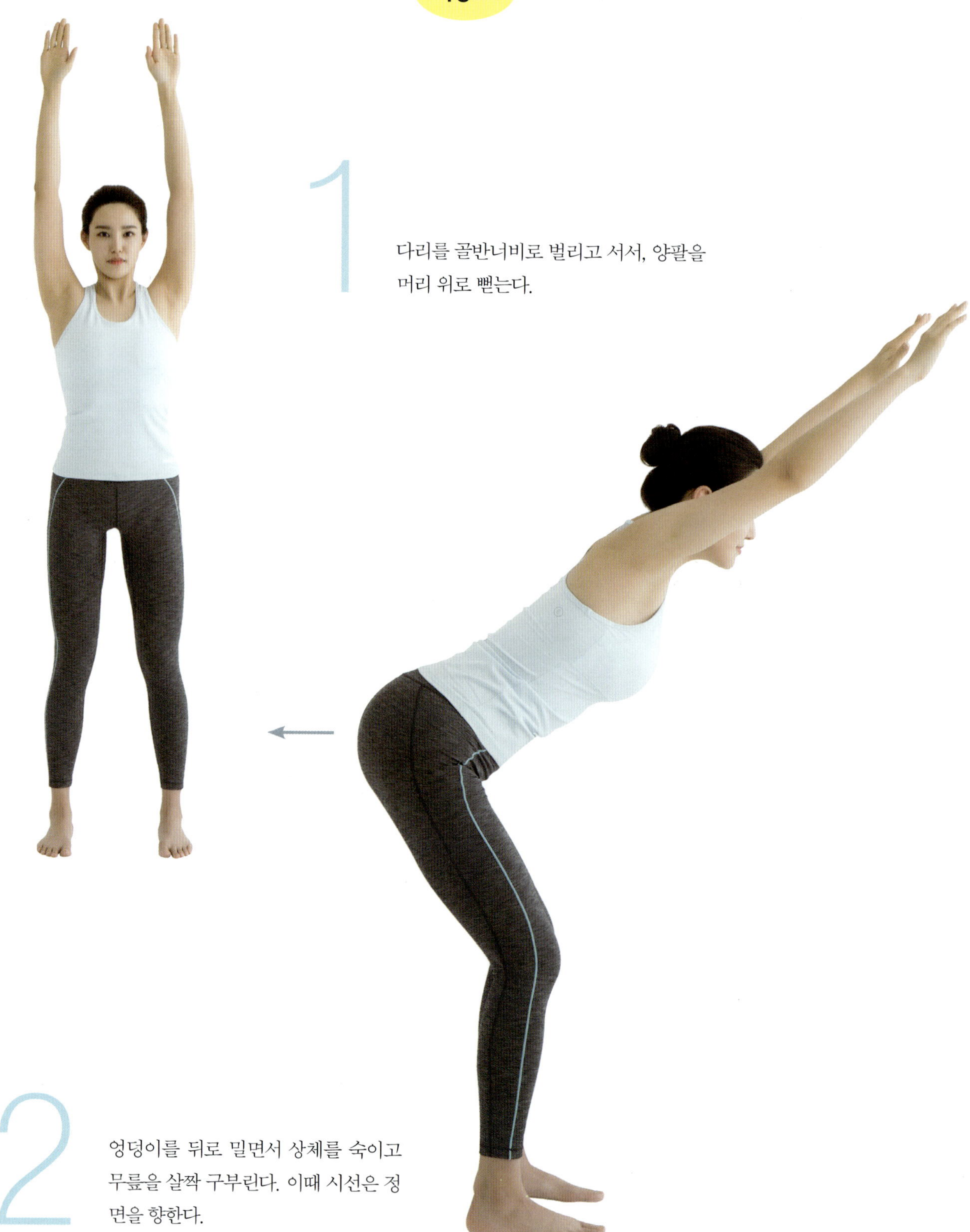

1

다리를 골반너비로 벌리고 서서, 양팔을
머리 위로 뻗는다.

2

엉덩이를 뒤로 밀면서 상체를 숙이고
무릎을 살짝 구부린다. 이때 시선은 정
면을 향한다.

상체를 숙인 상태로 등을 조이는 동작을 하면 등 중앙에 자극을 더 줄 수 있다.
평소에 잘 쓰지 않는 부위까지 자극을 줄 수 있어 효과적인 운동이다.
허리 디스크, 오십견, 굽은 어깨를 가진 사람에게도 좋다.

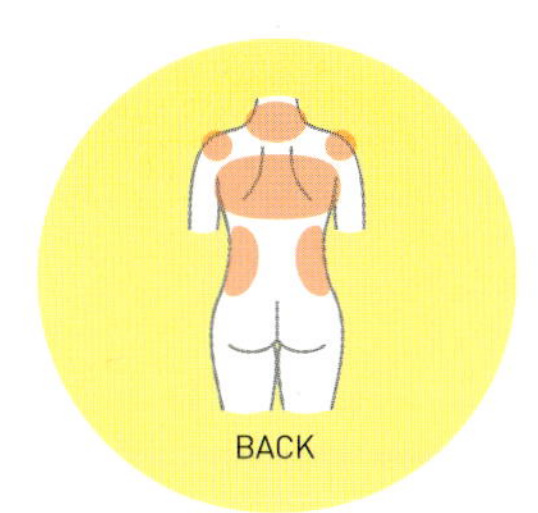

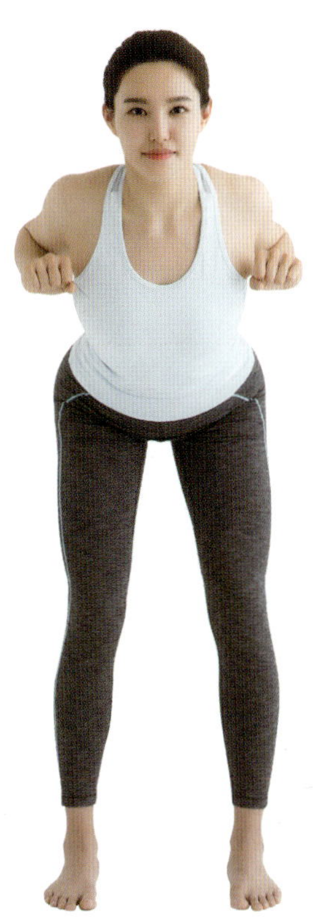

▶ 팔꿈치를
옆구리에 붙인다.

3

숨을 내쉬며 양팔을 겨드랑이 쪽으로 당긴다.
②~③을 15회 실시한다.

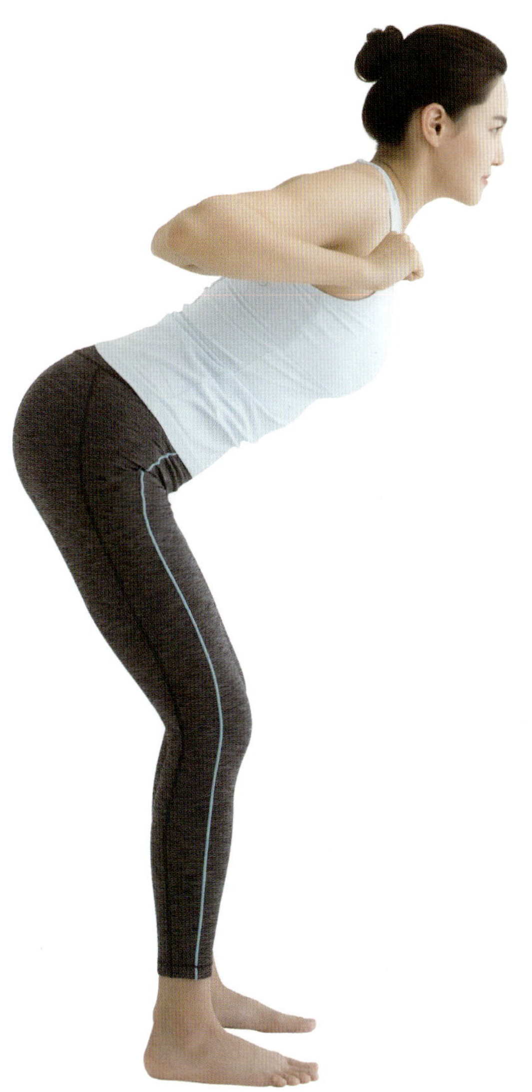

W자로 등 조이기

15회

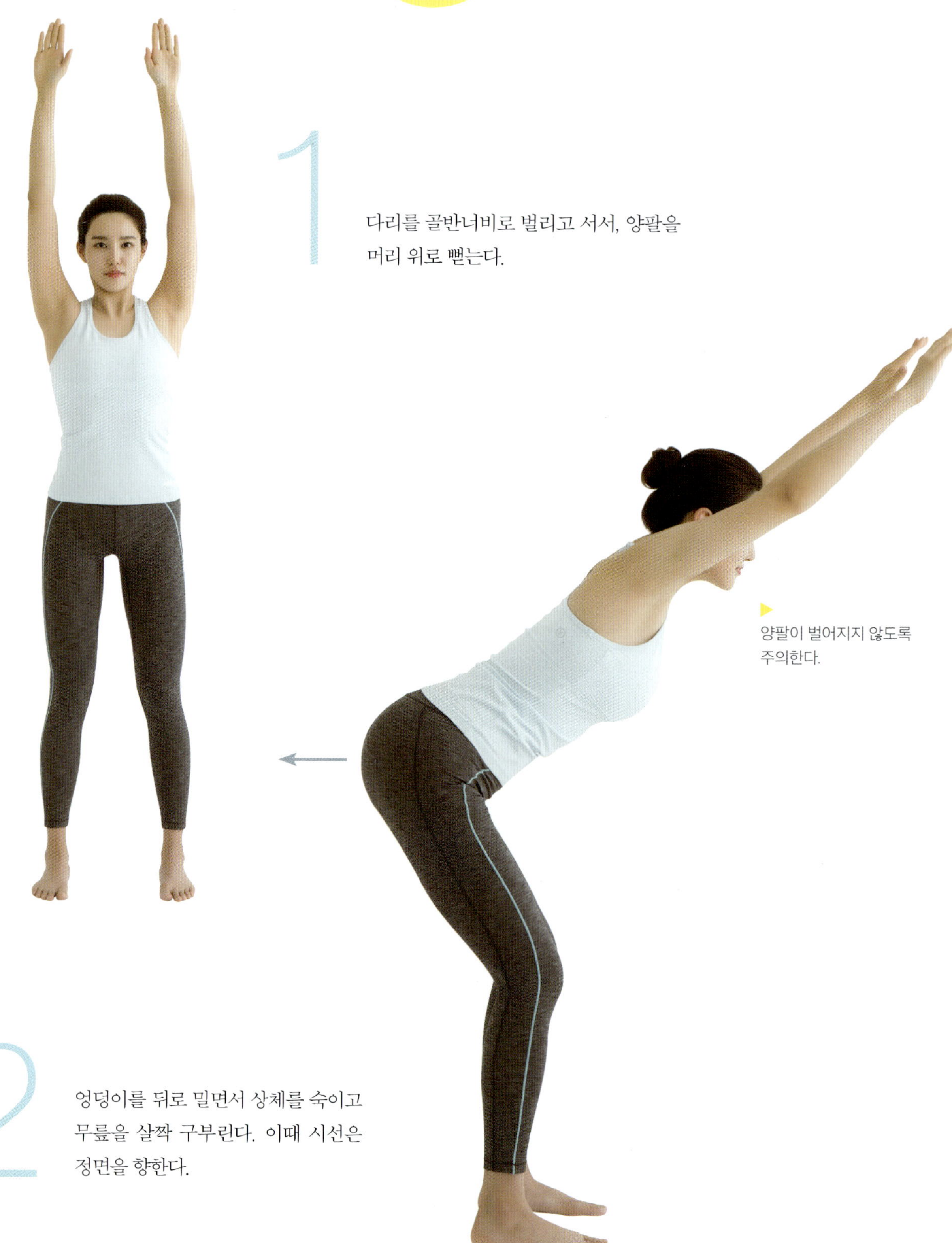

1

다리를 골반너비로 벌리고 서서, 양팔을
머리 위로 뻗는다.

▶ 양팔이 벌어지지 않도록
주의한다.

2

엉덩이를 뒤로 밀면서 상체를 숙이고
무릎을 살짝 구부린다. 이때 시선은
정면을 향한다.

양팔을 넓게 벌리면서 팔꿈치를 당겨서 중앙 부위와 등 바깥쪽 부위가
함께 자극되어 등을 전체적으로 운동하는 효과가 있고, 어깨 라인까지 정돈되는 동작이다.
겨드랑이 살을 정리하고 싶은 사람에게 적극 추천하는 운동이다.

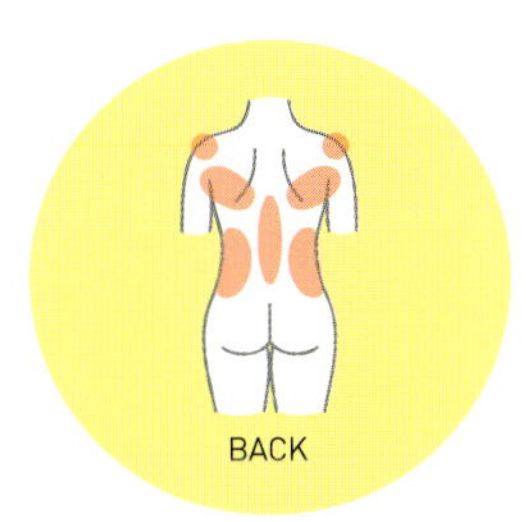

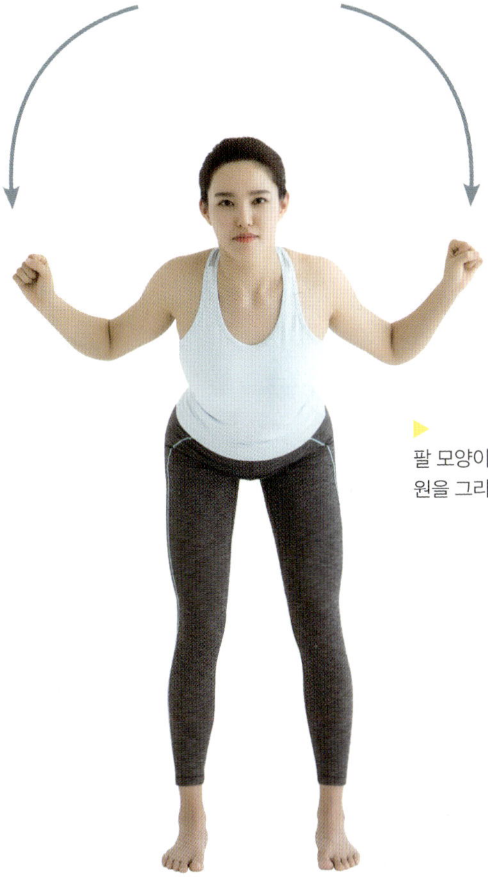

▶ 팔 모양이 W자가 되도록
원을 그리며 힘껏 팔꿈치를 당긴다.

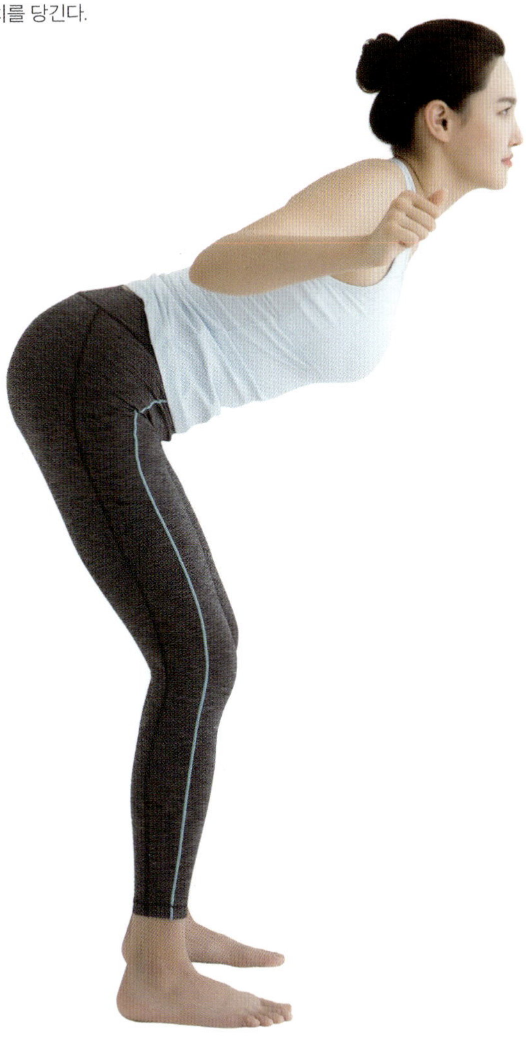

3 숨을 내쉬며 팔꿈치로 옆구리를 찍는다는 느
낌으로 양팔을 넓게 벌리면서 양 팔꿈치를
뒤로 당긴다. ②~③을 15회 실시한다.

덤벨로 양쪽 등 당기기

15회

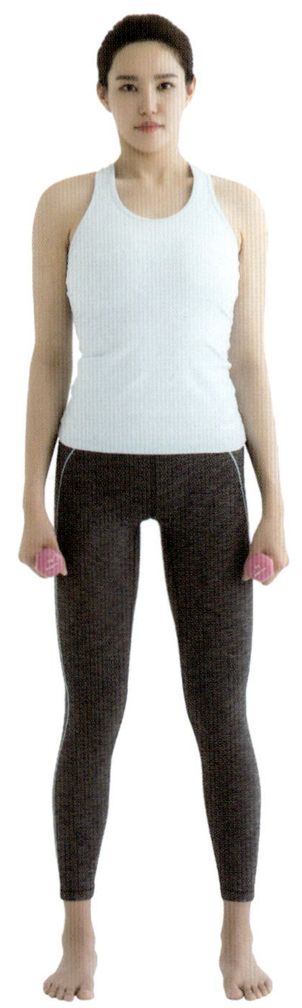

1

양손에 덤벨을 들고, 다리를 골반너비로
벌리고 선다.

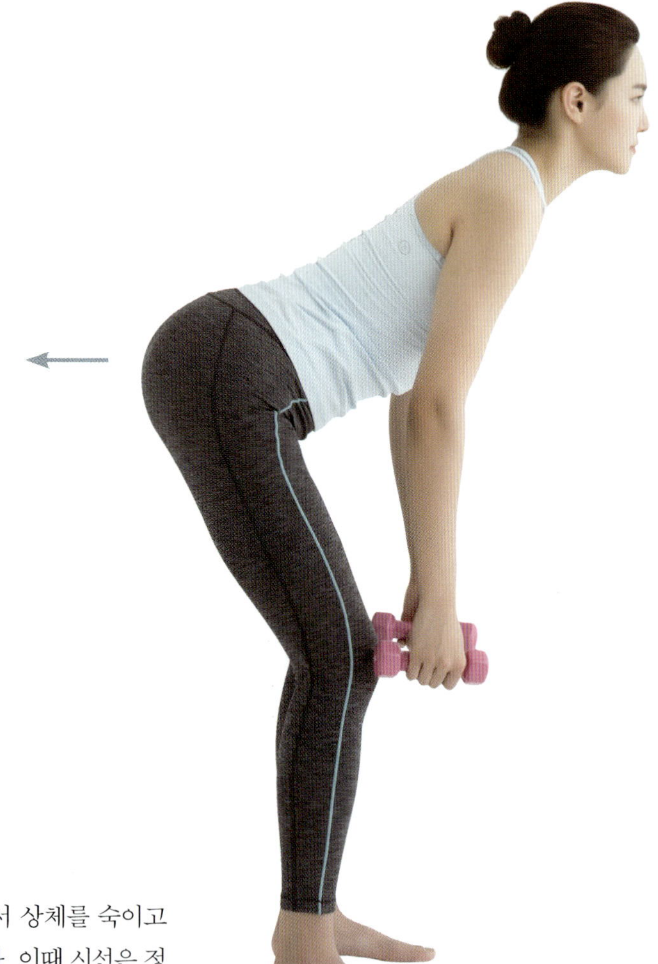

2

엉덩이를 뒤로 밀면서 상체를 숙이고
무릎을 살짝 구부린다. 이때 시선은 정
면을 향한다.

옆구리 살을 정리하는 데 효과적인 동작이다. 양손으로 덤벨 운동을 하면
양쪽 근육을 균형 있게 발달시킬 수 있다는 장점이 있다. 팔꿈치를 위로 당기는 동작을
크게 할수록 옆구리에 삐져나오는 살을 더욱 효과적으로 정리할 수 있다.

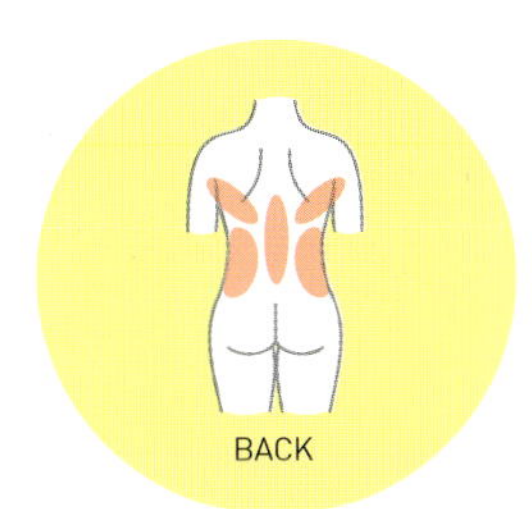

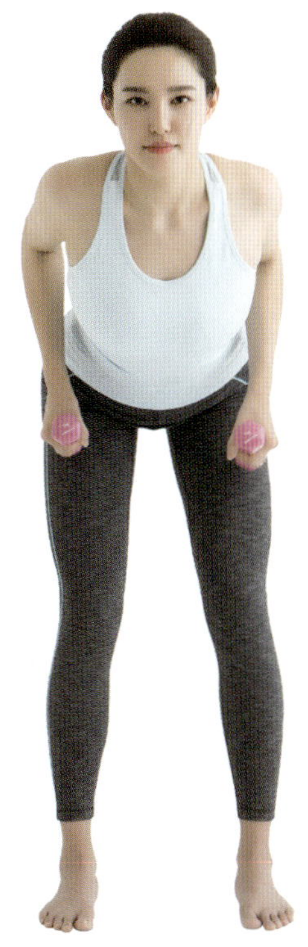

3 양 손등이 바깥쪽을 향하게 하고, 어깨를 고정한 채
숨을 내쉬면서 팔꿈치를 위로 당긴다. 이때 시선은
정면을 향한다. ②~③을 15회 실시한다.

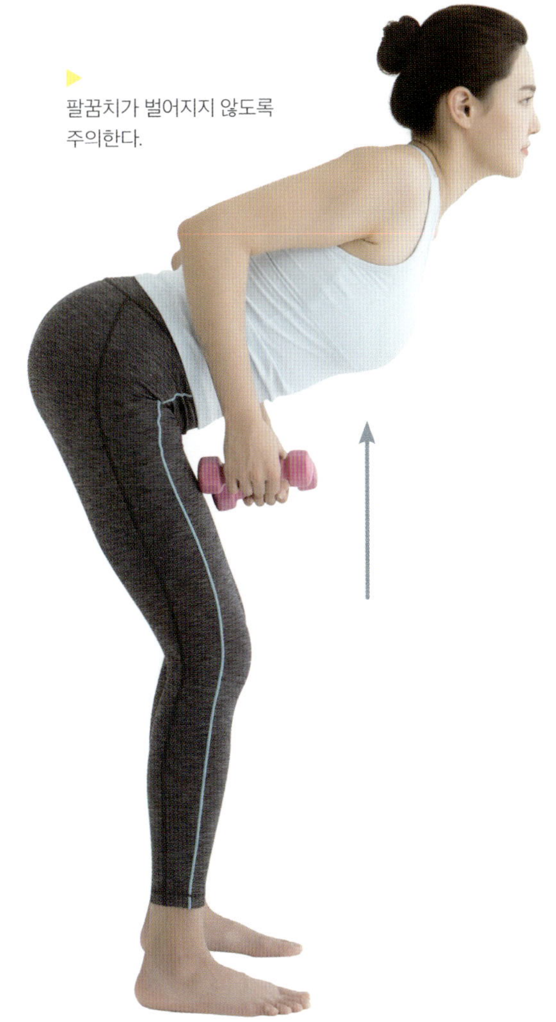

밴드 밟고 양쪽 등 당기기

15회

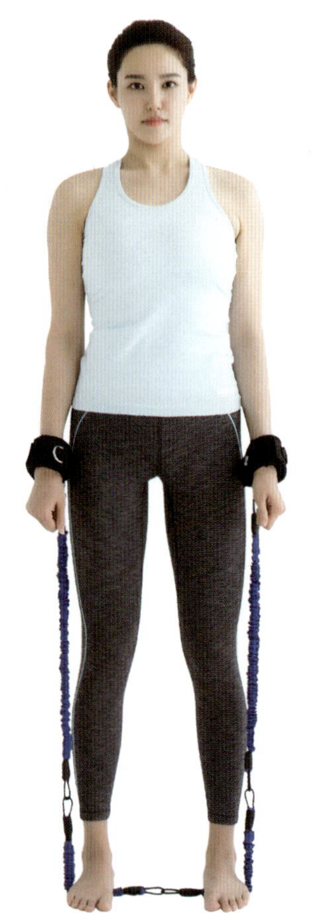

1 양 손목에 스트랩을 채우고 긴 밴드 2개, 짧은 밴드 2개를 연결한다. 양발로 밴드를 밟고, 다리를 골반너비로 벌린다.

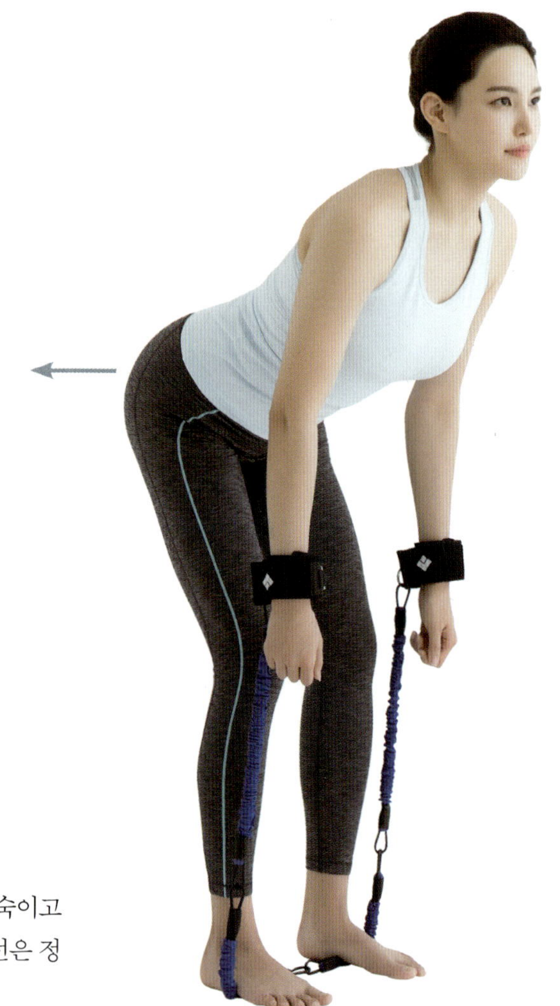

2 엉덩이를 뒤로 밀면서 상체를 숙이고 무릎을 살짝 구부린다. 이때 시선은 정면을 향한다.

밴드를 당기는 힘을 이용한 동작으로, 밴드를 착용하고
이 동작을 하면 불필요한 손동작을 막아주어 힘이 팔에 분산되지 않기 때문에,
'덤벨로 양쪽 등 당기기' 동작보다 등 근육을 깊숙하고 강하게 자극할 수 있다.
옆구리와 등의 라인을 잡는 데에도 효과적이다.

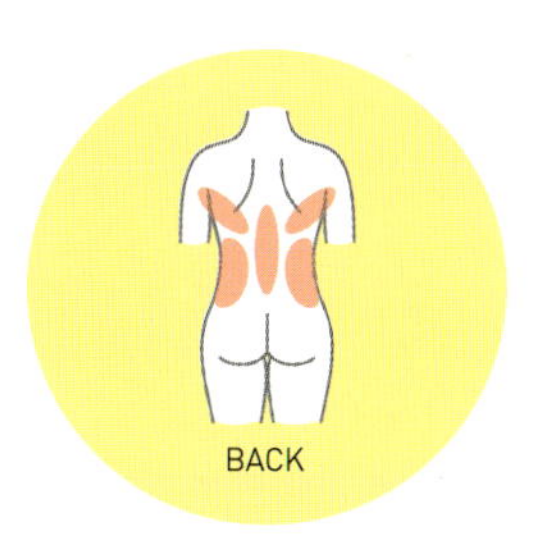

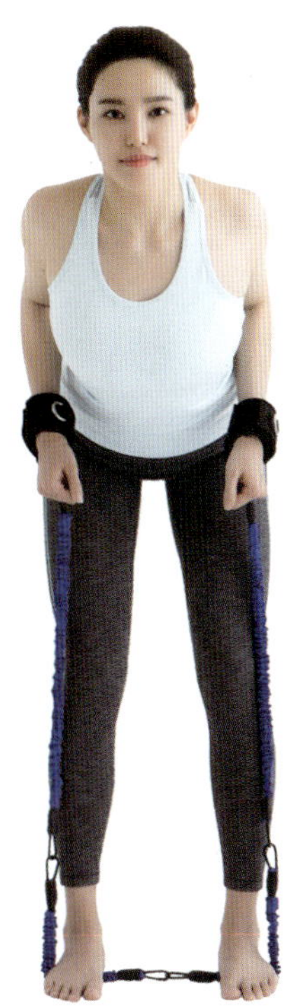

팔꿈치를
옆구리에 붙인다.

3

손목에 힘을 빼고 숨을 내쉬며 밴드를 위로 당긴다.
②~③을 15회 실시한다.

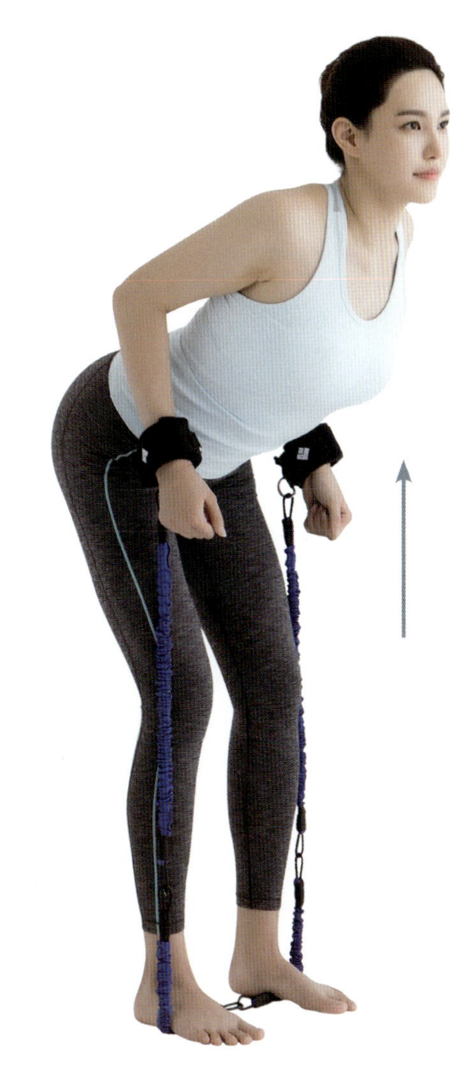

덤벨로 한쪽 등 당기기

15회

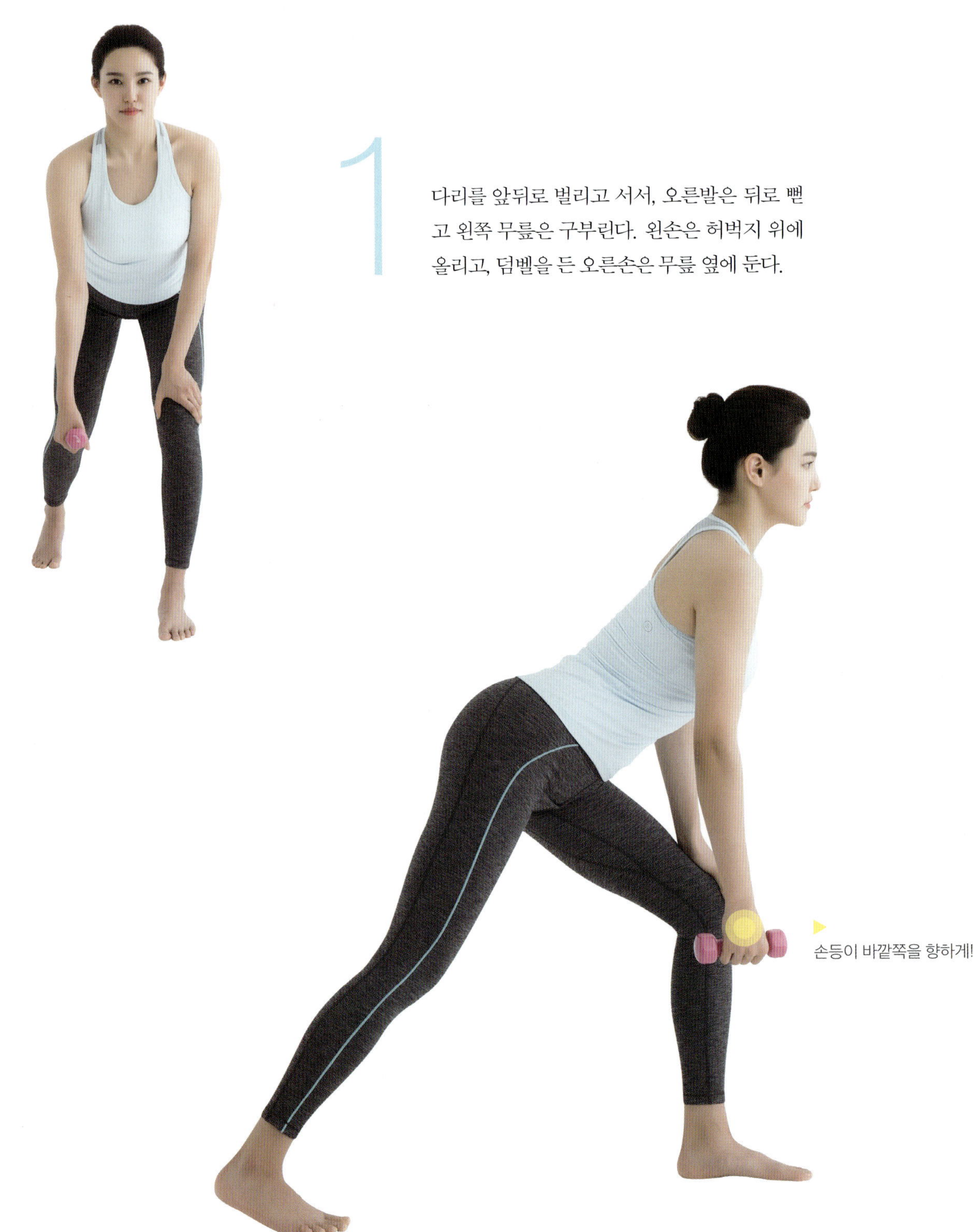

1 다리를 앞뒤로 벌리고 서서, 오른발은 뒤로 뻗고 왼쪽 무릎은 구부린다. 왼손은 허벅지 위에 올리고, 덤벨을 든 오른손은 무릎 옆에 둔다.

몸의 옆 라인을 매끈하게 다듬어주면서 등도 자극하는 동작으로, 한 손으로
덤벨 운동을 하면 '덤벨로 양쪽 등 당기기'보다 움직이는 범위가 커져서 더 많은 부위에
강한 자극을 줄 수 있다. 균형이 무너지지 않도록 다리를 앞뒤로 벌려야 한다.

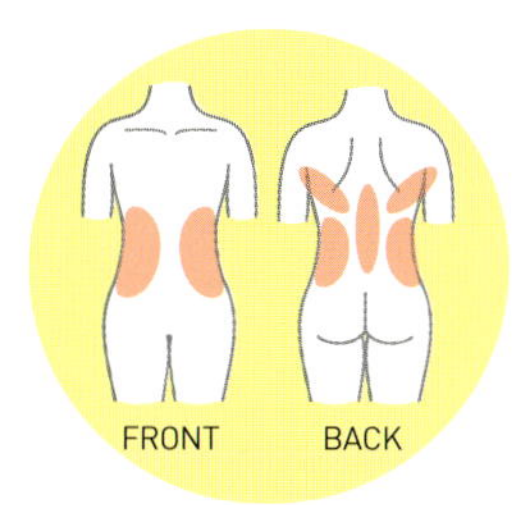

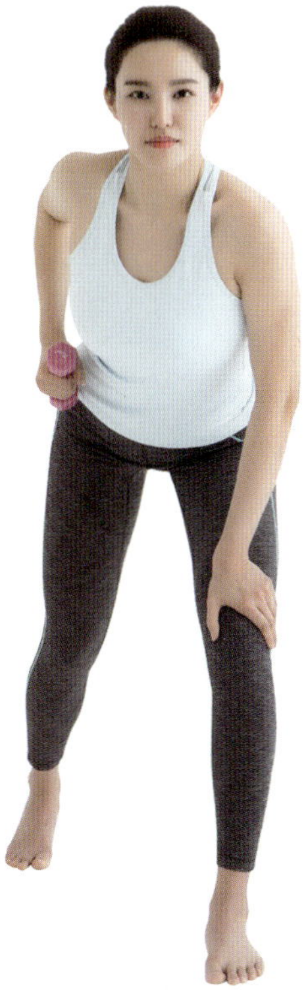

팔꿈치를
옆구리에 붙인다.

2

덤벨을 잡은 손등이 바깥쪽을 향하게 하고, 어깨
를 고정한 채 숨을 내쉬며 팔꿈치를 위로 당긴다.
이때 시선은 정면을 향한다. ①~②를 좌우로 각각
15회 실시한다.

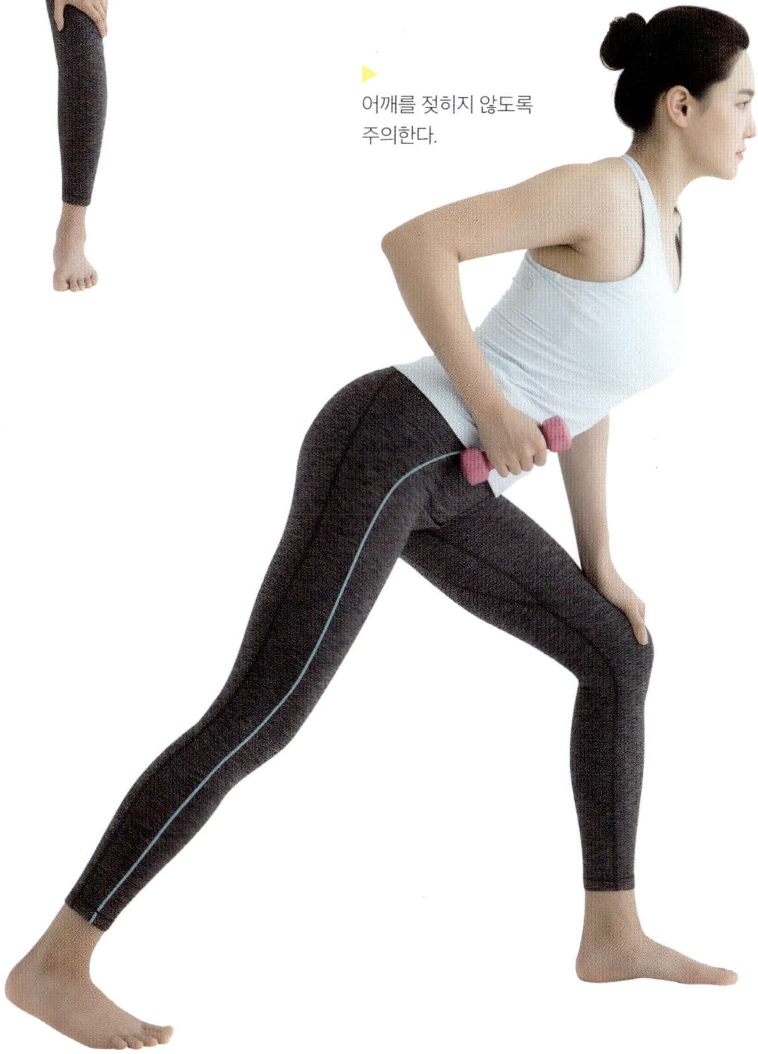

어깨를 젖히지 않도록
주의한다.

밴드로 한쪽 등 당기기

15회

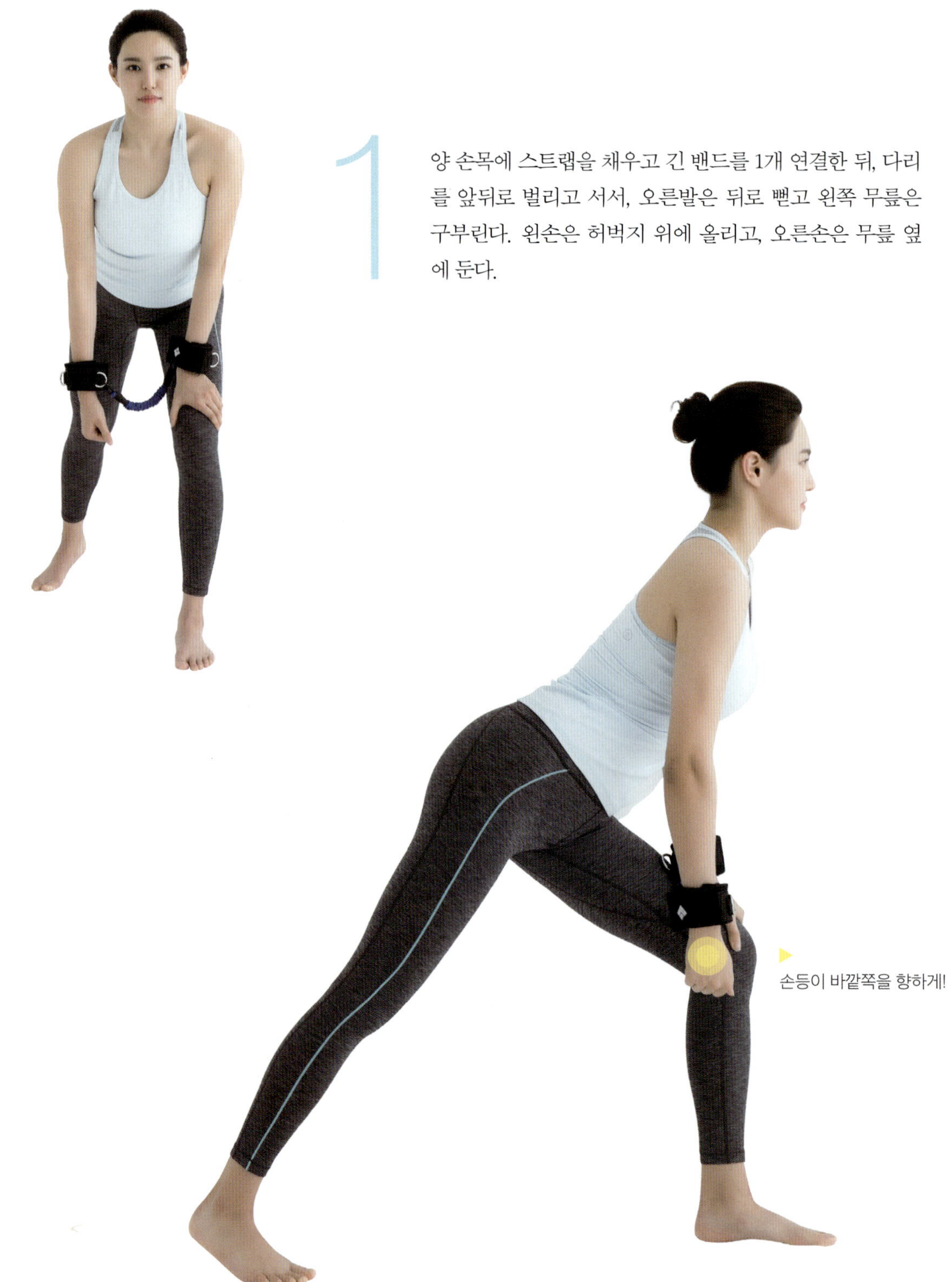

1 양 손목에 스트랩을 채우고 긴 밴드를 1개 연결한 뒤, 다리를 앞뒤로 벌리고 서서, 오른발은 뒤로 뻗고 왼쪽 무릎은 구부린다. 왼손은 허벅지 위에 올리고, 오른손은 무릎 옆에 둔다.

손목에 스트랩을 채우고 운동을 하면 불필요한 손 동작을 막아주어,
팔에 힘이 분산되지 않아 등과 옆구리에 더욱 강하게 자극을 줄 수 있다.
팔 근육을 최대한 덜 사용하게 되어 팔이 굵어지는 것도 막을 수 있다.

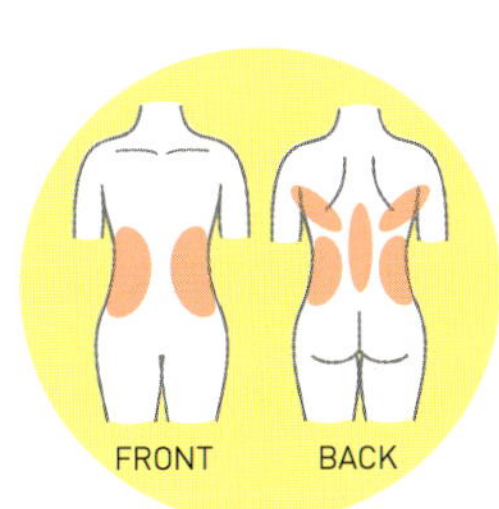

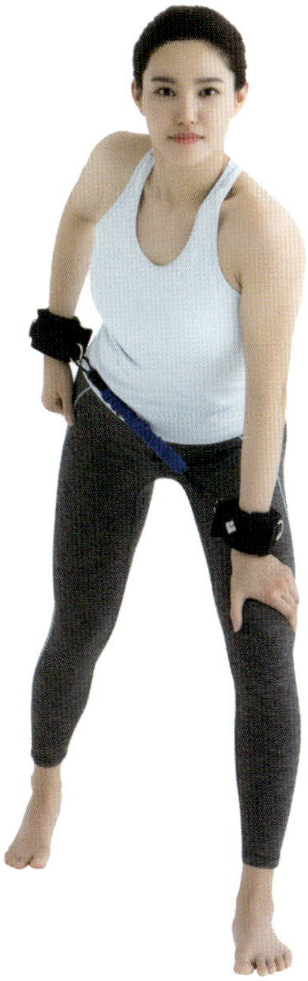

2

오른쪽 손등이 바깥쪽을 향하게 하고, 어깨를 고정한
채 숨을 내쉬면서 팔꿈치를 위로 당긴다. 이때 시선은
정면을 향한다. ①~②를 좌우로 각각 15회 실시한다.

▶ 어깨를 젖히지 않도록
주의한다.

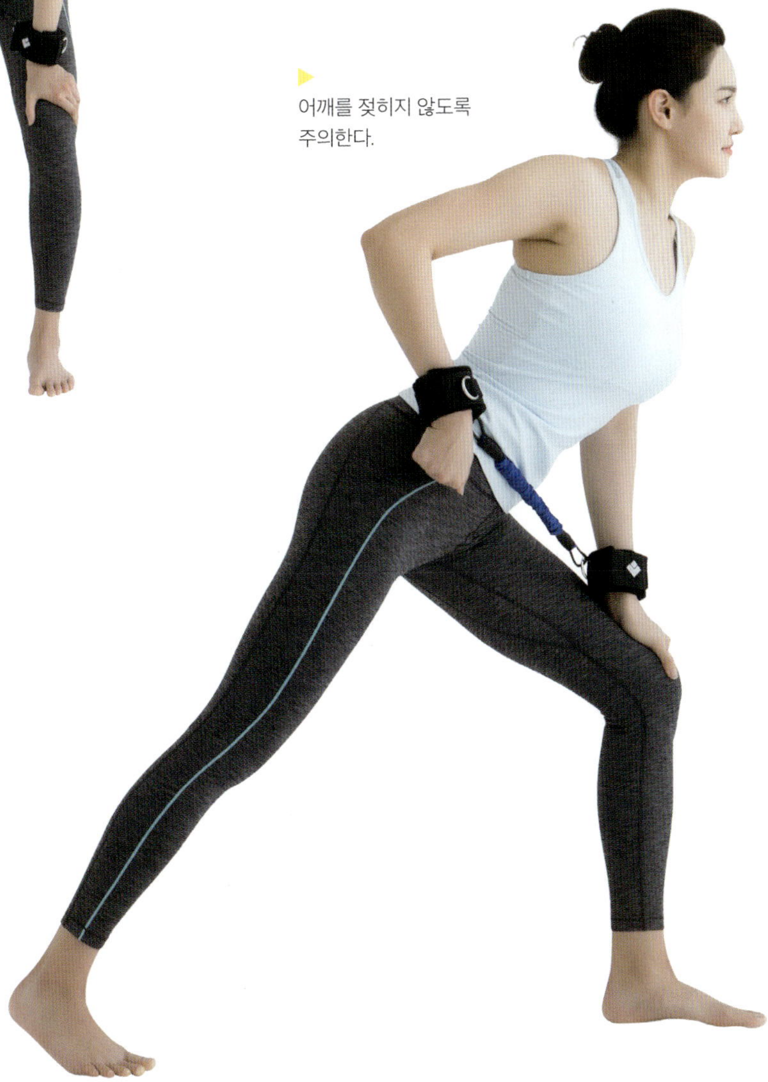

덤벨로 한쪽 등 당겨 찍기

15회

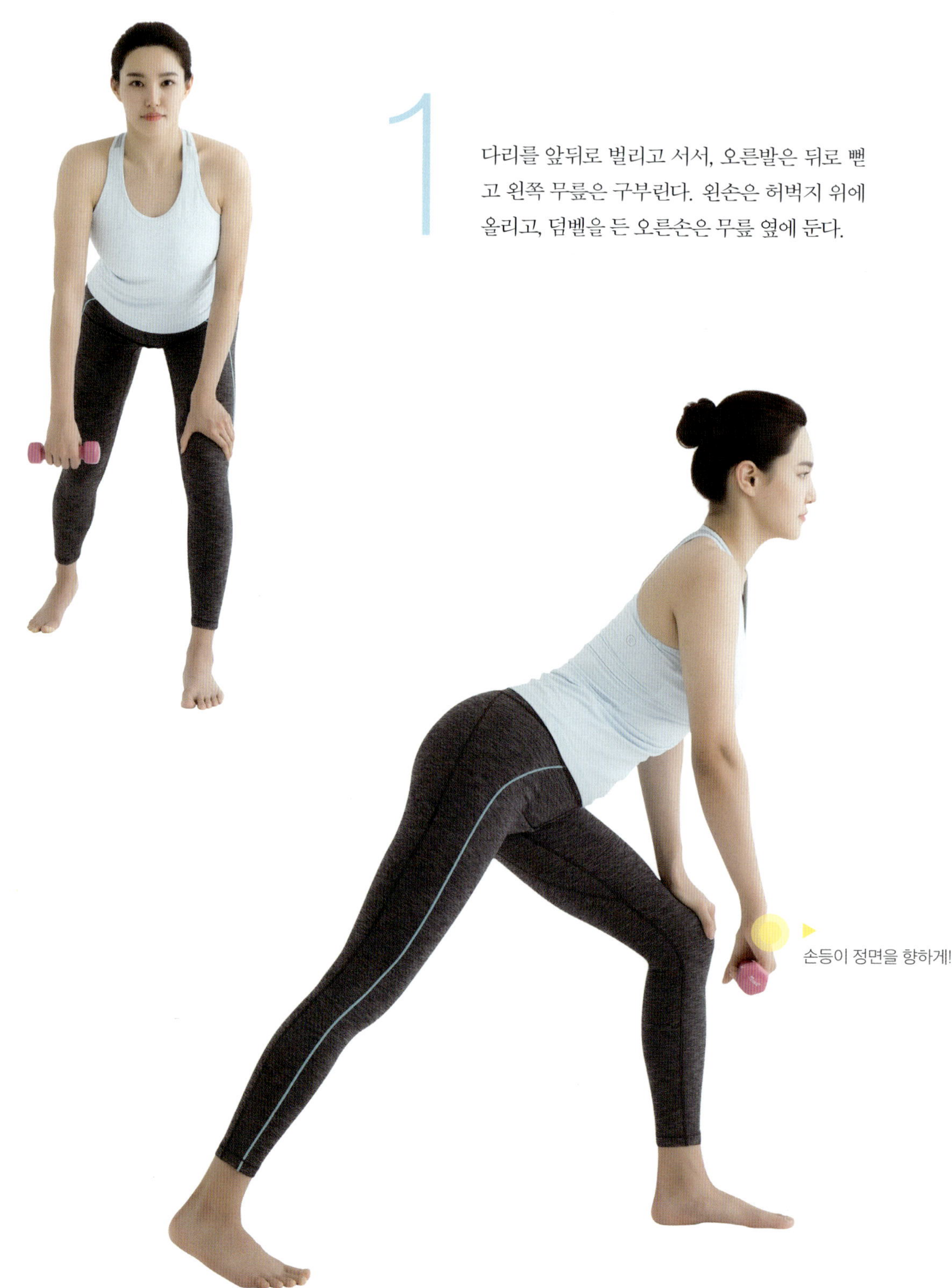

1 다리를 앞뒤로 벌리고 서서, 오른발은 뒤로 뻗고 왼쪽 무릎은 구부린다. 왼손은 허벅지 위에 올리고, 덤벨을 든 오른손은 무릎 옆에 둔다.

한 손으로 덤벨 운동을 하면 팔과 상체를 움직이는 범위가 커지고,
양손으로 하는 덤벨 운동보다 좀 더 집중적으로 근육을 자극할 수 있다.
겨드랑이 주변부터 등 중앙, 옆구리까지 전체적으로 매끈하고 슬림하게 만들어준다.

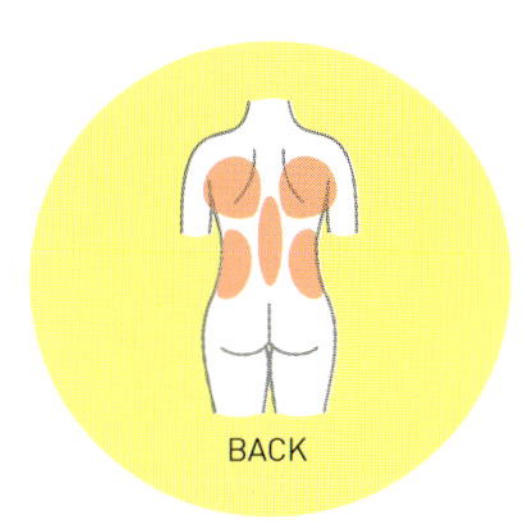

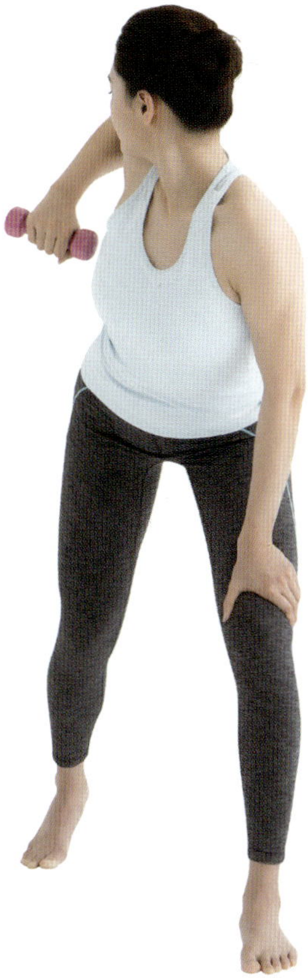

2 숨을 내쉬며 팔꿈치를 원을 그리듯이 등 중앙까지 당 긴다. 이때 시선은 팔꿈치를 향한다. ①~②를 좌우로 각각 15회 실시한다.

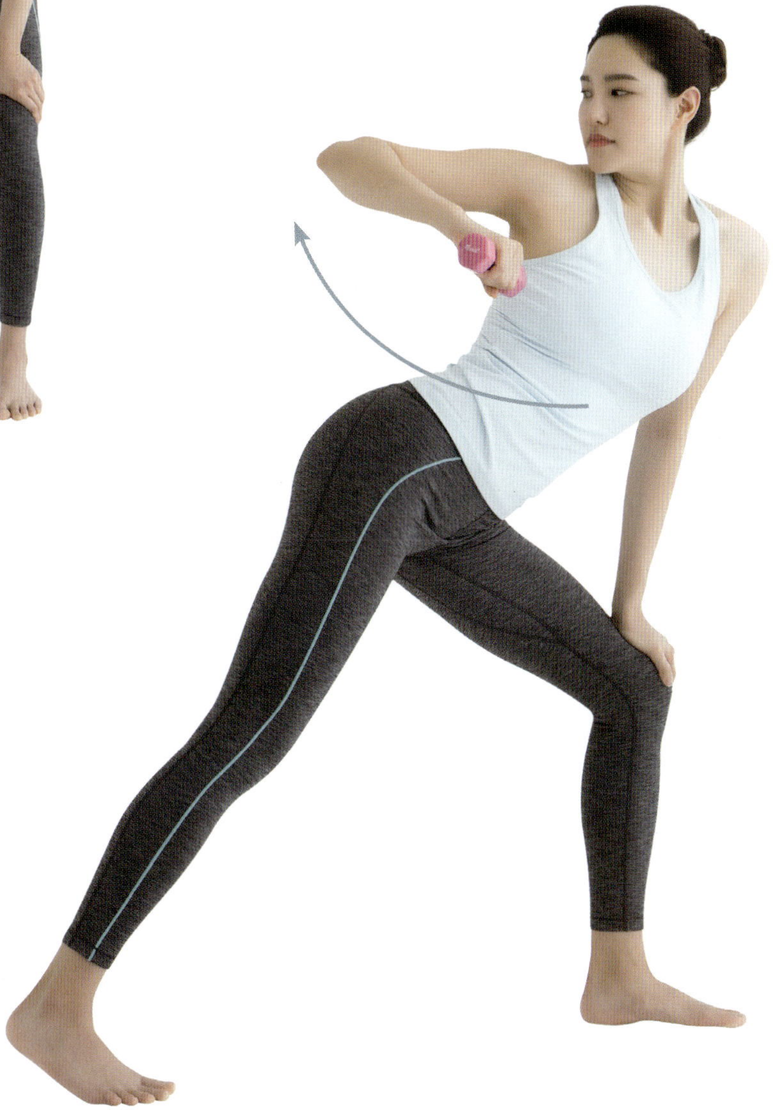

밴드로 한쪽 등 당겨 찍기

15회

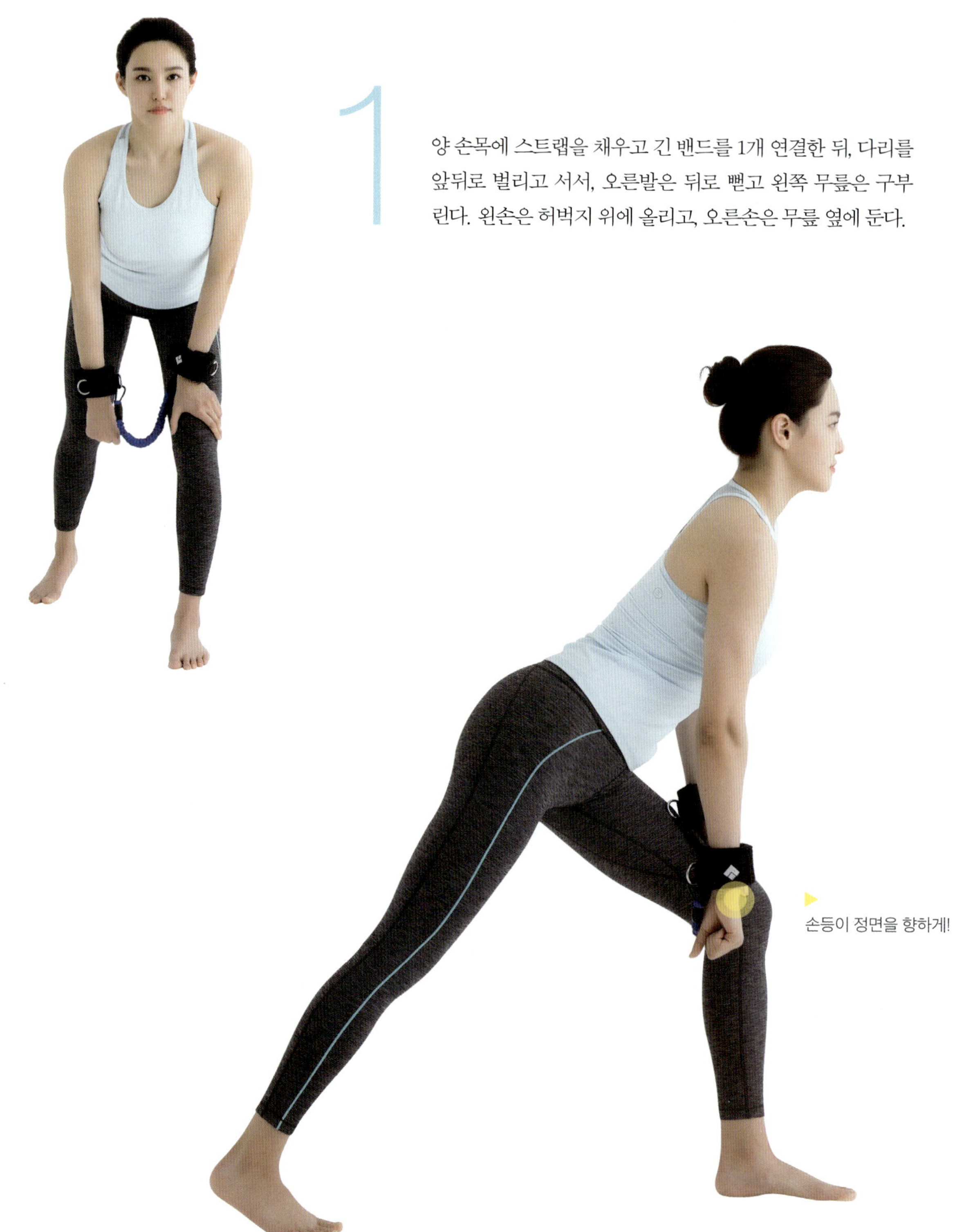

1

양 손목에 스트랩을 채우고 긴 밴드를 1개 연결한 뒤, 다리를 앞뒤로 벌리고 서서, 오른발은 뒤로 뺀고 왼쪽 무릎은 구부린다. 왼손은 허벅지 위에 올리고, 오른손은 무릎 옆에 둔다.

등 위쪽을 슬림하게 가꿔주는 동작이다. 스트랩을 손목에 채우고 운동을 하면
팔에 힘이 분산되지 않아 밴드의 당기는 힘으로 등만 자극할 수 있다. 특히 운동 초보자들이
하기 쉬운 불필요한 손동작을 쉽게 교정할 수 있어 더욱 운동 효과가 좋다.

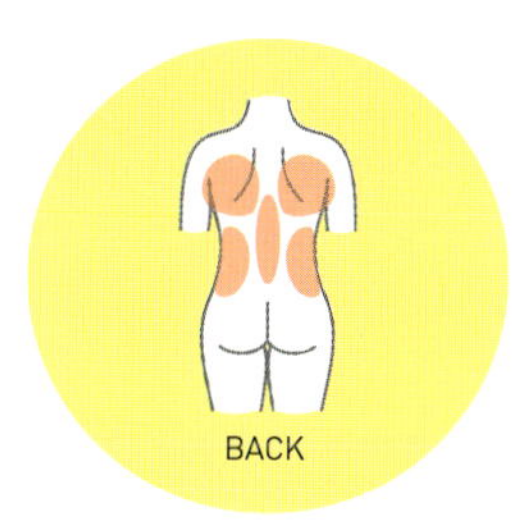

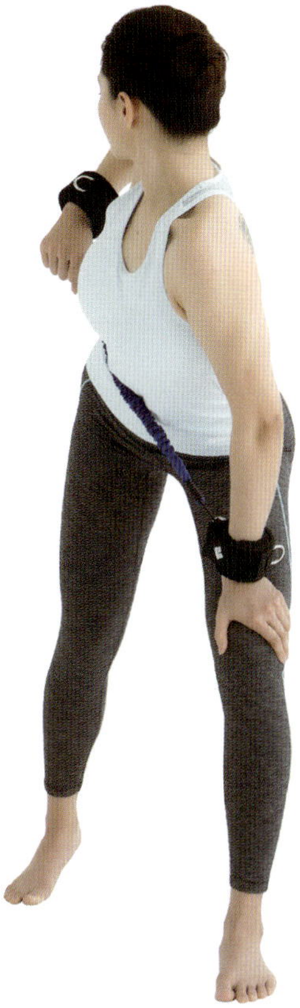

2

숨을 내쉬며 팔꿈치를 원을 그리듯이 등 중앙까지 당
긴다. 이때 시선은 팔꿈치를 향한다. ①~②를 좌우로
각각 15회 실시한다.

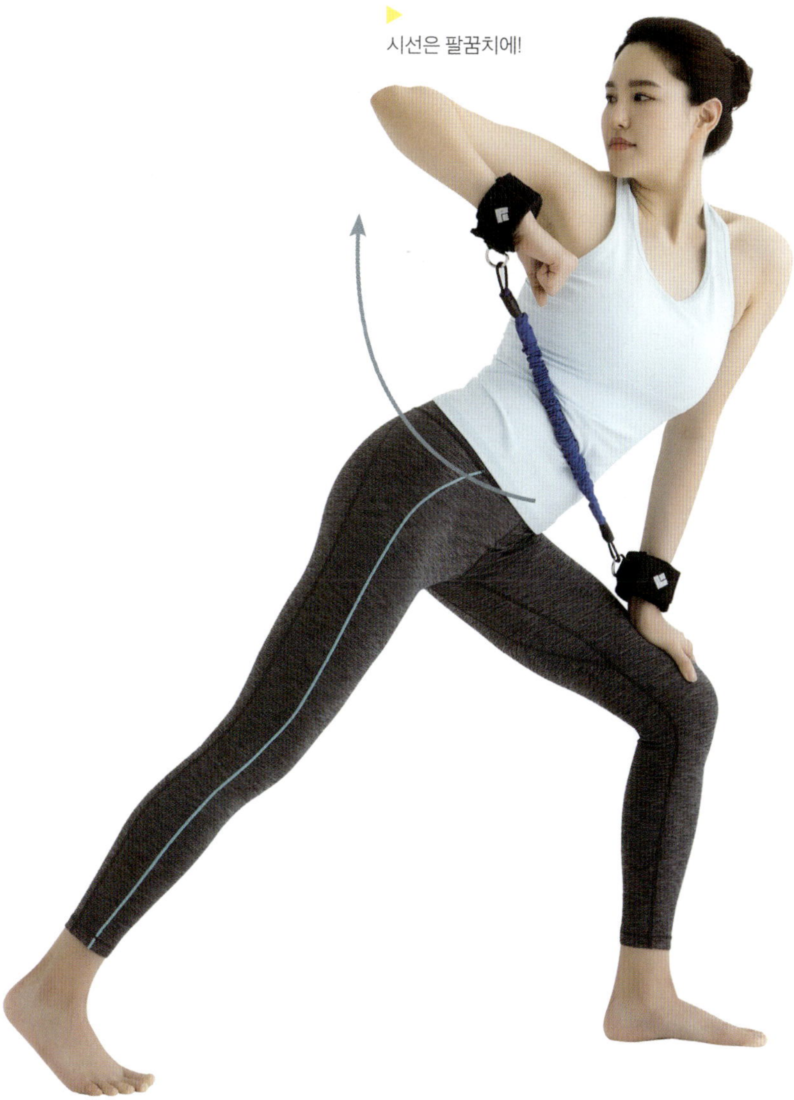

엎드려서 팔다리 들어올리기

15회

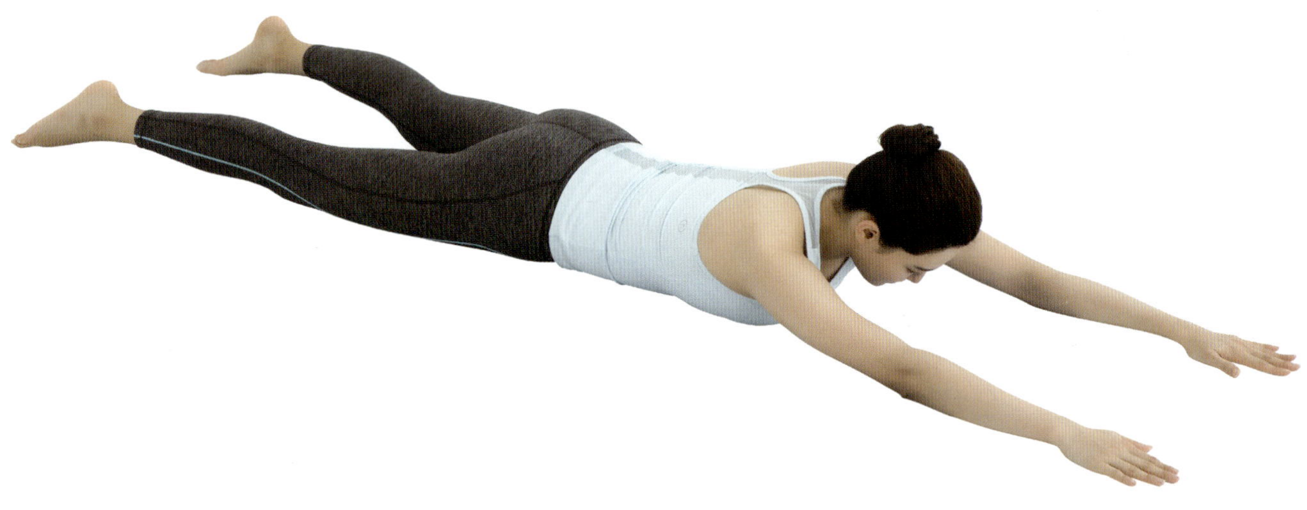

1

엎드려서 양팔을 머리 위로 뻗고, 다리는
골반너비로 벌린다.

허리가 좋지 않아 하체와 등 운동을 제대로 할 수 없는 사람이라면,
이 동작으로 기본 근력을 키울 수 있다. 전체적인 등 라인을 매끈하게 잡아주며,
코어를 발달시키고 근력을 키우는 데 모두 효과적이다.
등 전체를 운동할 수 있어서 마무리 동작이나 초반 동작으로 적절한 운동이다.

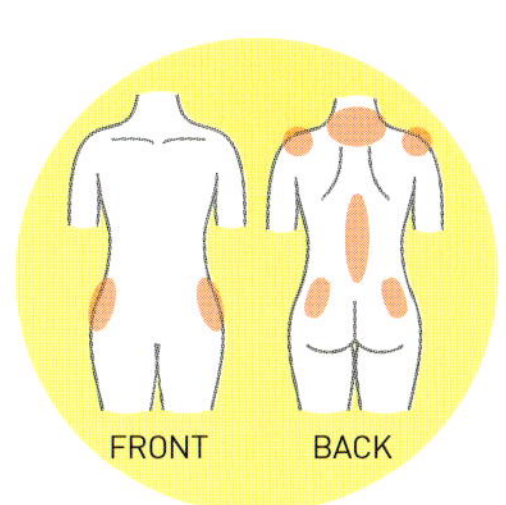

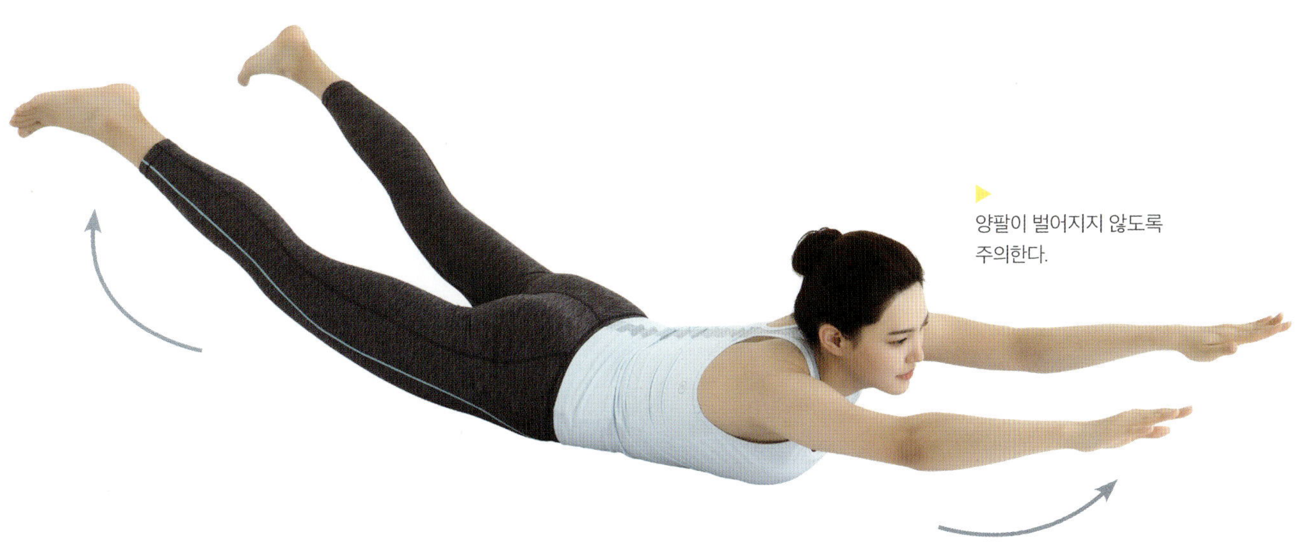

2

숨을 내쉬며 상체와 다리를 들어올리고, 숨을 들이마시며
①의 자세로 되돌아간다. 이때, 시선은 정면을 향한다. ①
~②를 15회 실시한다.

엎드려서 등 조이기

15회

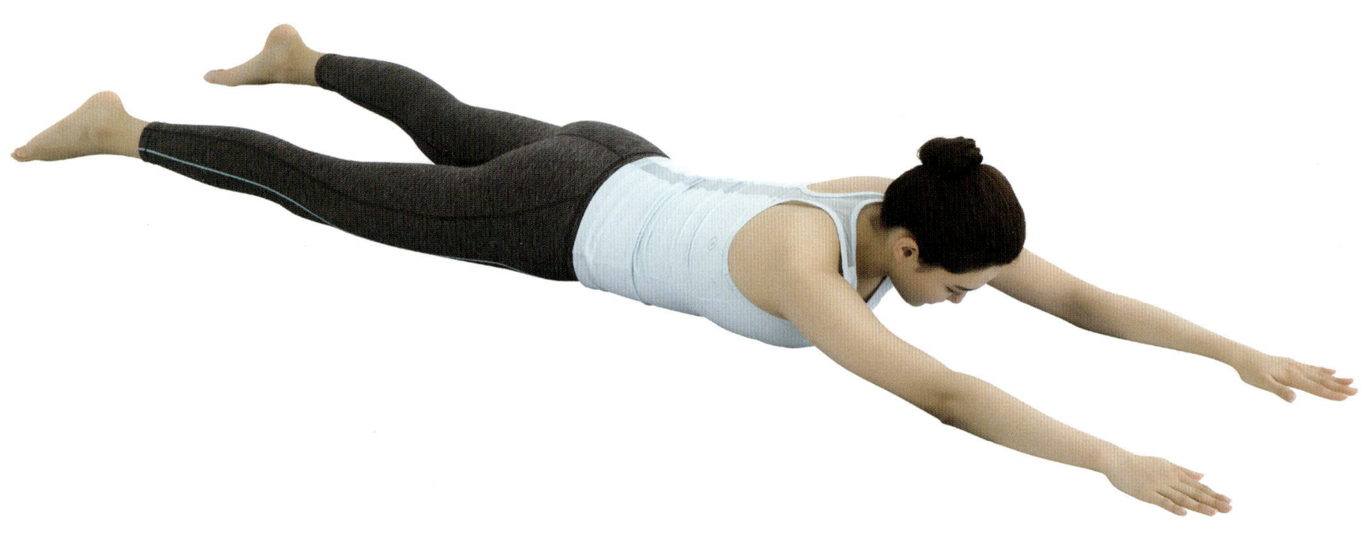

1

엎드려서 양팔을 머리 위로 뻗고, 다리는
골반너비로 벌린다.

허리부터 등 중앙까지 코어를 발달시켜주고 등 위쪽을 전체적으로
운동할 수 있어서, 어깨가 굽은 사람이 자세를 교정하는 데에 효과적이며,
겨드랑이 주변 라인을 예쁘게 만들 수 있는 운동이다.

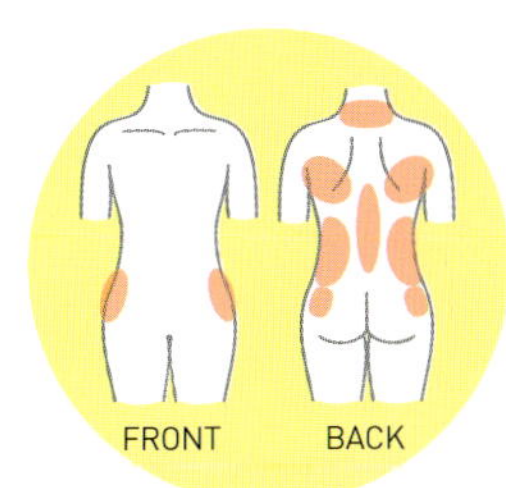

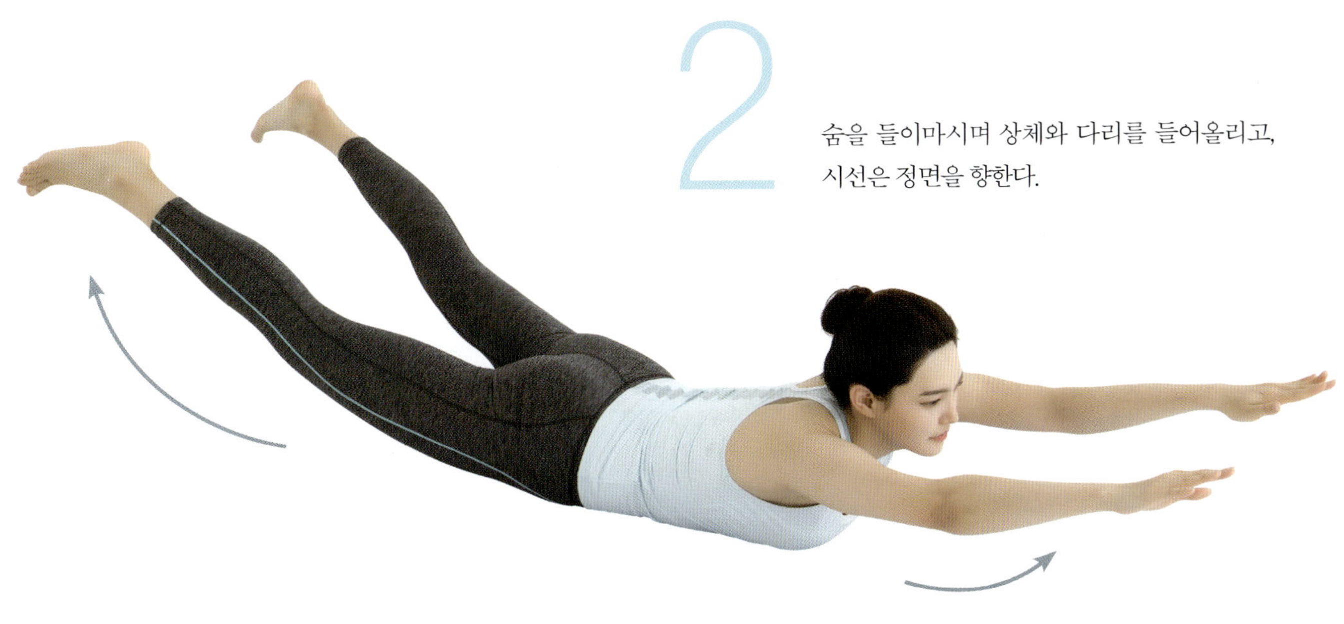

2

숨을 들이마시며 상체와 다리를 들어올리고,
시선은 정면을 향한다.

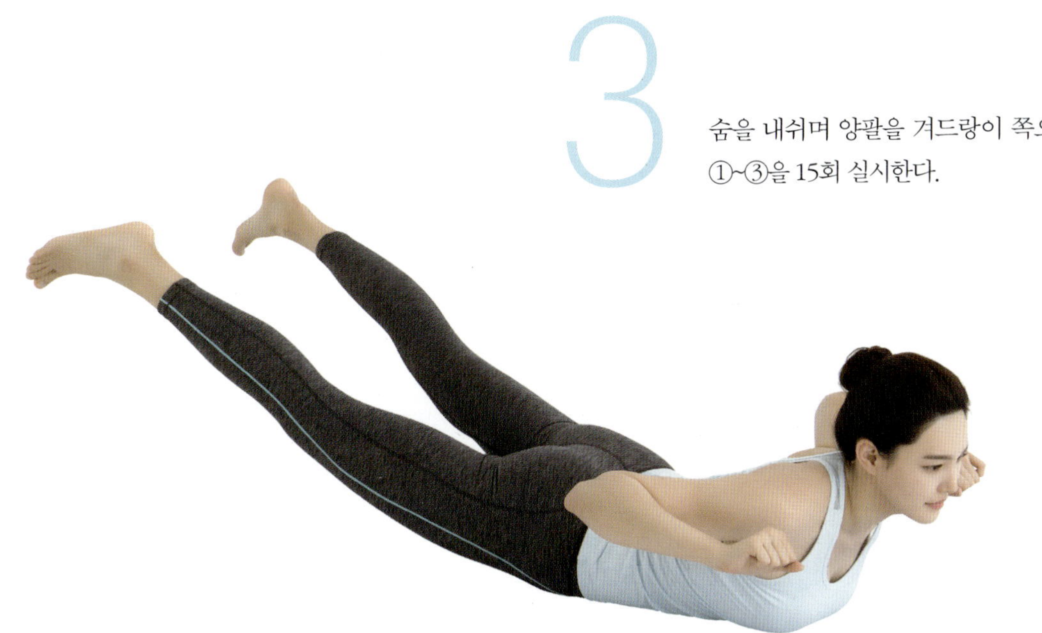

3

숨을 내쉬며 양팔을 겨드랑이 쪽으로 당긴다.
①~③을 15회 실시한다.

밴드로 엎드려서 등 조이기 1

15회

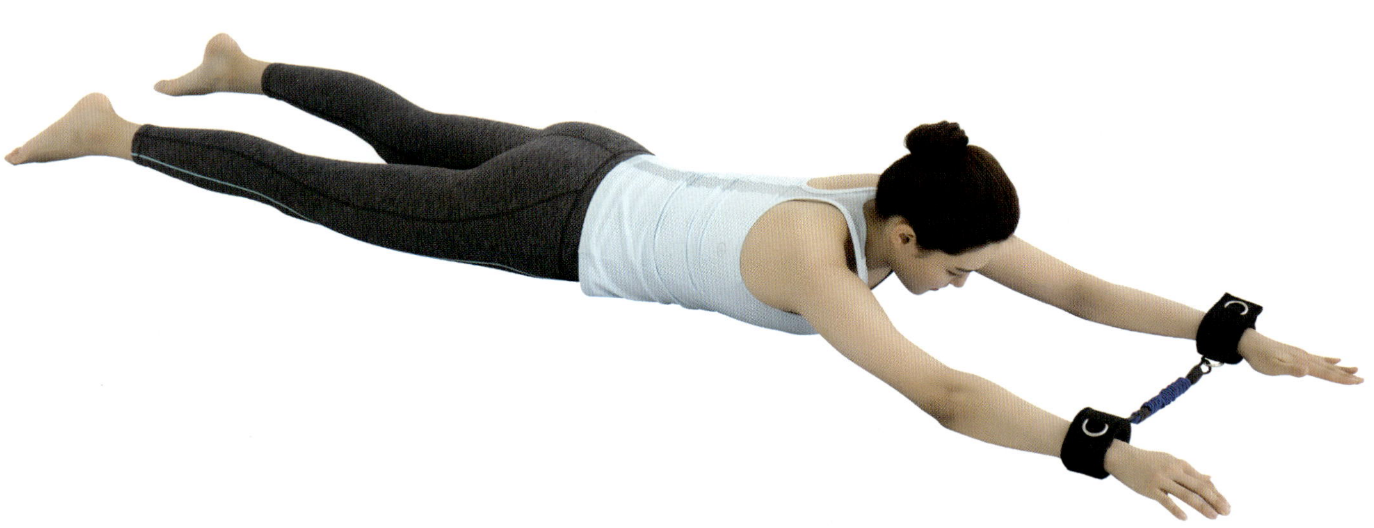

1

양 손목에 스트랩을 채우고 짧은 밴드 1개를
연결한 뒤, 엎드려서 양팔을 머리 위로 뻗고 다
리는 골반너비로 벌린다.

볼륨 있는 엉덩이와 잘록한 허리 라인을 만들어주고, 옆구리 살까지 정리해줘 굴곡 있는
몸을 만들어주는 동작이다. 엎드려서 상체와 팔다리를 들어올리는 것만으로도 척추기립근과
엉덩이 위쪽의 근육이 수축하게 되는데, 그 상태에서 팔을 겨드랑이 쪽으로 당기면
광배근과 견갑골 주변의 근육들도 자극해 훨씬 큰 운동 효과가 있다.

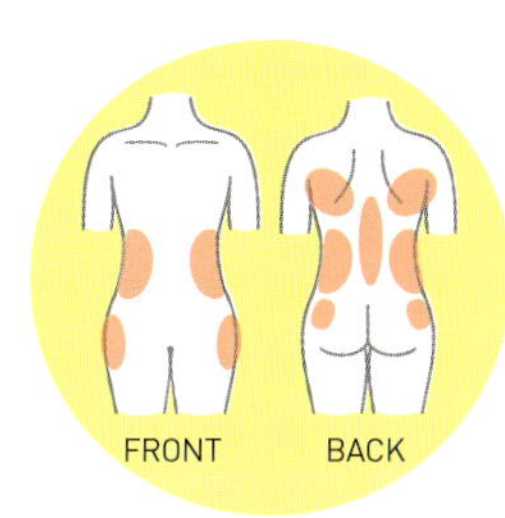

2

숨을 들이마시며 상체와 다리를 들어올리고,
시선은 정면을 향한다.

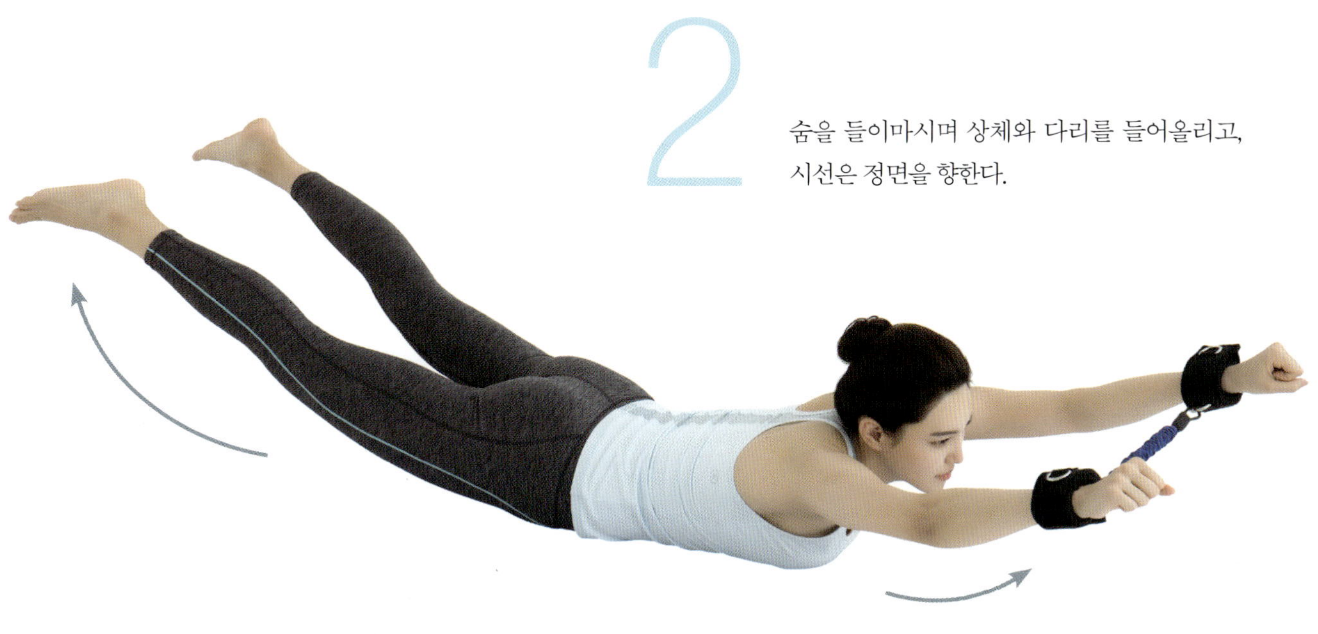

3

숨을 내쉬며 양팔을 겨드랑이 쪽으로 당긴다.
①~③을 15회 실시한다.

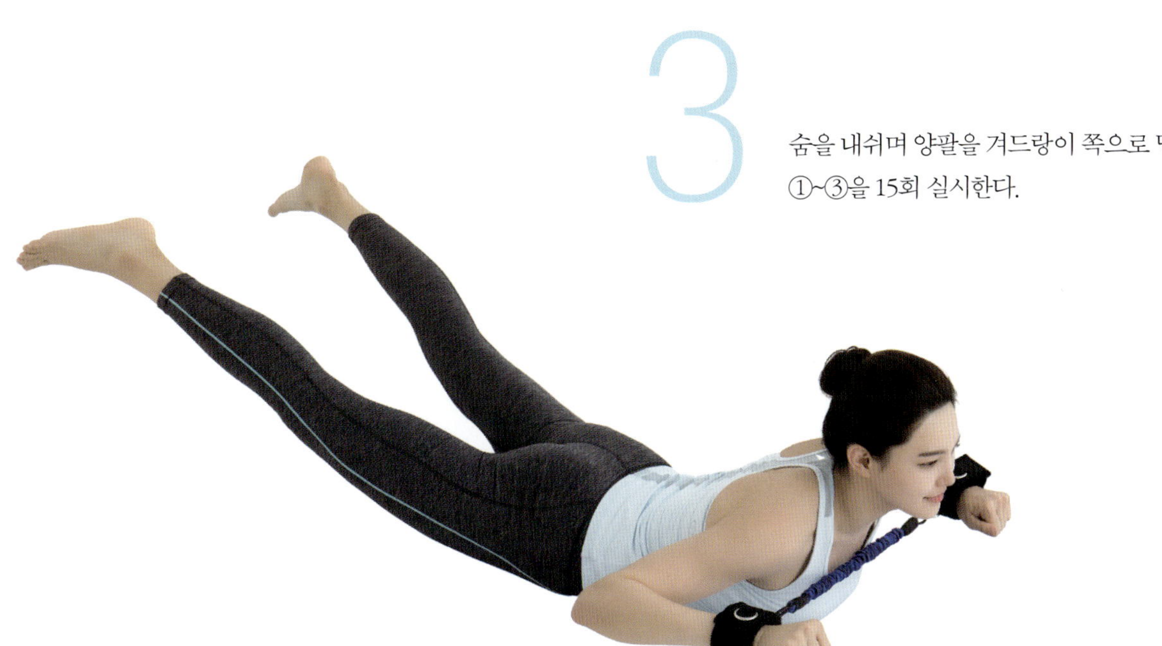

밴드로 엎드려서 등 조이기 2

15회

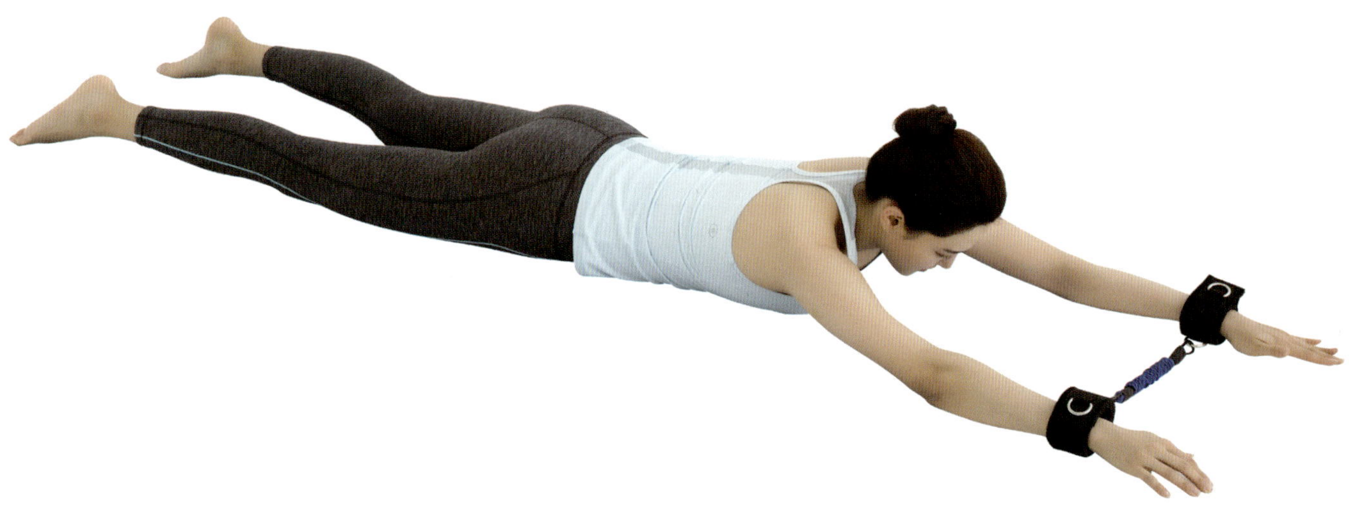

1

양 손목에 스트랩을 채우고 짧은 밴드 1개를
연결한 뒤, 엎드려서 양팔을 머리 위로 뻗고 다
리는 골반너비로 벌린다.

등 위쪽 근육을 강하게 자극할 수 있는 동작이다.
속옷 사이로 삐져나오는 살을 정리할 수 있고, 어깨가 안쪽으로 굽어지지 않도록 해준다.
가운데 부분을 매끈하고 탄탄하게 만드는 데에도 탁월하다.

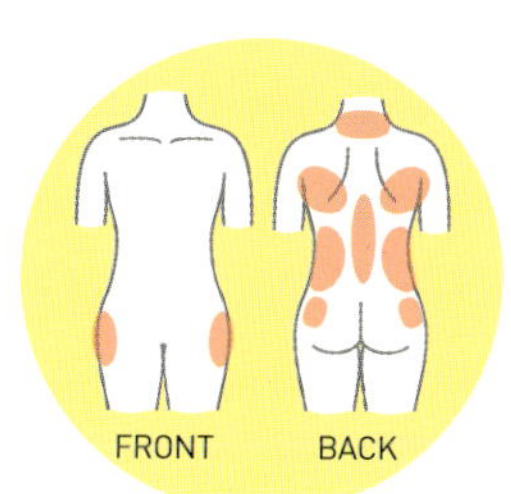

2

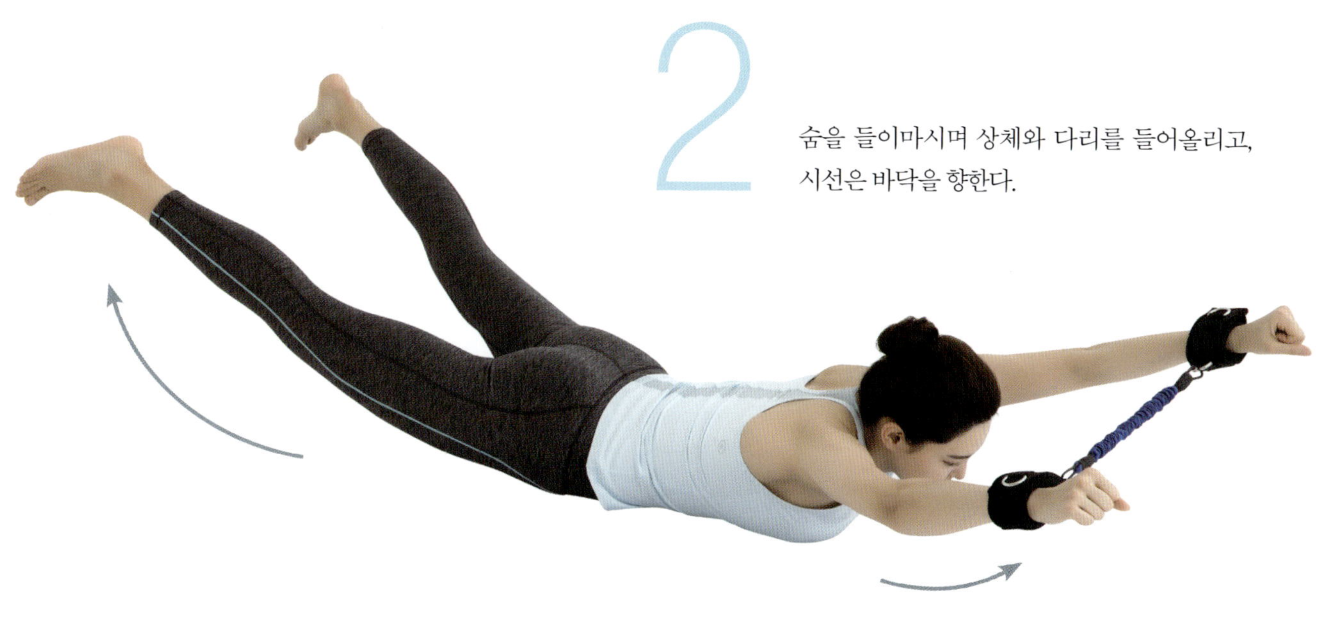

숨을 들이마시며 상체와 다리를 들어올리고,
시선은 바닥을 향한다.

3

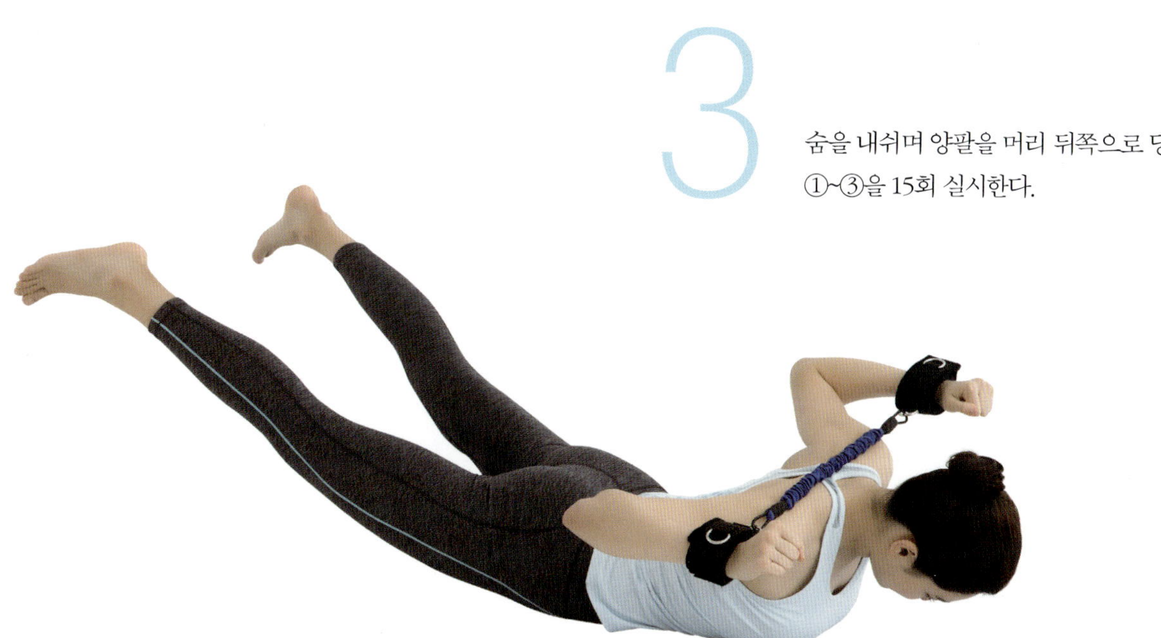

숨을 내쉬며 양팔을 머리 뒤쪽으로 당긴다.
①~③을 15회 실시한다.

Sexy

Back!

4. 복부·가슴·팔

푸쉬업

15회

1

무릎을 바닥에 대고 엎드려 양팔은 어깨너비로
벌리고, 양 팔꿈치가 몸 바깥쪽을 향하게 한다.

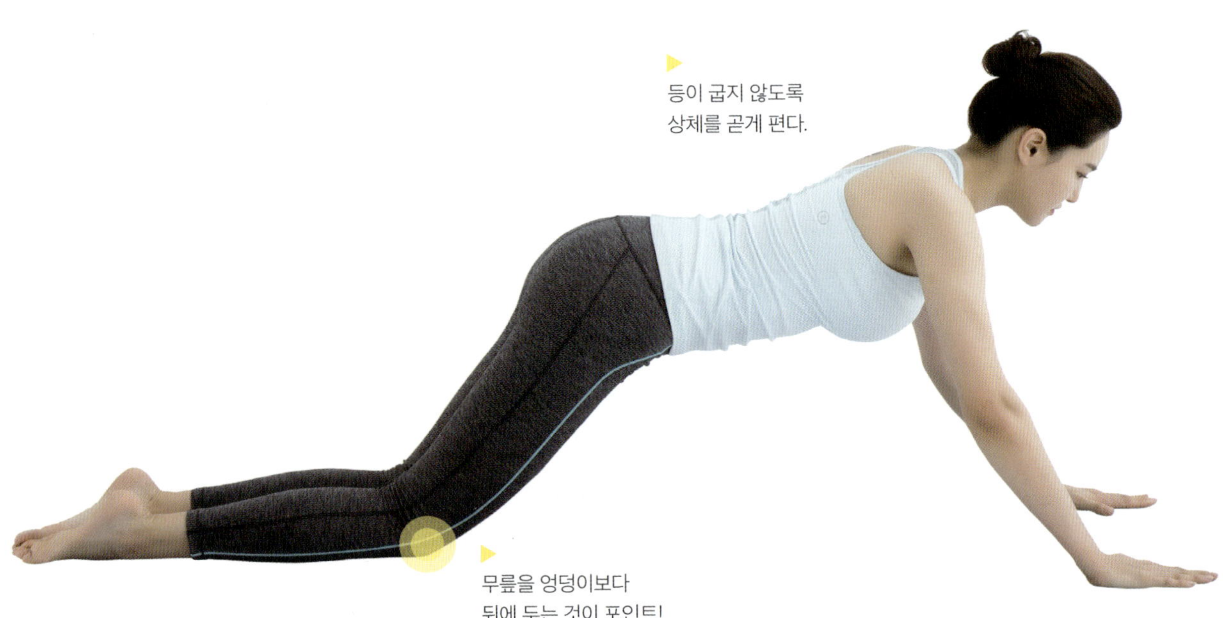

가슴 안쪽을 자극해 가슴골을 돋보이게 만드는 동작이며,
팔 뒤쪽도 함께 자극되기 때문에 덜렁거리는 팔뚝살까지 정리할 수 있다.

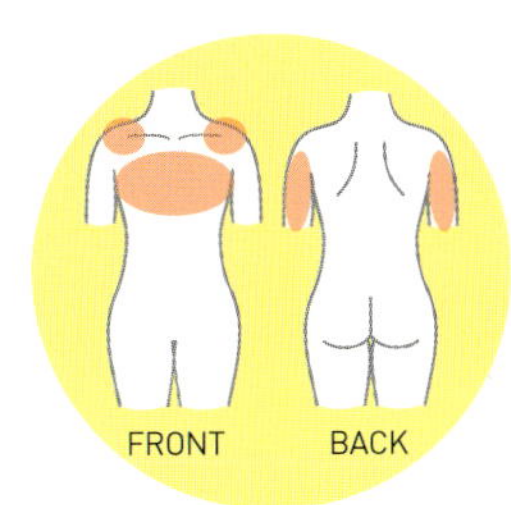

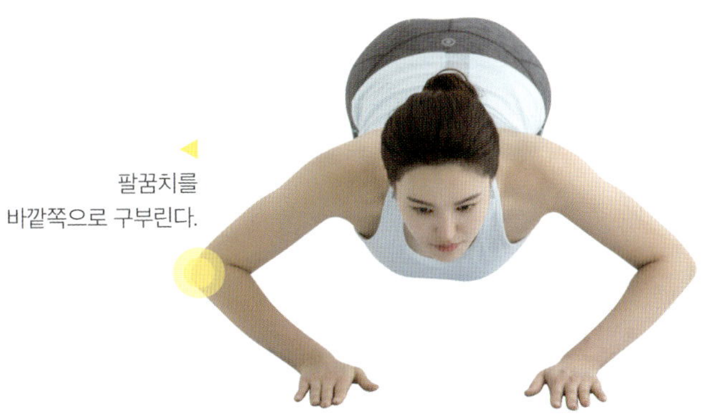

▶ 팔꿈치를
바깥쪽으로 구부린다.

2

숨을 들이마시며 팔을 구부려 상체를 낮추고,
숨을 내쉬며 ①의 자세로 되돌아간다. ①~②를
15회 실시한다.

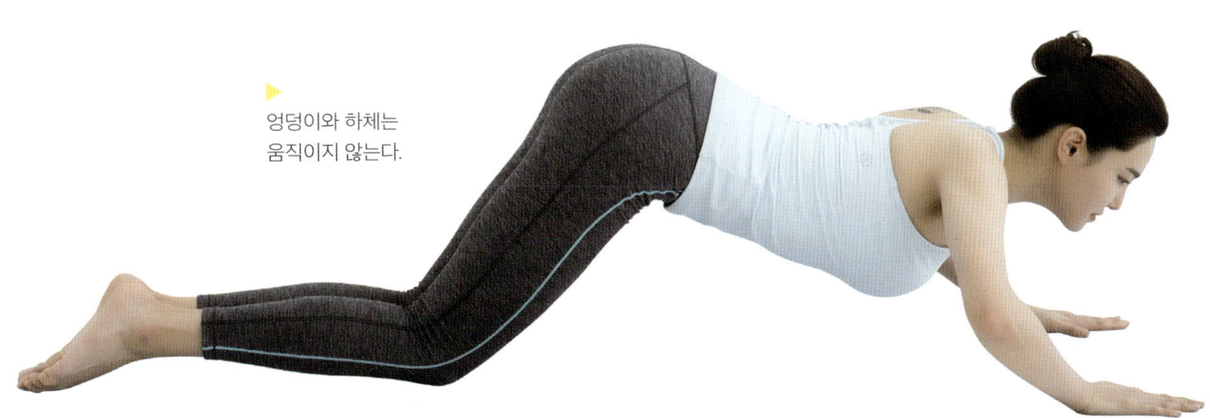

▶ 엉덩이와 하체는
움직이지 않는다.

웨이브 푸쉬업

15회

1

무릎을 바닥에 대고 엎드려 양팔은 어깨
너비보다 넓게 벌리고, 어깨보다 앞쪽에
둔다.

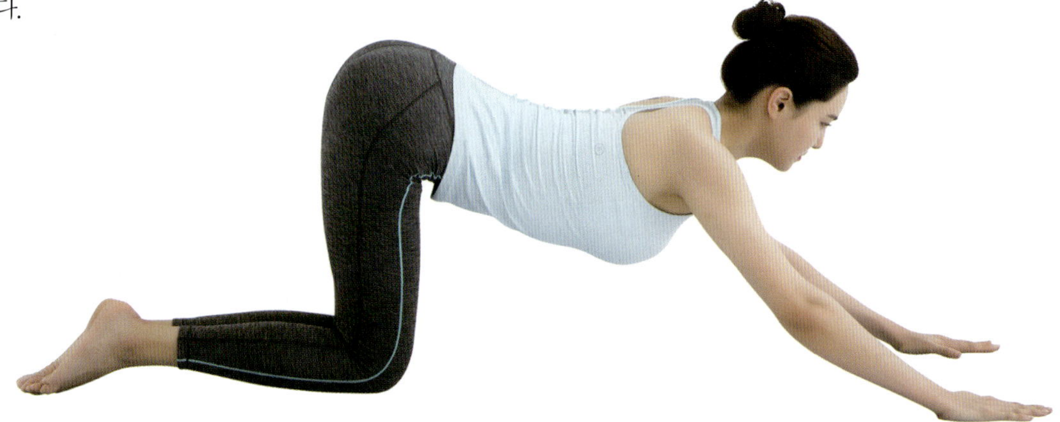

2

숨을 들이마시며 팔꿈치를 구부리면서
웨이브를 하듯이 머리, 가슴, 배 순서로
몸을 바닥에 밀착시킨다.

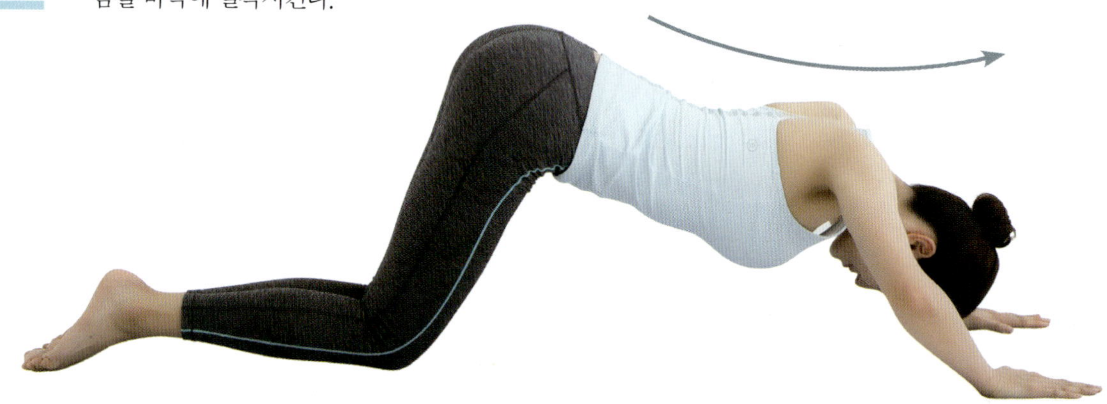

가슴뿐만 아니라 상체를 전체적으로 자극할 수 있는 동작이다.
가슴과 어깨 라인을 정리하는 데 좋으며 척추기립근까지 함께
자극하기 때문에 허리 라인이 잘록해진다.

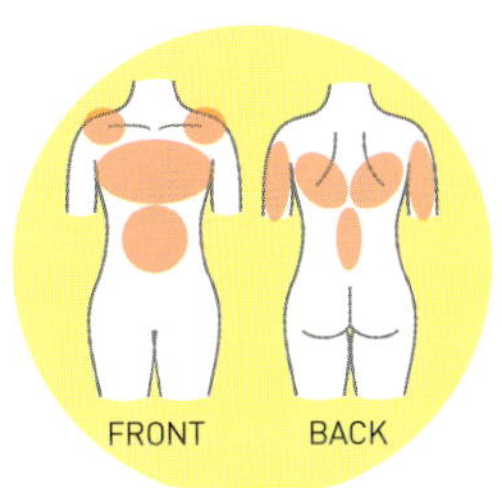

3

숨을 내쉬며 팔꿈치를 펴면서 천천히 머리, 가슴,
배 순서로 몸을 들어올리고, 엉덩이를 바닥 쪽으로
누르면서 상체를 쭉 펴고 2초간 유지한다.

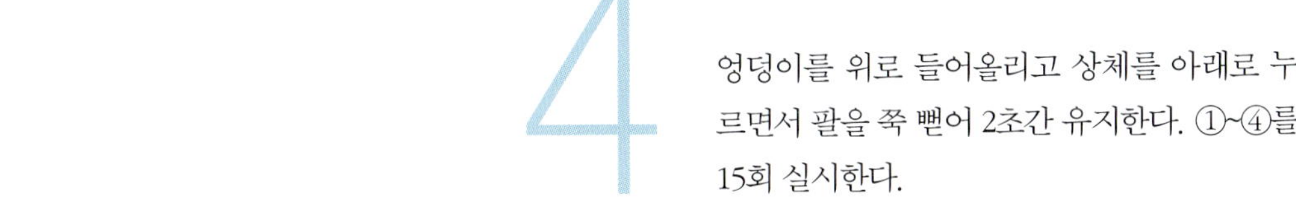

4

엉덩이를 위로 들어올리고 상체를 아래로 누
르면서 팔을 쭉 뻗어 2초간 유지한다. ①~④를
15회 실시한다.

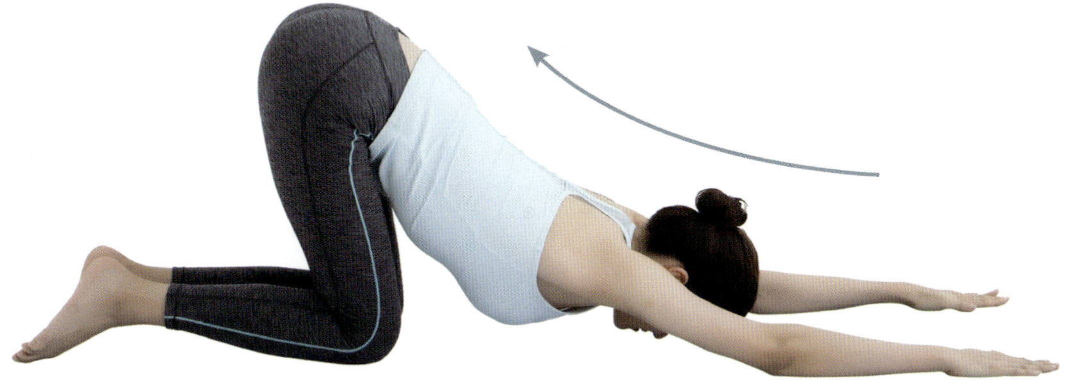

의자에 팔 벌려 푸쉬업

· **15회** ·

1 무릎을 바닥에 대고 엎드려 양손은 의자 위에
올린다. 양팔은 어깨너비보다 넓게 벌려, 양 팔
꿈치가 몸 바깥쪽을 향하게 한다.

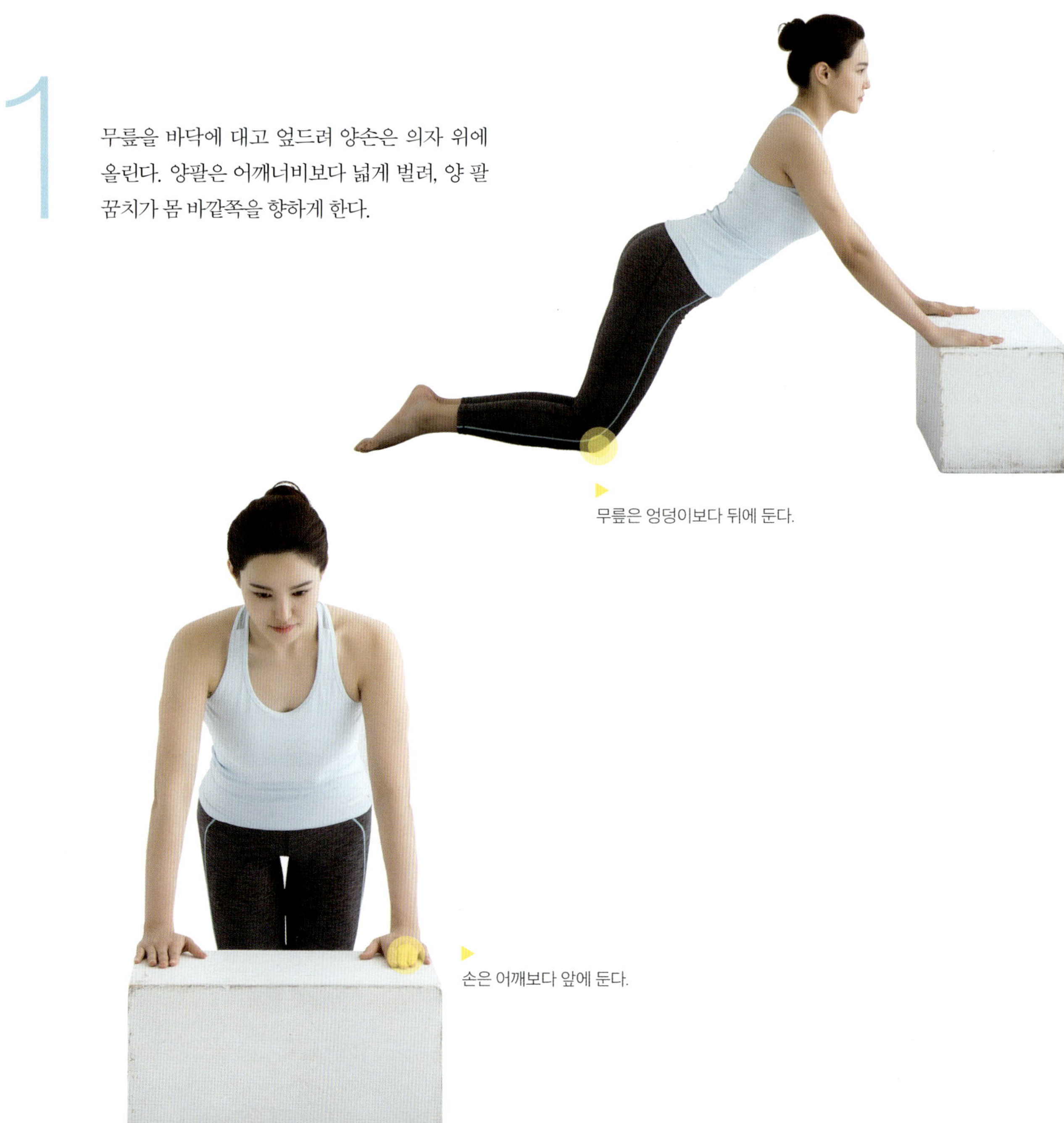

▶ 무릎은 엉덩이보다 뒤에 둔다.

▶ 손은 어깨보다 앞에 둔다.

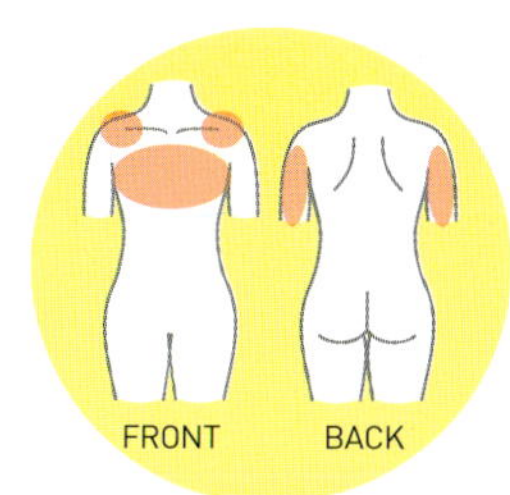

가슴 바깥쪽과 가슴 위쪽을 자극하는 동작으로 예쁜 쇄골 라인을 만들어주고,
겨드랑이 주변의 군살을 말끔하게 정리해준다.

2

숨을 들이마시며 팔을 구부려 상체를 낮추고,
숨을 내쉬며 ①의 자세로 되돌아간다. ①~②를
15회 실시한다.

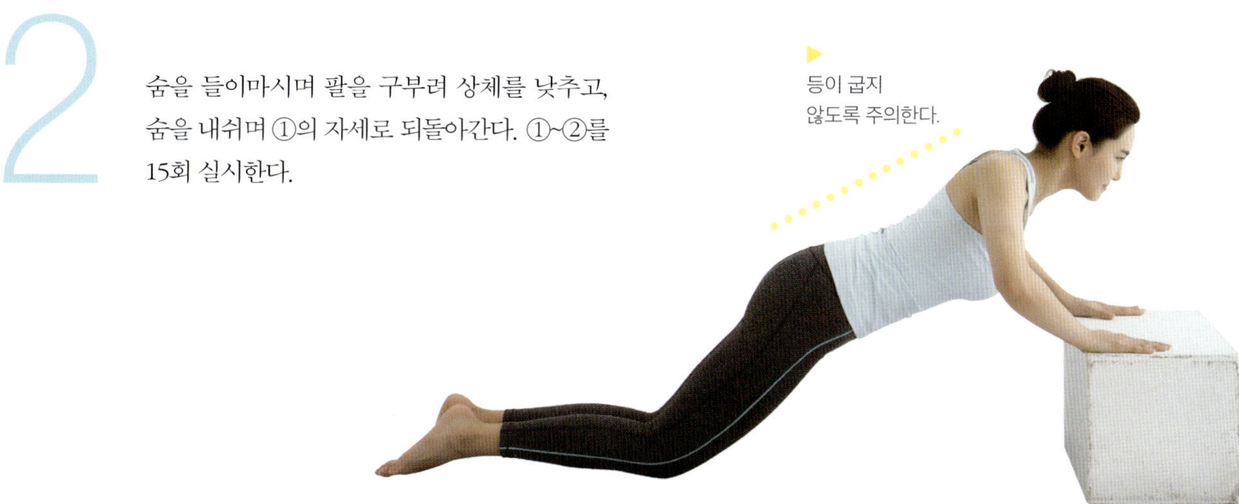

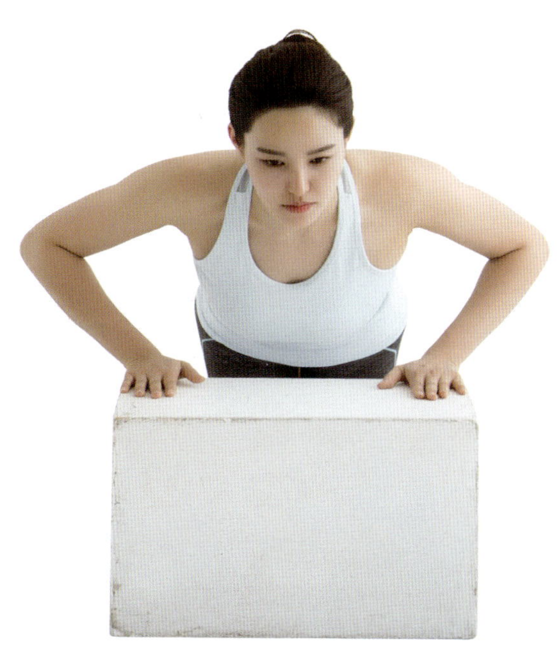

의자에 팔 모아 푸쉬업

· **15회** ·

1 무릎을 바닥에 대고 엎드려 양손은 의자 위에 올린다. 양팔은 어깨너비보다 좁게 벌려, 양 팔꿈치가 몸 바깥쪽을 향하게 한다.

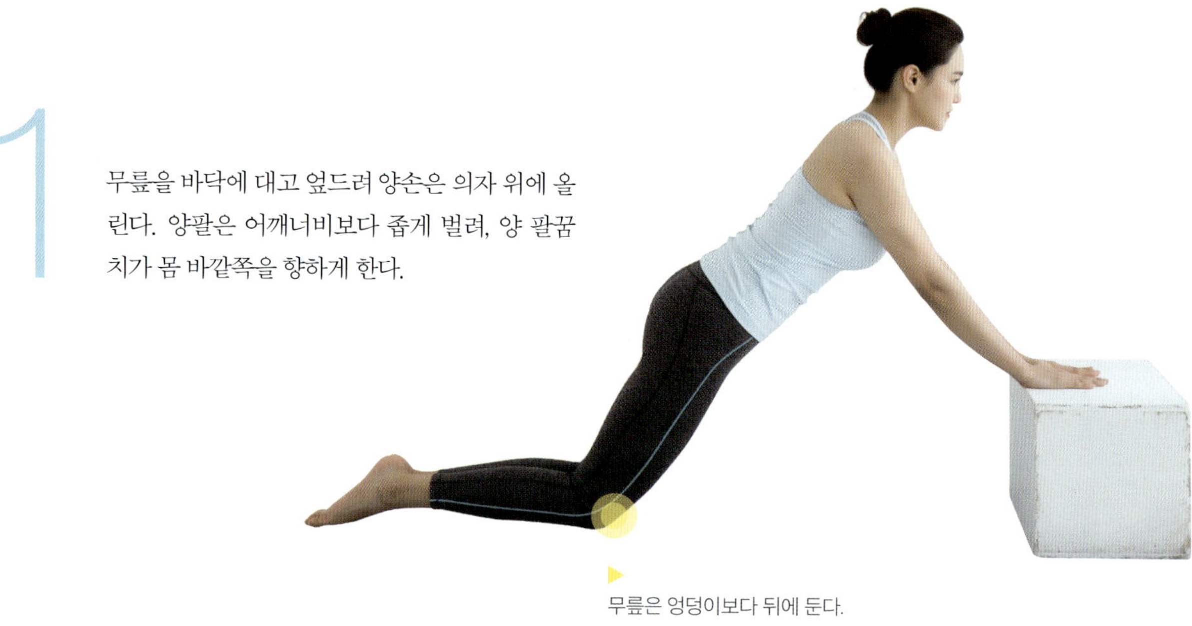

▶ 무릎은 엉덩이보다 뒤에 둔다.

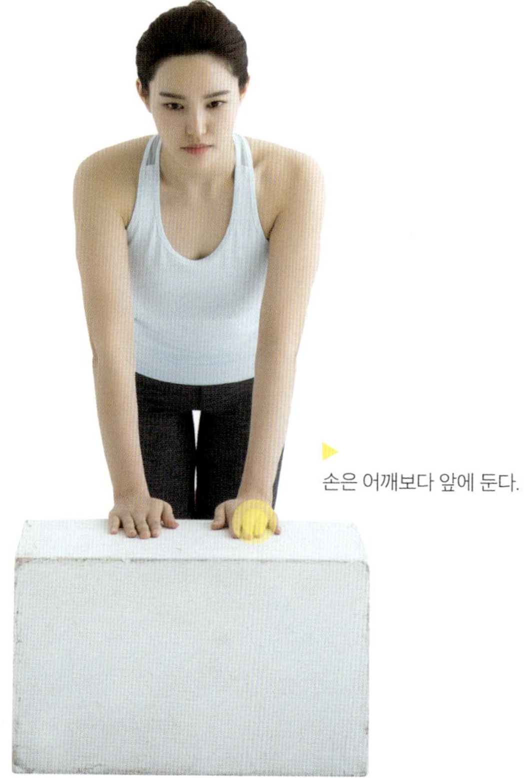

▶ 손은 어깨보다 앞에 둔다.

쇄골 라인 안쪽을 집중적으로 자극할 수 있는 동작으로,
탄력 있는 가슴 라인을 잡는 데 효과적이다.

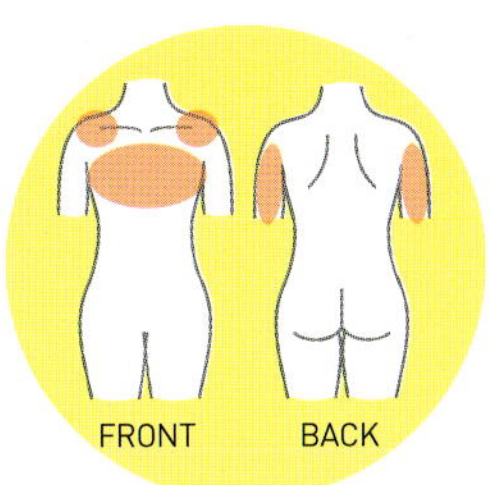

2

숨을 들이마시며 팔을 구부려 상체를 낮추고,
숨을 내쉬며 ①의 자세로 되돌아간다. ①~②
를 15회 실시한다.

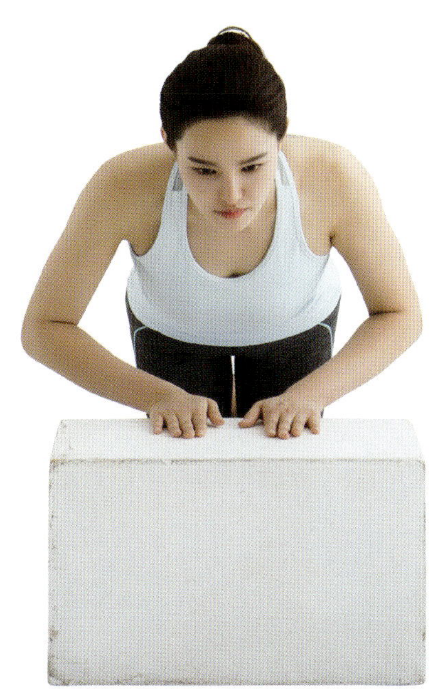

덤벨 들고 한 팔 뒤로 뻗기

15회

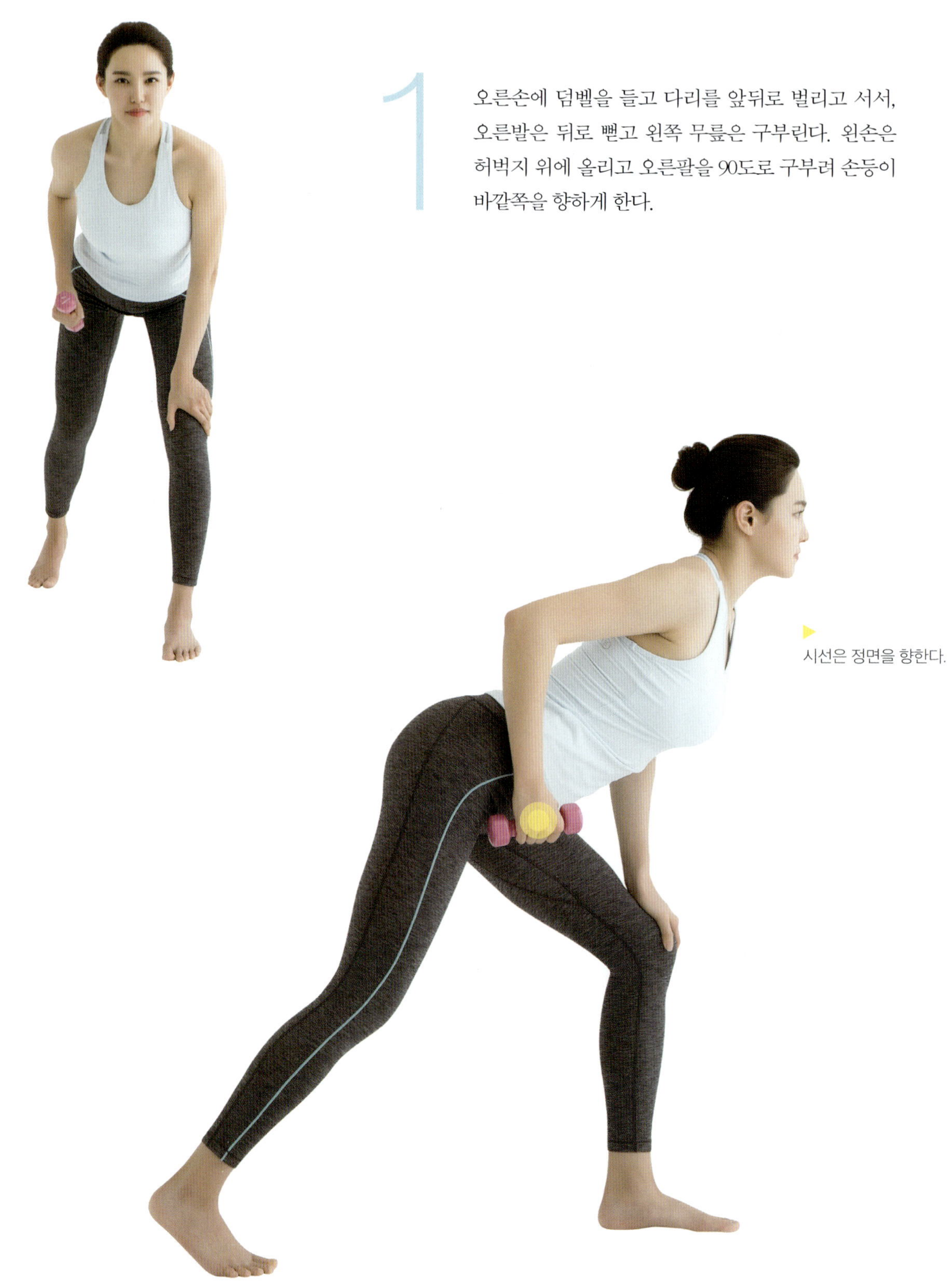

1

오른손에 덤벨을 들고 다리를 앞뒤로 벌리고 서서,
오른발은 뒤로 뻗고 왼쪽 무릎은 구부린다. 왼손은
허벅지 위에 올리고 오른팔을 90도로 구부려 손등이
바깥쪽을 향하게 한다.

팔 뒤쪽을 자극하는 동작이다. 덤벨을 들고 운동하면
팔에 다방면으로 자극을 줄 수 있어, 팔을 전체적으로 운동할 수 있다.

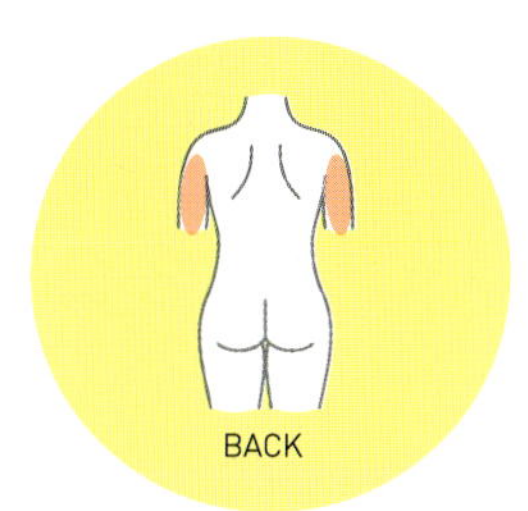

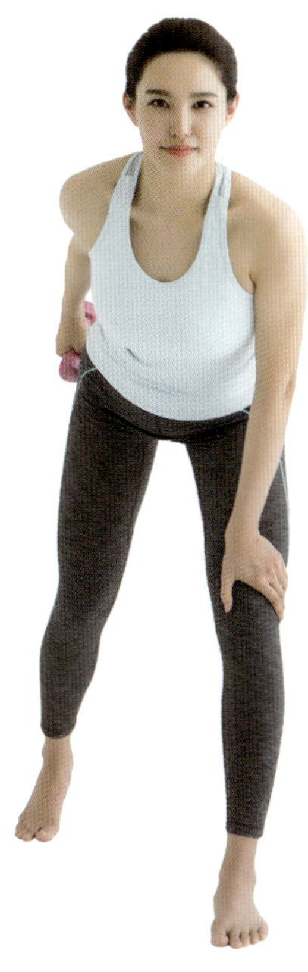

2

팔꿈치를 고정시킨 채 숨을 내쉬며 팔을 뒤로 뻗는다.
①~②를 좌우로 각각 15회 실시한다.

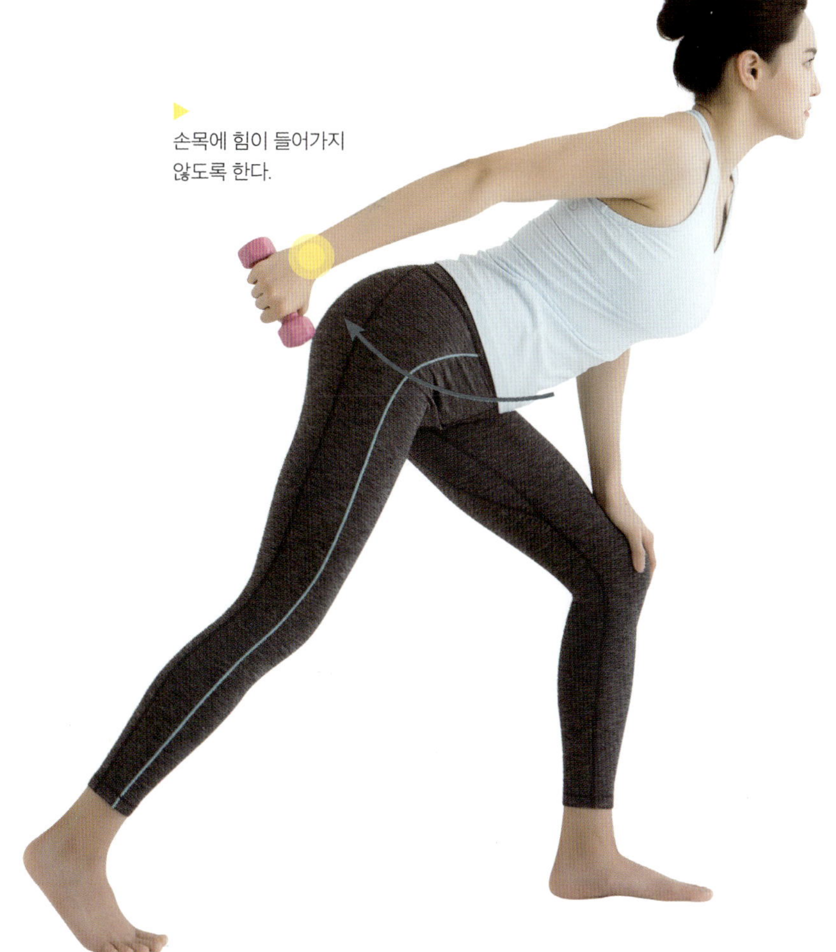

밴드 하고 한 팔 뒤로 뻗기

15회

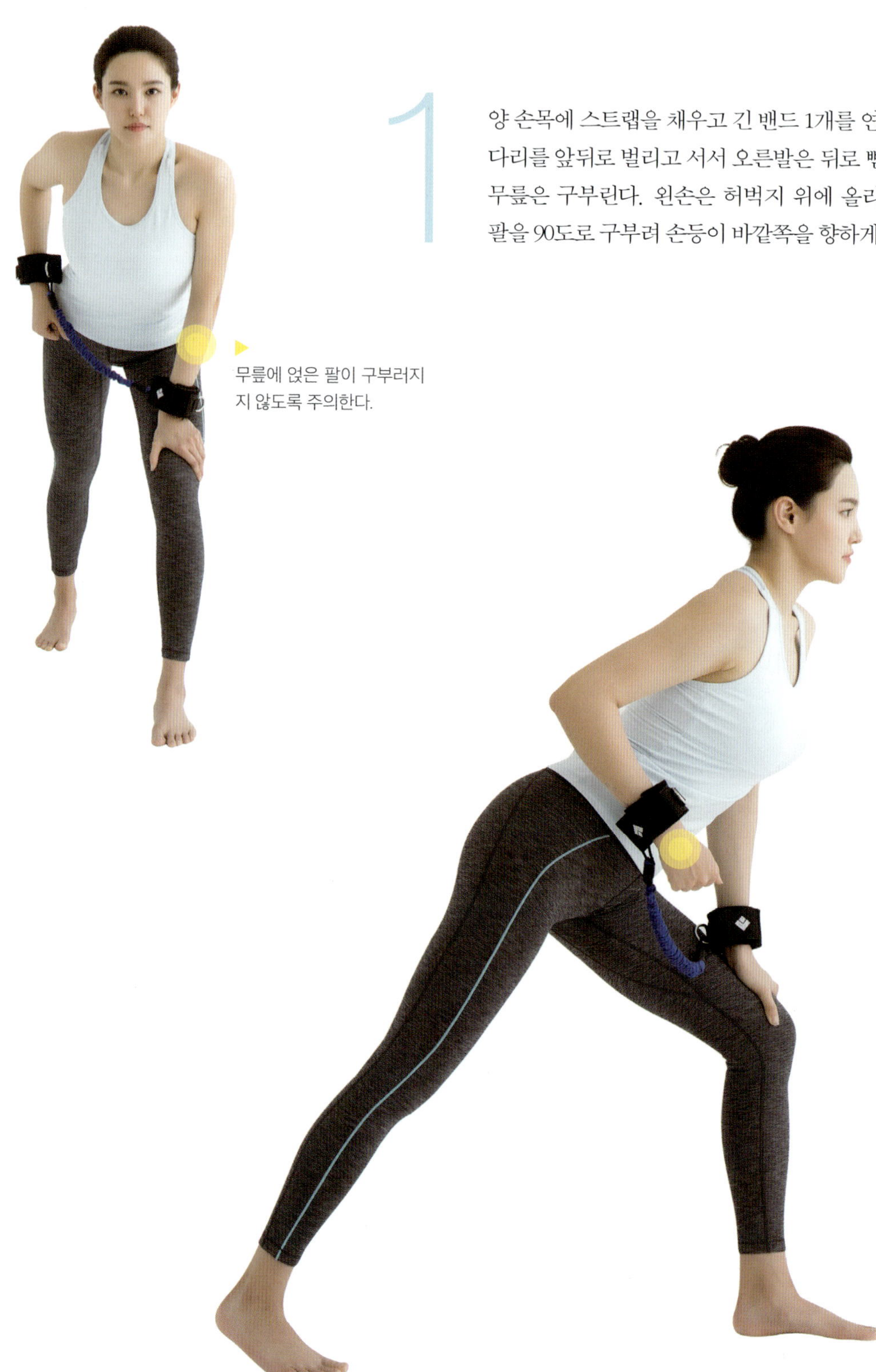

1 양 손목에 스트랩을 채우고 긴 밴드 1개를 연결한 뒤, 다리를 앞뒤로 벌리고 서서 오른발은 뒤로 뻗고 왼쪽 무릎은 구부린다. 왼손은 허벅지 위에 올리고 오른 팔을 90도로 구부려 손등이 바깥쪽을 향하게 한다.

무릎에 얹은 팔이 구부러지지 않도록 주의한다.

팔 뒤쪽을 전체적으로 정리할 수 있고, 특히 팔 안쪽 겨드랑이 주변의
덜렁거리는 살을 정리하는 데 효과적인 동작이다. 스트랩으로 손목을 고정하고
밴드를 사용해 이 동작을 하면 손목에 불필요한 힘이 들어가지 않고,
밴드를 당기는 힘이 분산되지 않아 팔 안쪽을 깊숙하게 자극할 수 있다.

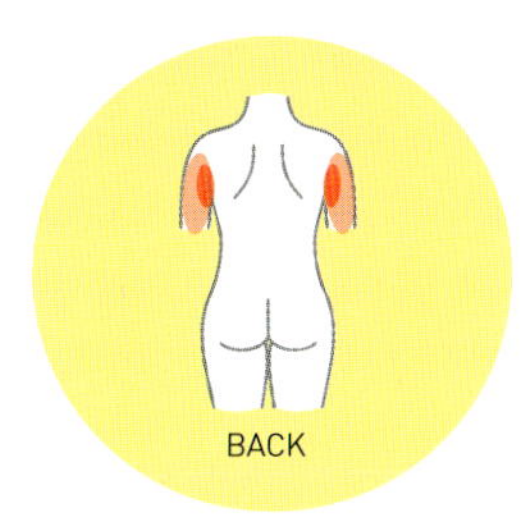

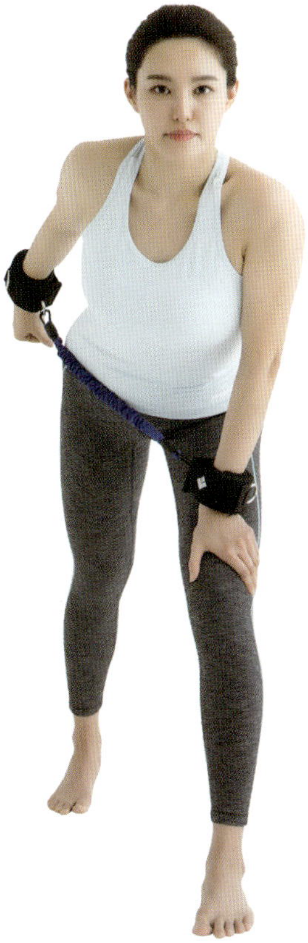

2

팔꿈치를 고정시킨 채 숨을 내쉬며 팔을 뒤로 뻗는다.
①~②를 좌우로 각각 15회 실시한다.

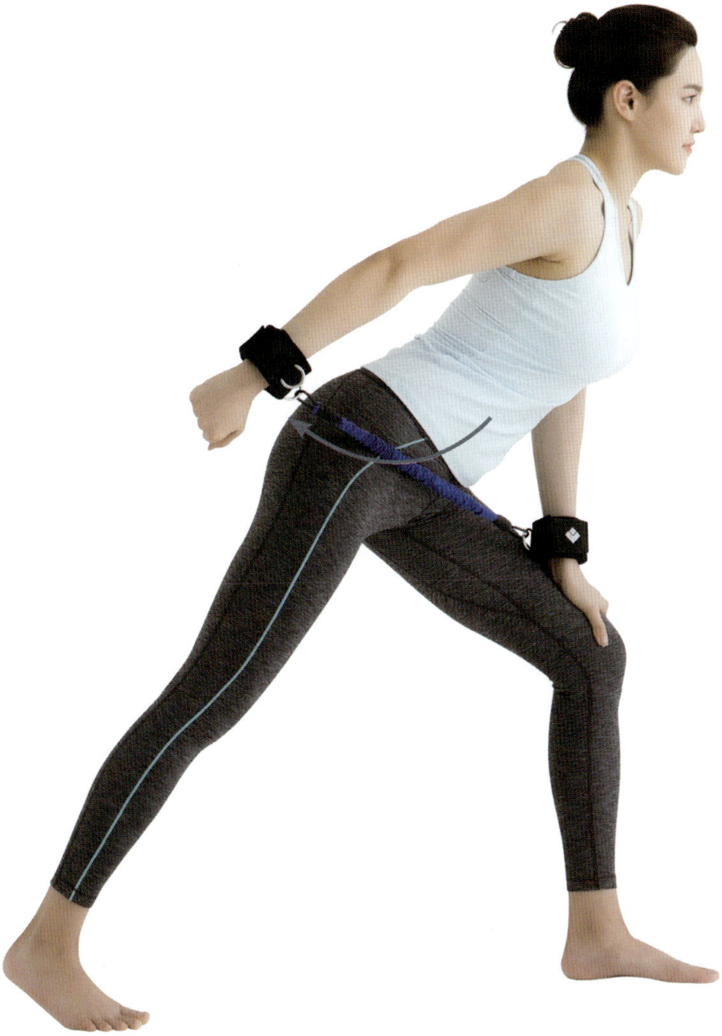

덤벨 들고 팔 굽히기

15회

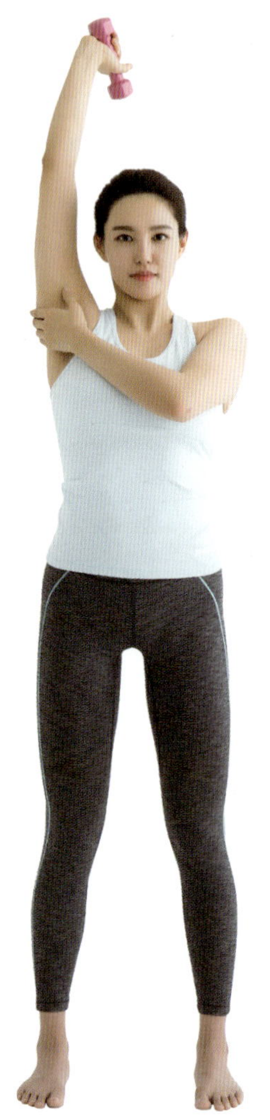

1

다리를 골반너비로 벌리고 서서, 오른손에 덤벨을 들고
머리 위로 뻗는다. 왼손은 겨드랑이에 갖다 댄다.

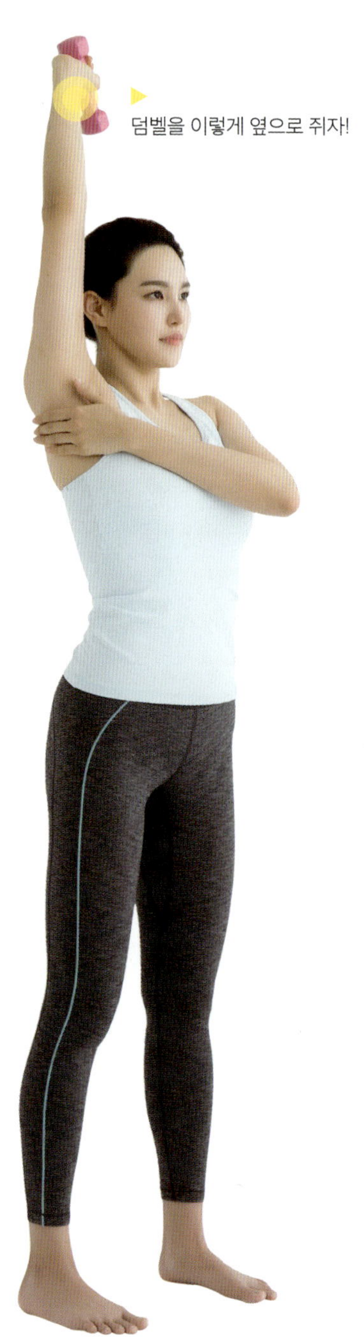

팔 안쪽에 강한 자극을 주는 동작이다. 팔 안쪽부터 겨드랑이까지 덜렁거리는 살을
없애는 데에 효과적이다. 쭉 당기는 느낌이 들 정도로 강한 자극을 주는 동작이라
힘들지만 효과는 뛰어나다. 조금씩 횟수를 늘리면서 따라 해보자.

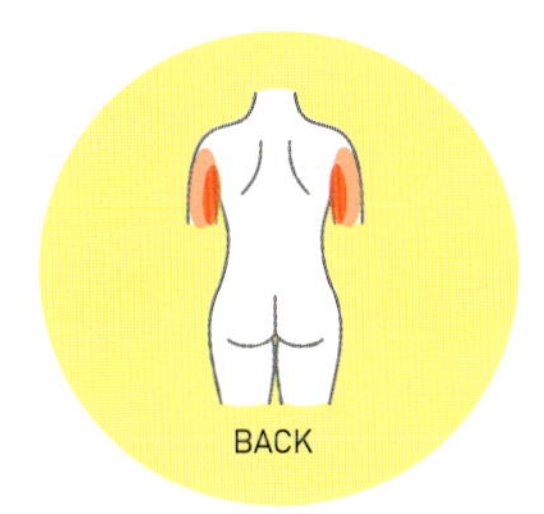

2

팔꿈치를 고정시킨 채 숨을 들이마시며 팔을 옆으
로 구부리고, 숨을 내쉬며 ①의 자세로 되돌아간다.
①~②를 좌우로 각각 15회 실시한다.

▶ 팔꿈치가 얼굴보다
뒤쪽에 오도록 한다.

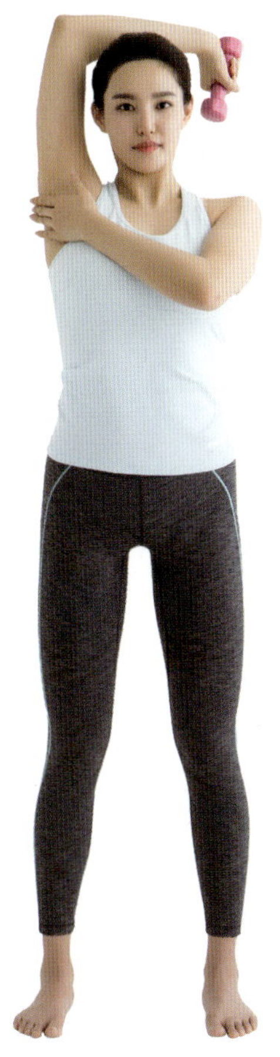

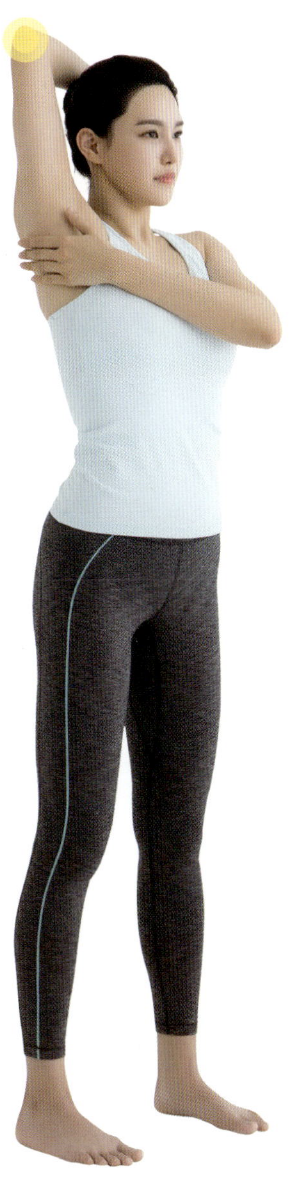

밴드 하고 팔 굽히기

15회

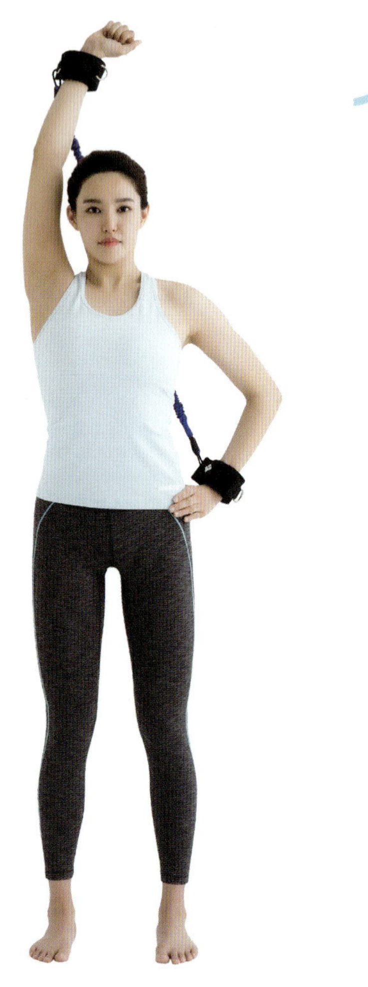

1

양 손목에 스트랩을 채우고 긴 밴드 2개를 연결한다.
다리는 골반너비로 벌리고 서서 왼손은 골반 위에 올
리고 오른손은 주먹 쥐고 머리 위로 뻗는다.

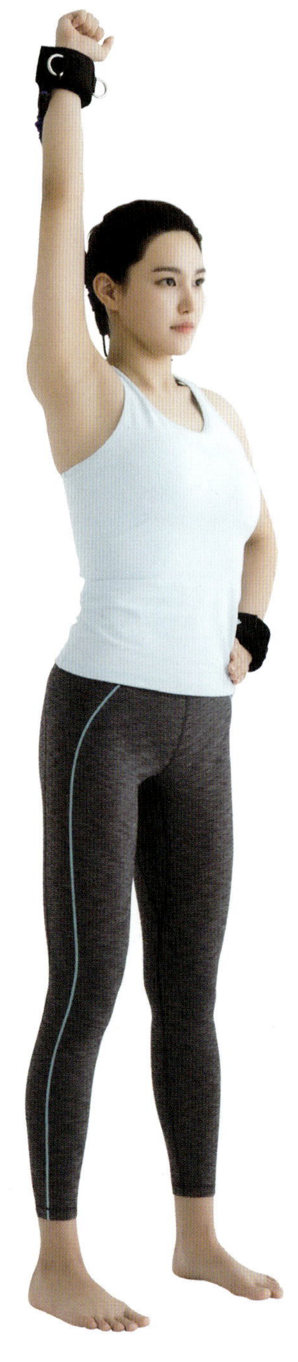

손목을 고정하고 이 동작을 하면 밴드를 당길 때의 강한 자극이 분산되지 않고
팔에 전달되어 팔 안쪽뿐만 아니라 팔 바깥쪽 살도 집중적으로 정리할 수 있다.

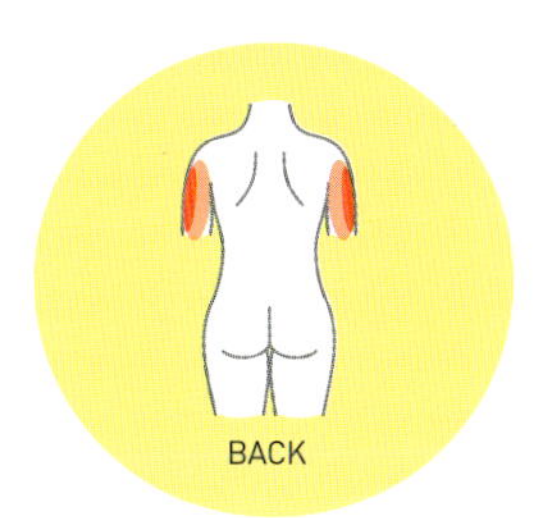

2

팔꿈치를 고정한 채 숨을 들이마시며 팔을 옆으로
구부리고, 숨을 내쉬며 ①의 자세로 되돌아간다.
①~②를 좌우로 각각 15회 실시한다.

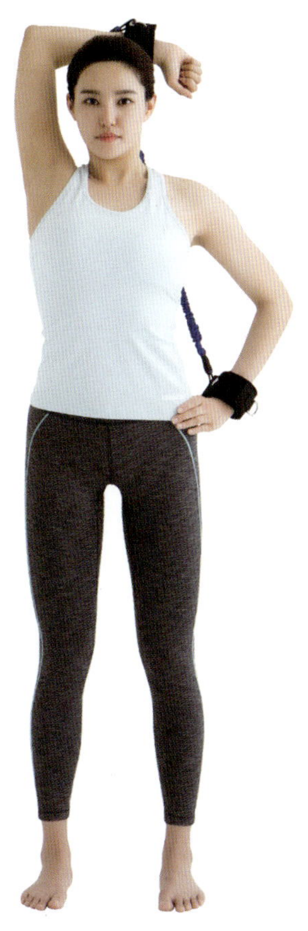

▶ 팔꿈치가 얼굴보다
뒤쪽에 오도록 한다.

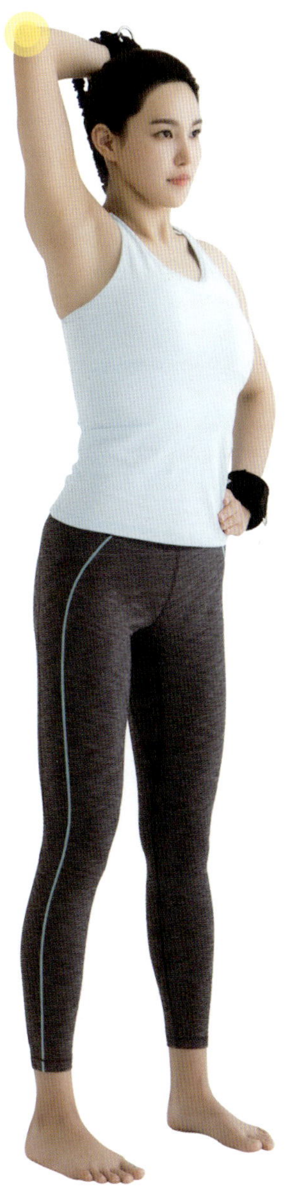

덤벨 들고 양팔 뒤로 뻗기

15회

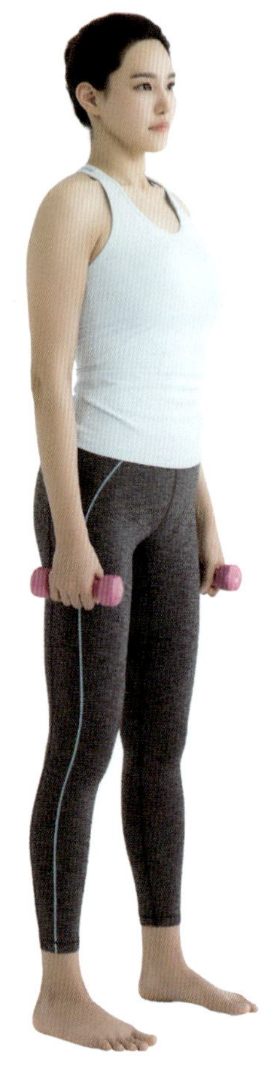

1 양손에 덤벨을 들고 다리를 골반너비로
벌리고 선다.

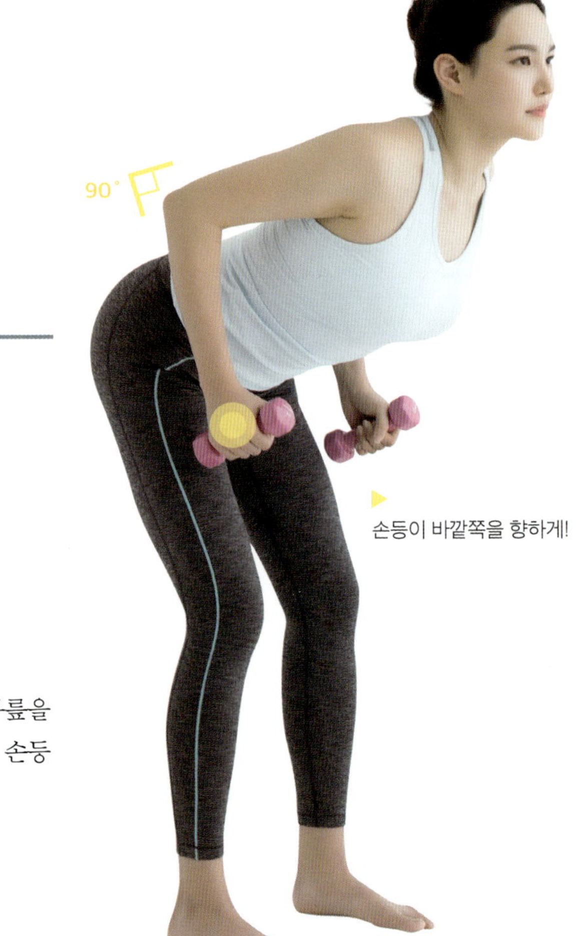

2 엉덩이를 뒤로 밀면서 상체를 숙이고 무릎을
살짝 구부린 뒤, 팔은 90도로 구부리고 손등
이 바깥쪽을 향하게 한다.

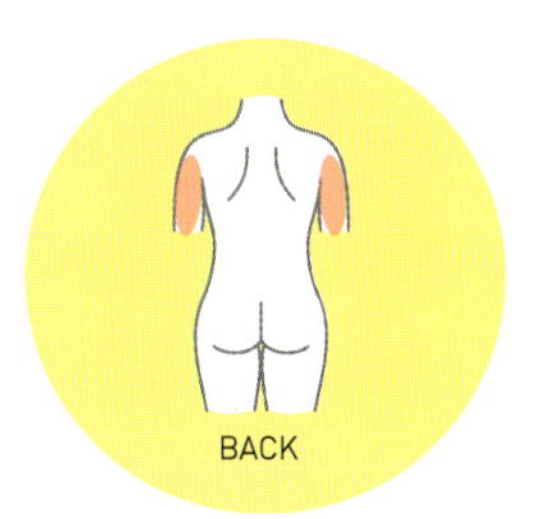

팔 뒤쪽을 자극하는 동작이다. 이 동작이 익숙해졌다면
상체를 더 숙이면서 운동강도를 높여보자. 상체를 숙이면 숙일수록
겨드랑이 안쪽을 깊숙이 자극할 수 있다.

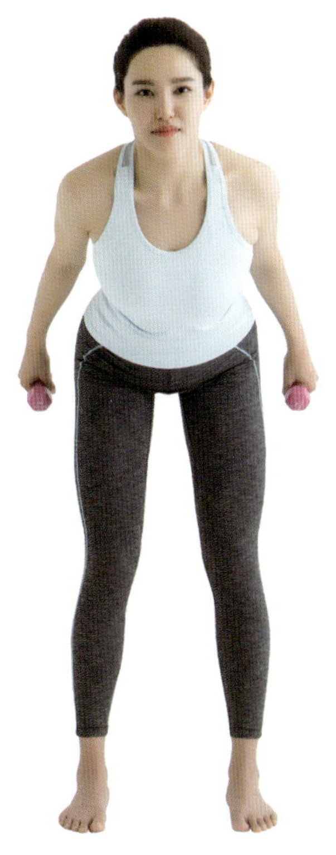

3

팔꿈치를 고정시킨 채 숨을 내쉬며 팔을 뒤로
뻗는다. ②~③을 15회 실시한다.

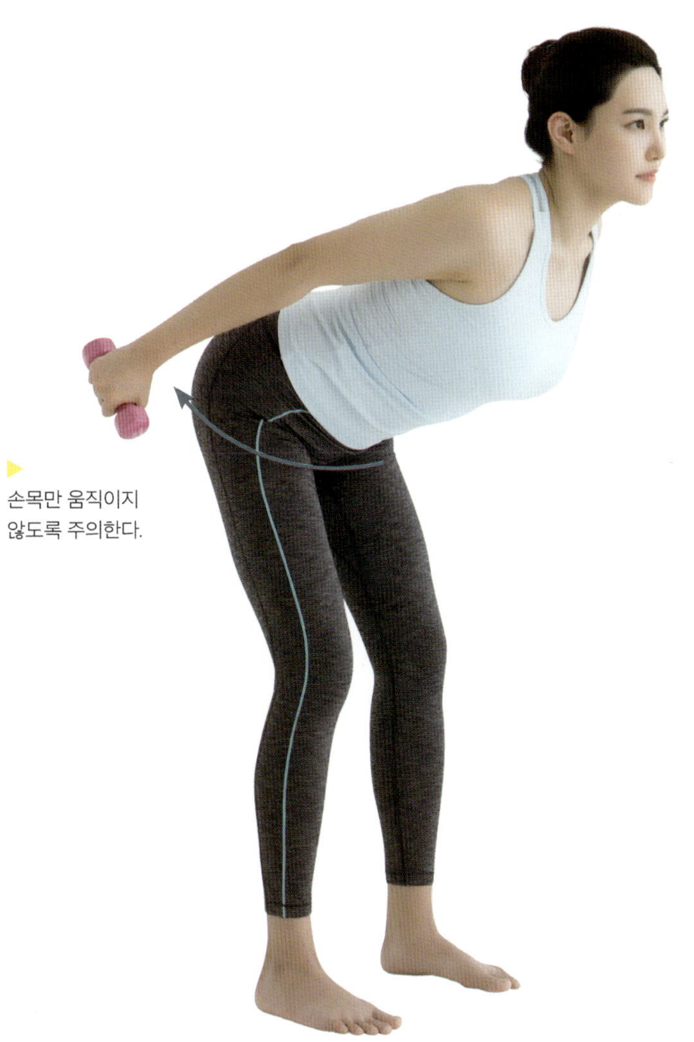

덤벨 들고 양팔 옆으로 뻗기

15회

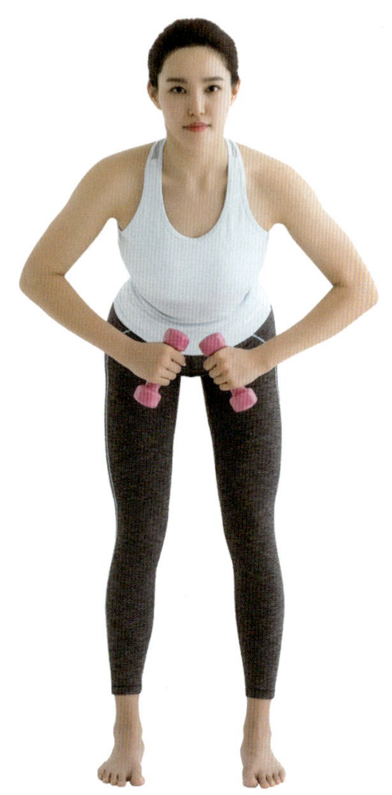

1 엉덩이를 뒤로 밀면서 상체를 숙이고 무릎을
구부린 뒤, 양손에 덤벨을 들고 팔을 90도로
구부려 배 앞쪽에 둔다.

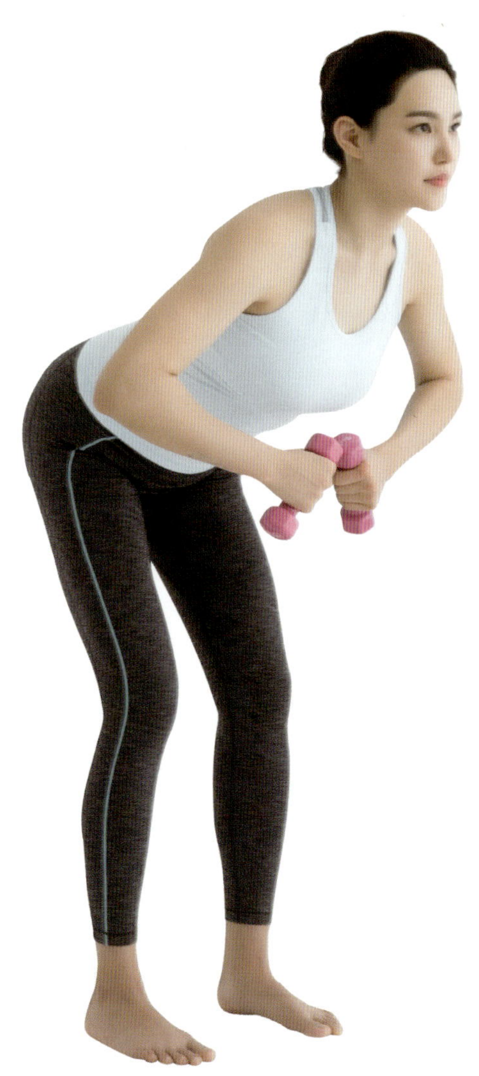

팔 바깥쪽을 자극하는 동작이다. 매끈한 팔 라인을 만들 수 있어,
울퉁불퉁하게 군살 붙은 팔뚝으로 고민하는 사람에게 추천하는 동작이다.

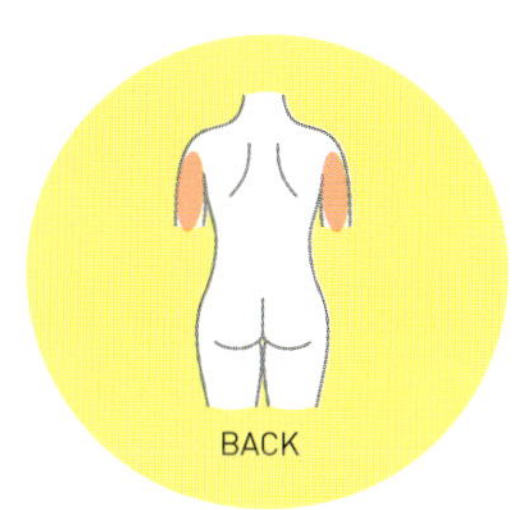

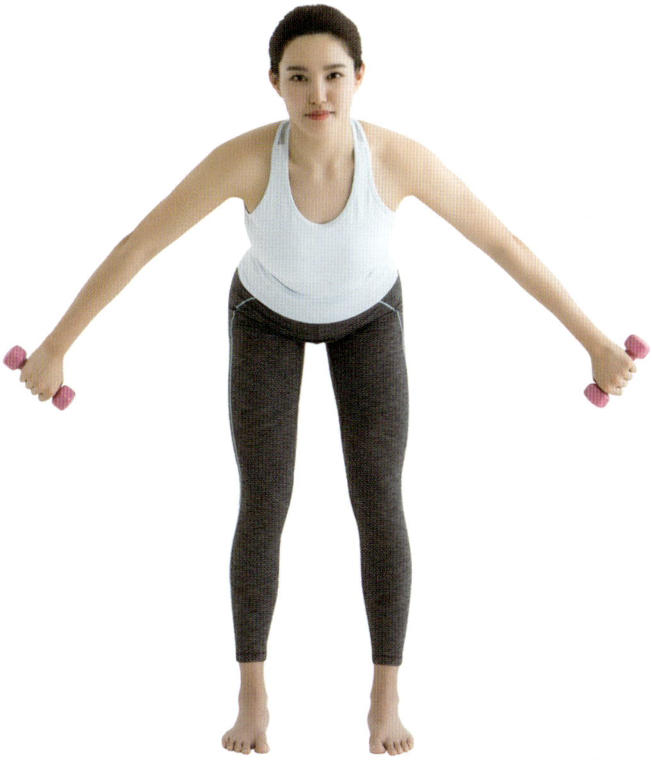

2

팔꿈치를 고정시킨 채 숨을 내쉬며 팔을
옆으로 뻗는다. ①~②를 15회 실시한다.

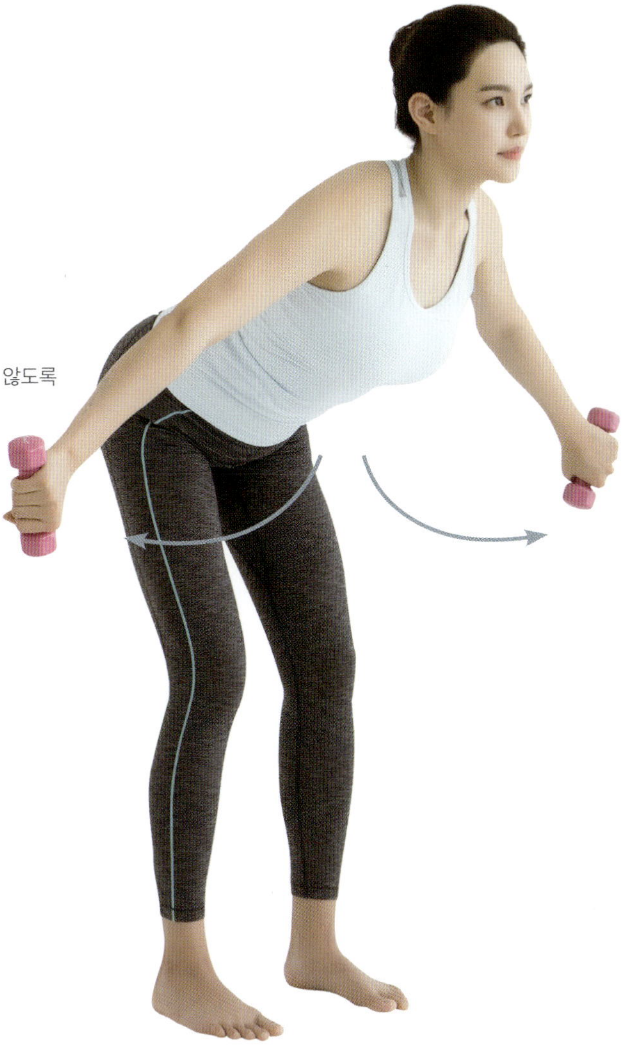

▶ 손목만 움직이지 않도록
주의한다.

덤벨로 가슴 모으기

15회

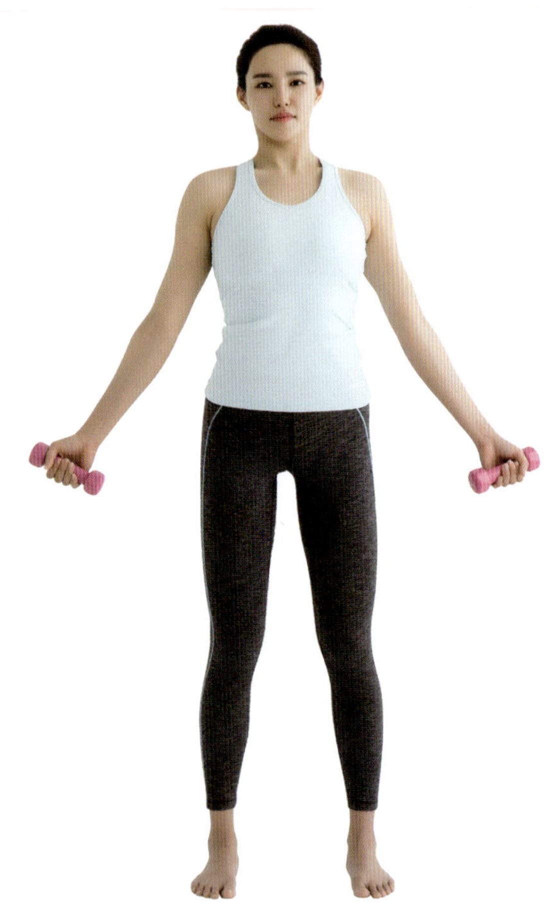

1

다리를 골반너비로 벌리고 서서, 양손에 덤벨을
들고 양팔을 옆으로 벌린다.

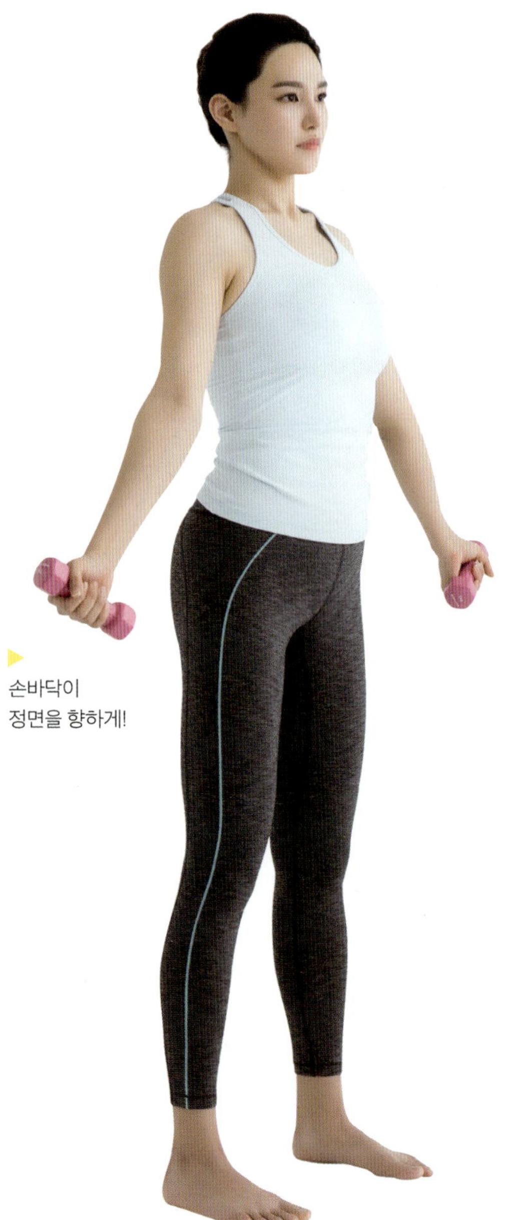

덤벨을 사용해 가슴 안쪽을 자극하는 동작이다.
탄력 있는 가슴 라인과 팔 안쪽을 매끈하게 만들 수 있는 동작이다.

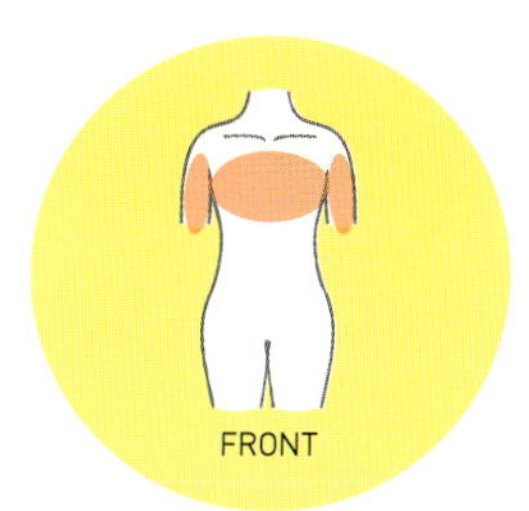

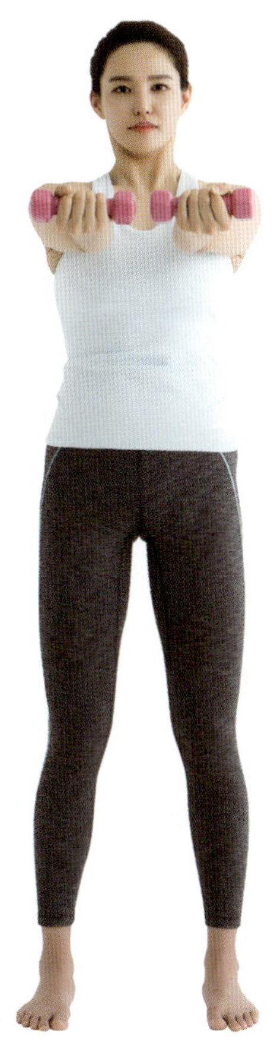

2

숨을 내쉬며 팔을 가슴 앞으로 모은다. 이때 팔은 쭉 뻗은 상태를 유지한다. ①~②를 15회 실시한다.

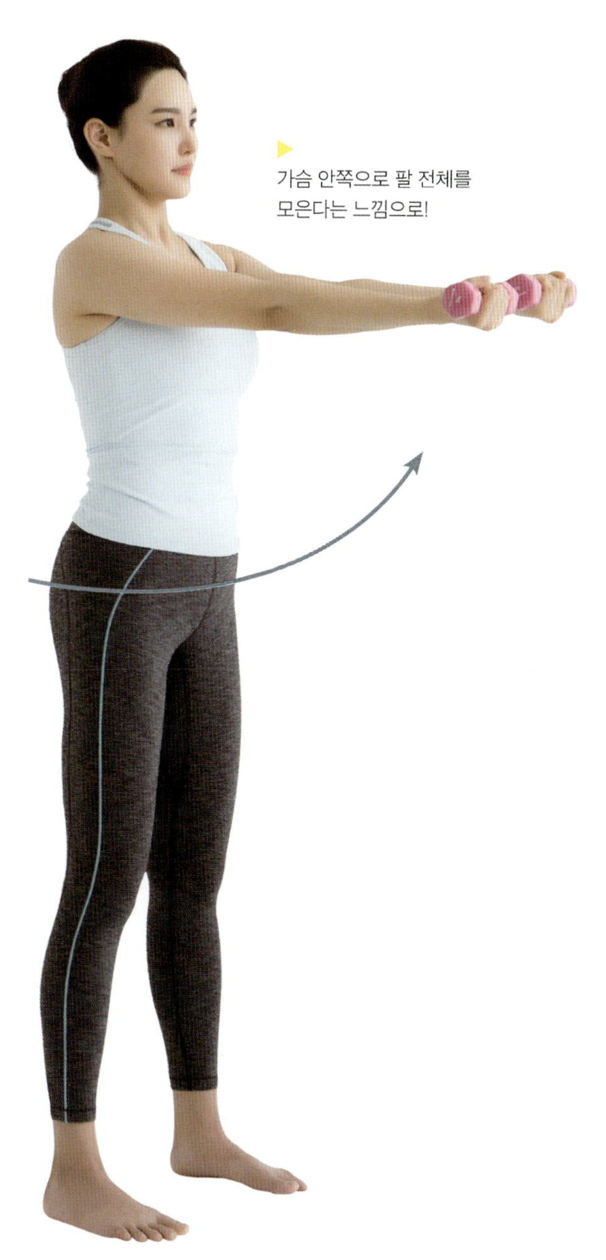

밴드로 가슴 모으기

15회

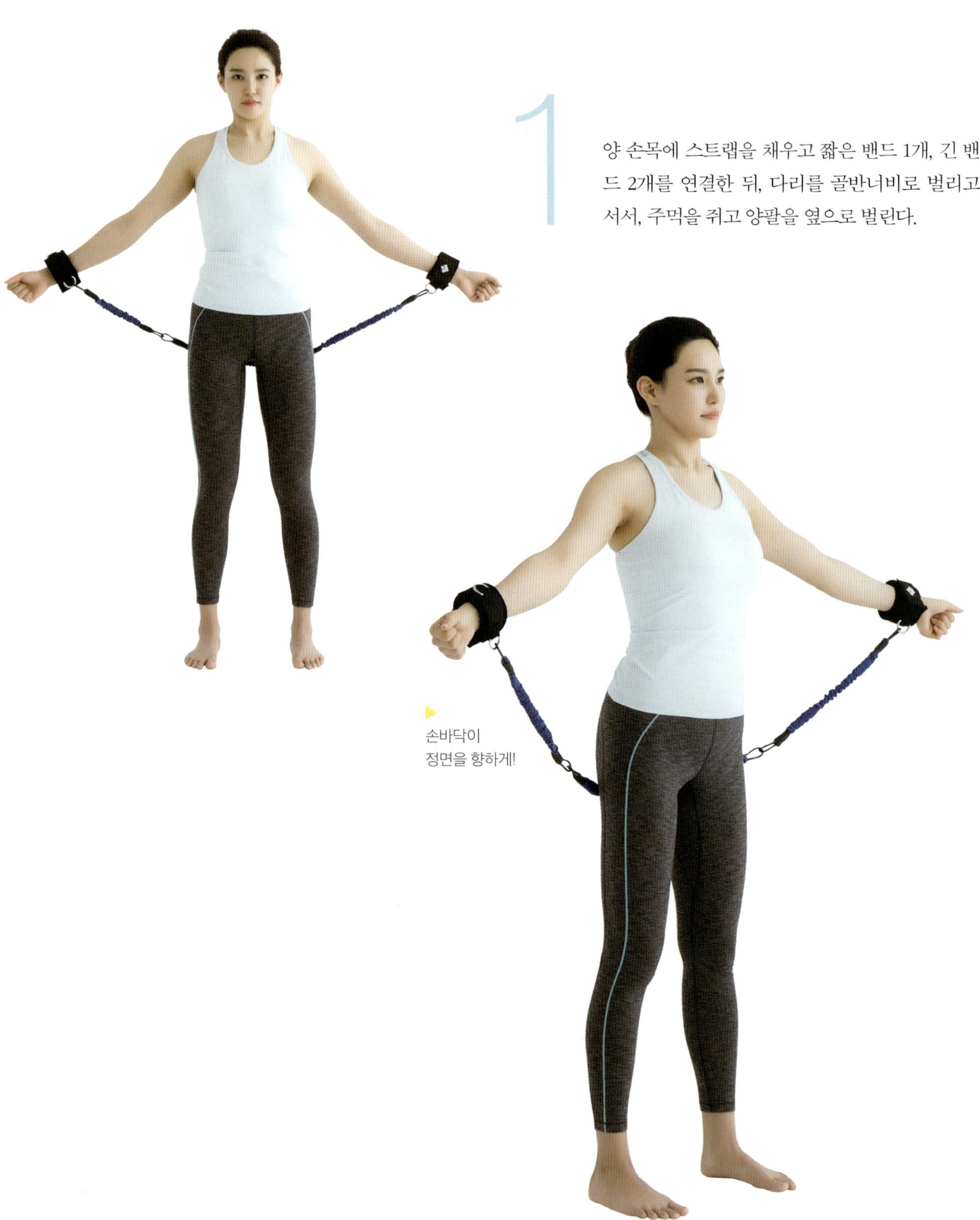

1 양 손목에 스트랩을 채우고 짧은 밴드 1개, 긴 밴드 2개를 연결한 뒤, 다리를 골반너비로 벌리고 서서, 주먹을 쥐고 양팔을 옆으로 벌린다.

밴드를 사용하면 손목에 불필요한 힘이 들어가지 않아
힘이 분산되지 않고 가슴 바깥쪽을 더 깊숙히 자극할 수 있다.
겨드랑이 살을 정리하면서 가슴을 모으는 효과가 있는 동작이다.

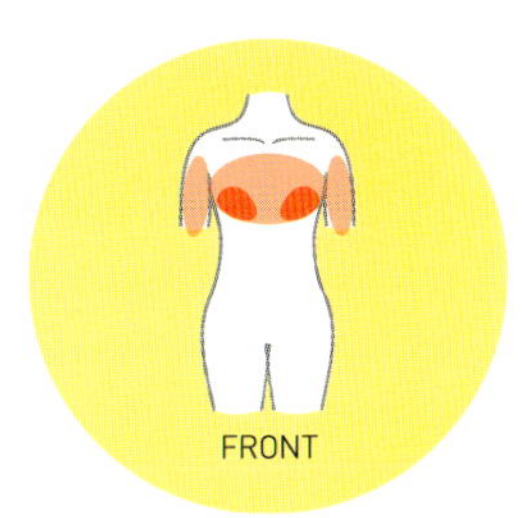

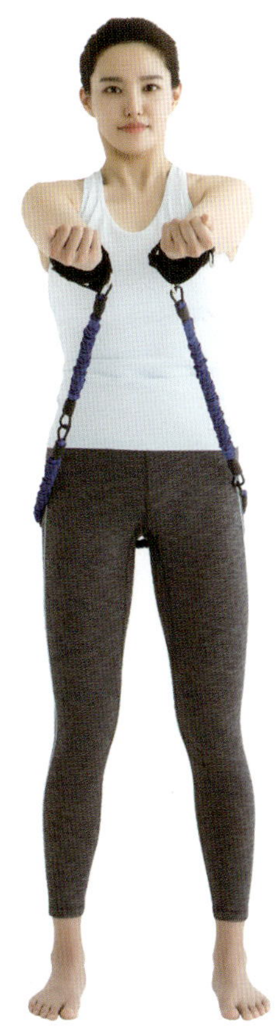

2

숨을 내쉬며 팔을 가슴 앞으로 모은다. 이때 팔은 쭉
뻗은 상태를 유지한다. ①~②를 15회 실시한다.

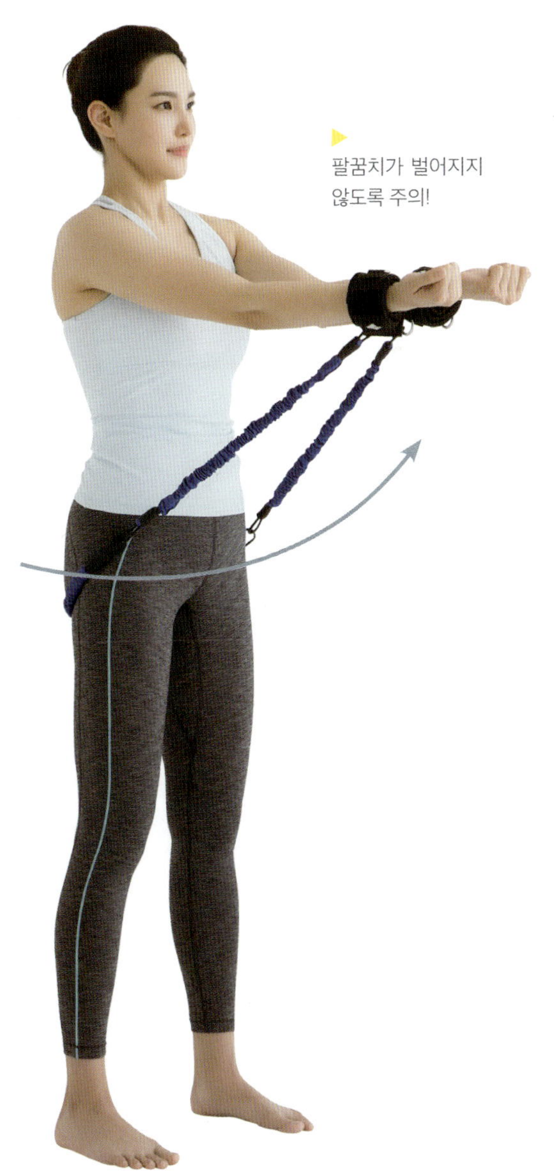

의자 짚고 앉았다 일어서기

15회

1

의자에 엉덩이를 살짝 걸치고 앉아 무릎을 모은다.
양발은 무릎보다 살짝 앞에 두고, 양손은 손끝이 정
면을 향하도록 엉덩이 옆에 둔다.

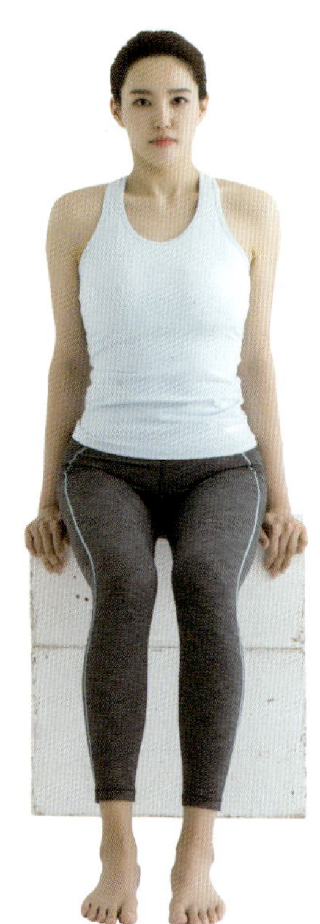

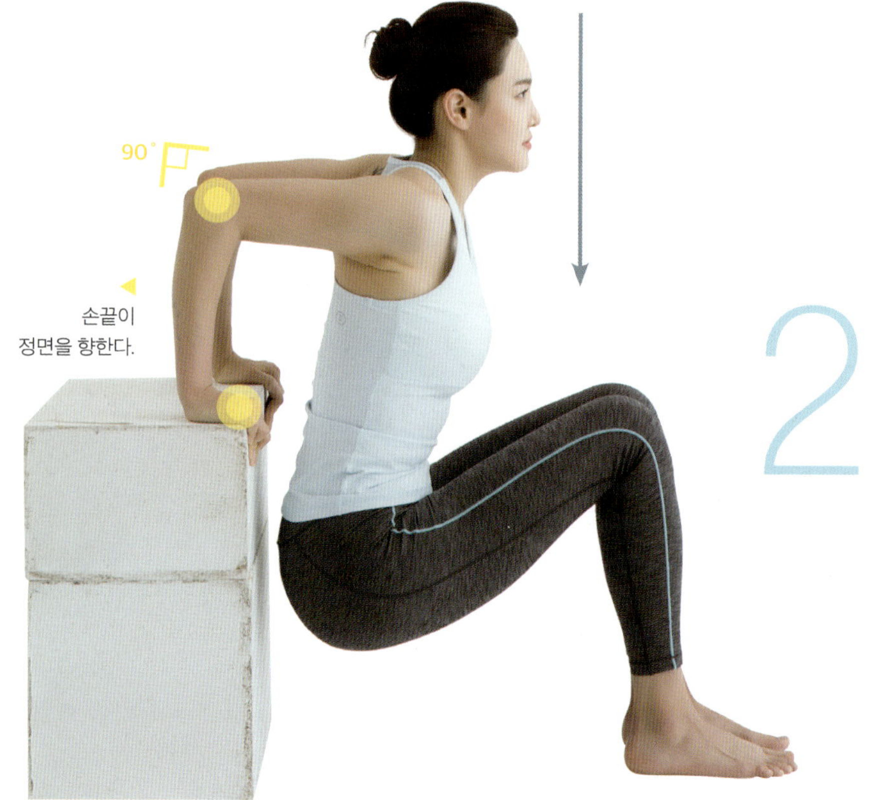

2

의자 바로 앞으로 엉덩이를 빼고, 숨을
들이마시며 팔꿈치를 90도까지 구부
리며 앉는다. 이때 양 팔꿈치가 벌어
지지 않도록 한다.

앉을 수 있는 곳이라면 어디서든 할 수 있는 동작이다.
팔 라인을 전체적으로 매끈하게 다듬어 준다.

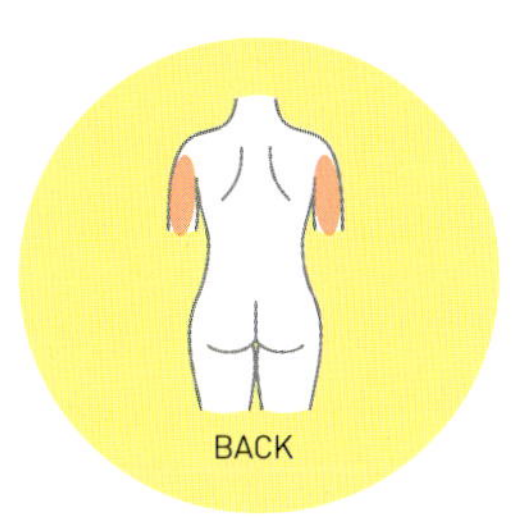

3

숨을 내쉬며 상체는 고정한 채 팔꿈치를 펴면서 엉덩이만
위로 들어올린다. ②~③을 15회 실시한다.

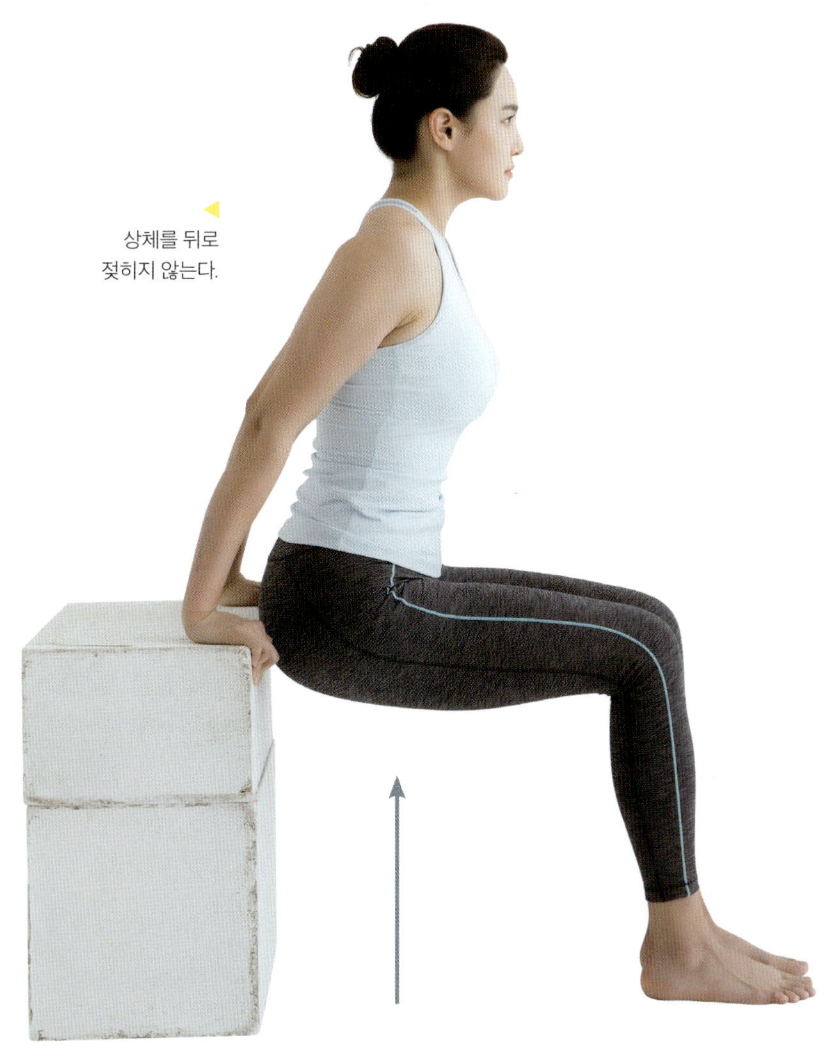

의자 짚고 무릎 당기기

15회

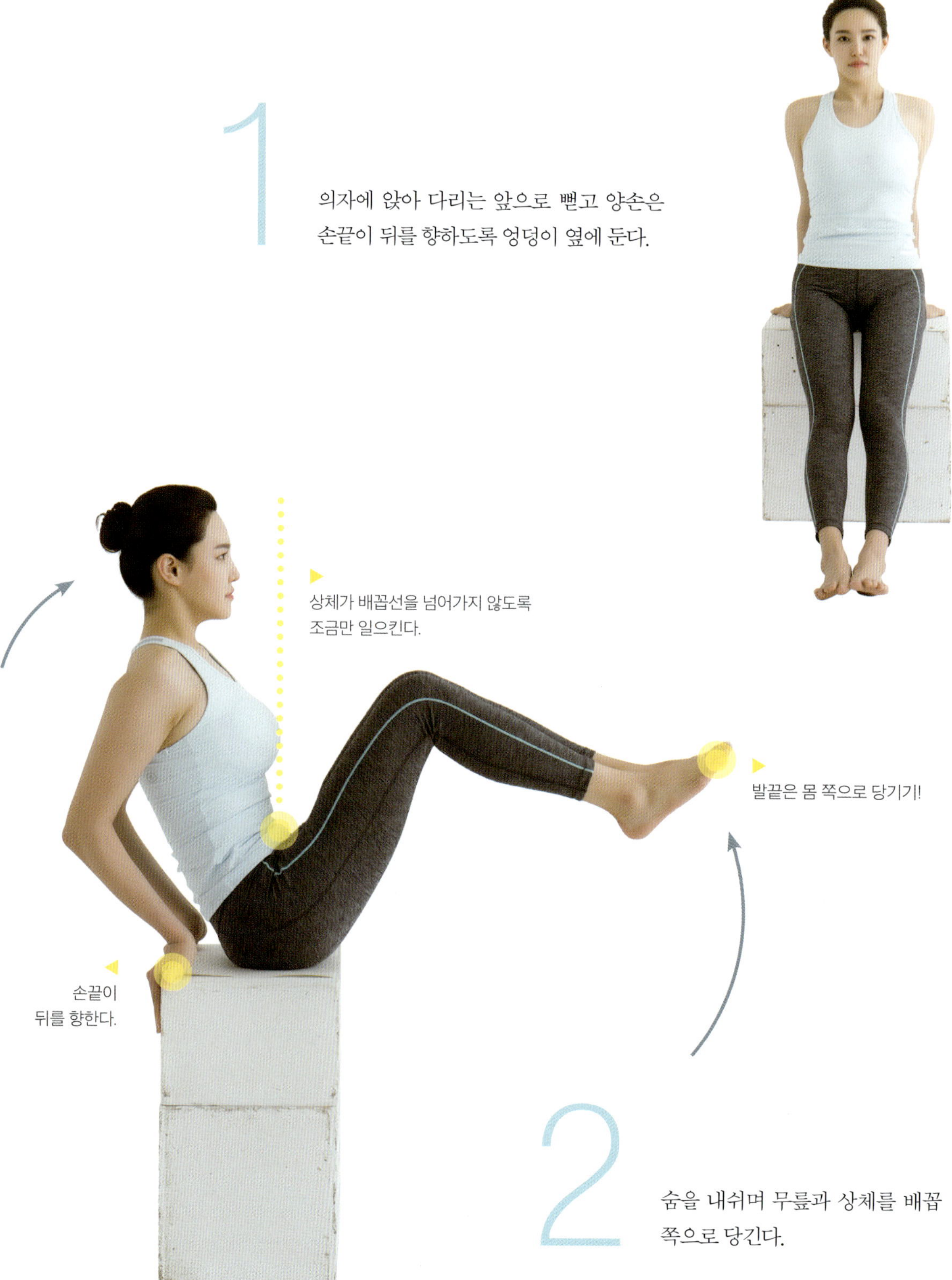

1

의자에 앉아 다리는 앞으로 뻗고 양손은
손끝이 뒤를 향하도록 엉덩이 옆에 둔다.

2

숨을 내쉬며 무릎과 상체를 배꼽
쪽으로 당긴다.

무릎 위부터 배꼽 아래까지 근육을 자극하는 동작으로, 아랫배와 허벅지를
한 번에 공략할 수 있는 효율적인 운동이다. 힘들어도 횟수를 채우도록 도전해보자.

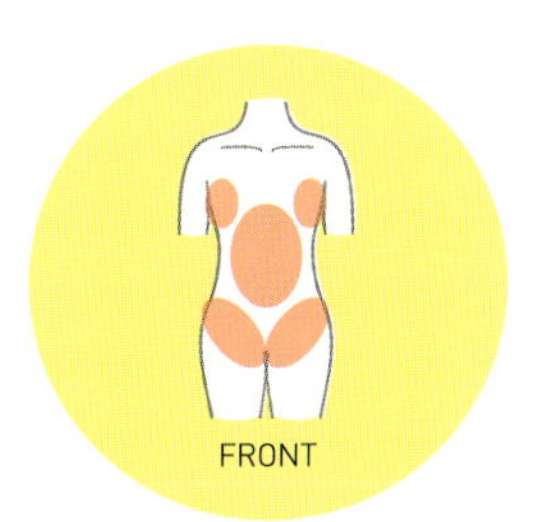

3 숨을 들이마시며 발을 내린다. 이때 발이 바닥에 닿지
않도록 하고, 숨을 내쉬며 ②의 자세로 되돌아간다.
②~③을 15회 실시한다.

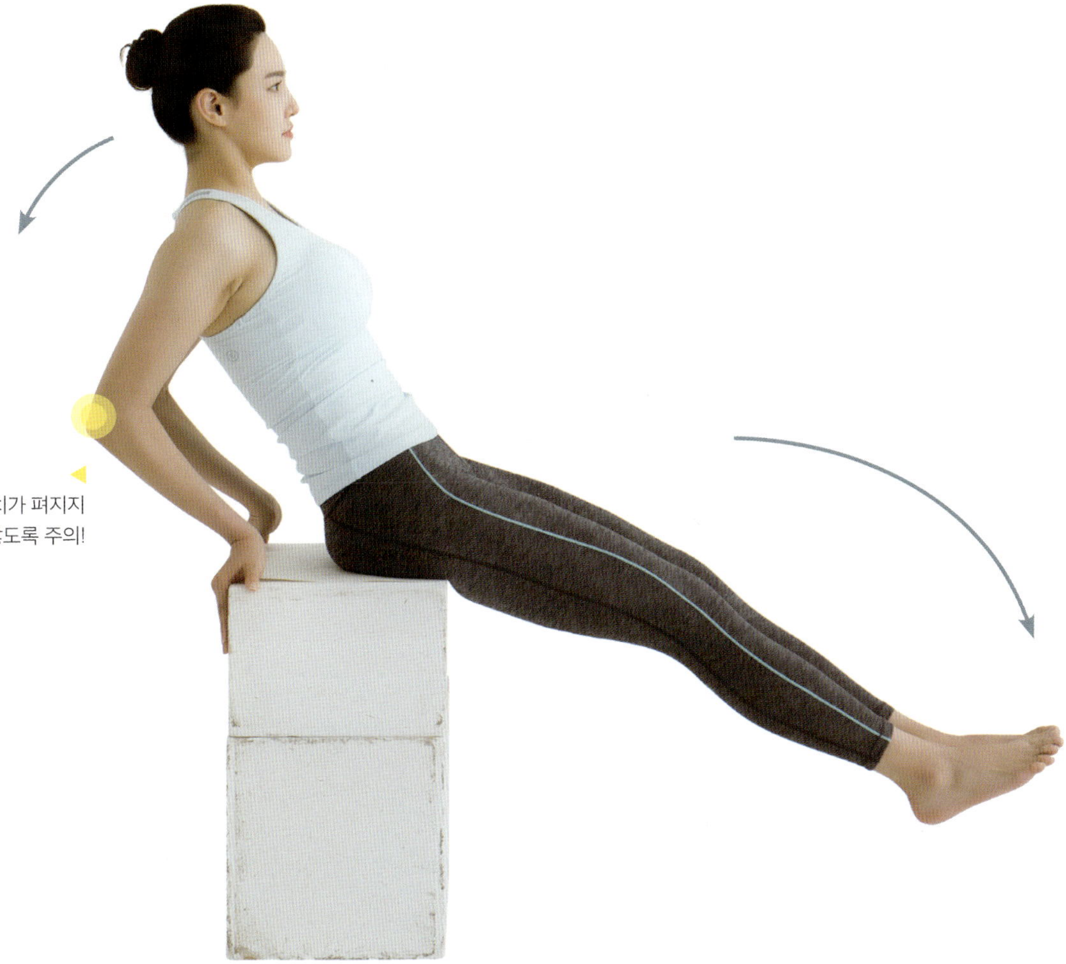

누워서 상체 들기

15회

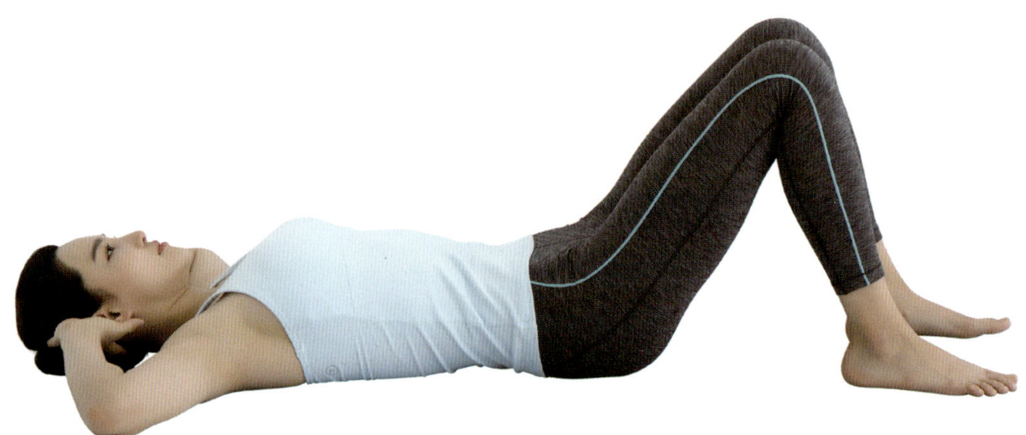

1

무릎을 세우고 바닥에 누워, 양손을
머리 뒤에 댄다.

윗배를 자극할 수 있는 동작으로, 뱃살을 없애는 데 효과적이다.
윗배는 복부에서 가장 빨리 뺄 수 있는 부위이기 때문에
이 동작을 열심히 따라 한다면 빠르게 효과를 볼 수 있다.

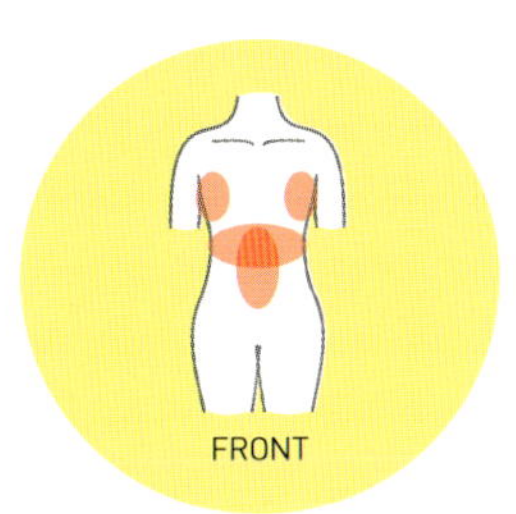

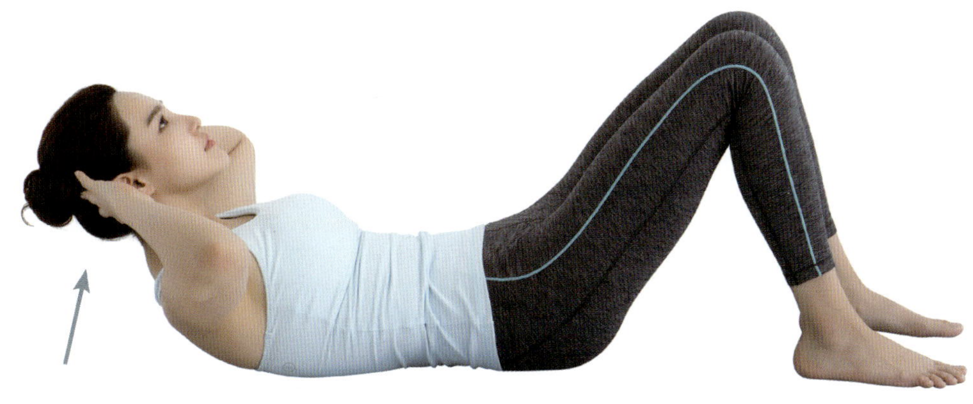

상체를 들어올릴 때는 천천히!
반동을 주지 않는다.

숨을 내쉬며 상체를 들어올리고, 시선은 정면
을 향한다. 머리가 바닥에 닿지 않도록 하면서
①~②를 15회 실시한다.

누워서 팔다리 들기

15회

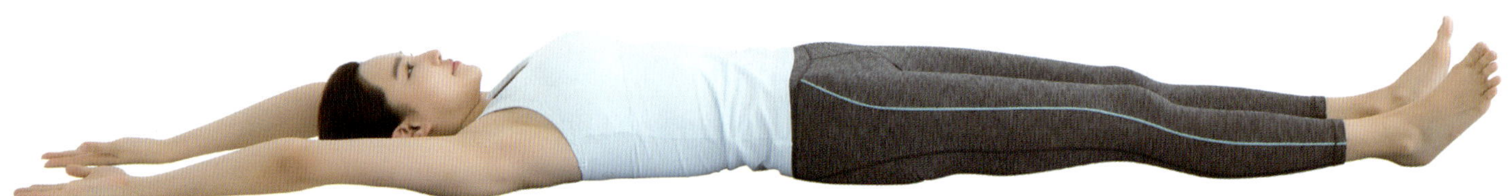

1

바닥에 누워 양팔은 머리 위로 뻗고 다리는
골반너비로 벌린다.

윗배와 아랫배를 동시에 자극할 수 있는 동작이다. 배 한가운데 근육을 집중적으로
자극할 수 있어, 내천(川) 자 복근의 가운데 부분을 만드는 데 탁월한 효과가 있다.

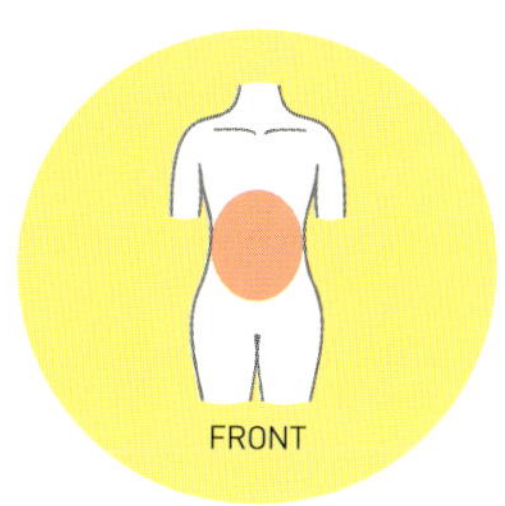

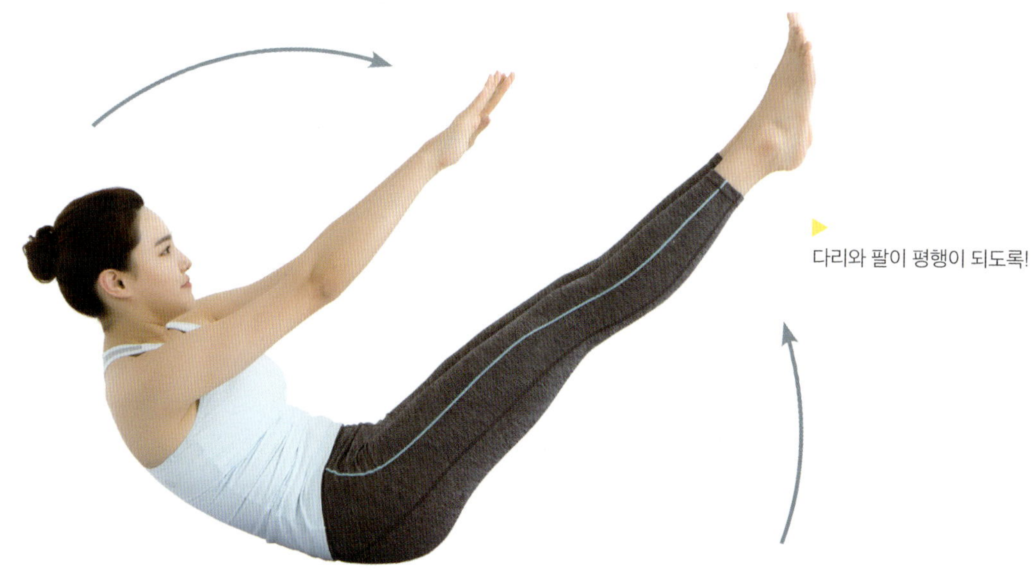

2

숨을 내쉬며 상체와 다리를 들어올려 다리와 팔
이 서로 평행이 되도록 한다. 이때 시선은 발끝을
향한다. ①~②를 15회 실시한다.

누워서 상체 든 뒤 다리 들기

15회

1

바닥에 누워 양손을 머리 뒤에 대고 양 팔꿈치를
45도로 모은다. 이때 양손은 깍지 끼지 않는다.

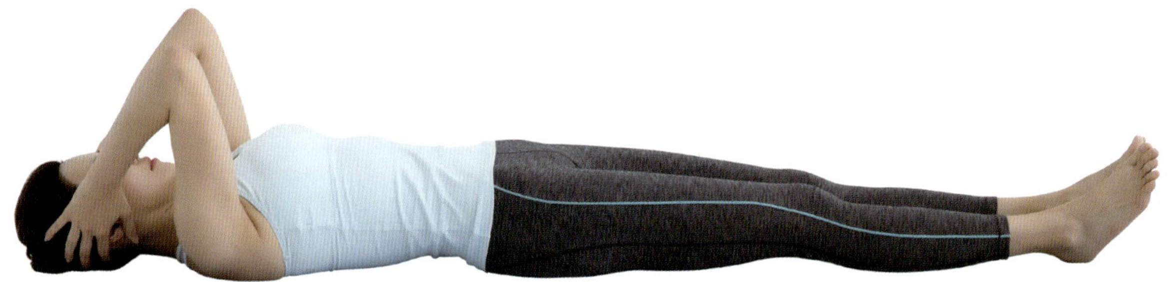

2

숨을 내쉬며 상체를 동그랗게 말면서 일으킨다.
①~②를 15회 실시한다.

▶ 다리가 들리지 않도록 주의한다.

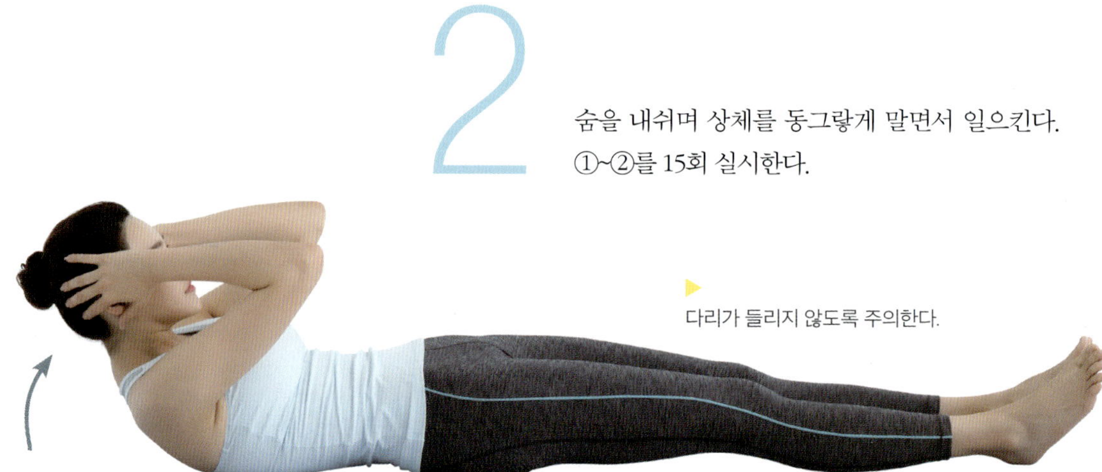

윗배 운동과 아랫배 운동을 연속으로 하는 동작이다. 쉬지 않고 두 동작을
하게 되면 운동이 끝날 때까지 자극이 지속되어 두 배의 효과를 얻을 수 있다.
윗배, 아랫배뿐만 아니라 배 가운데 부분도 공략할 수 있기 때문에
복부를 전체적으로 운동할 수 있어 효과적이다.

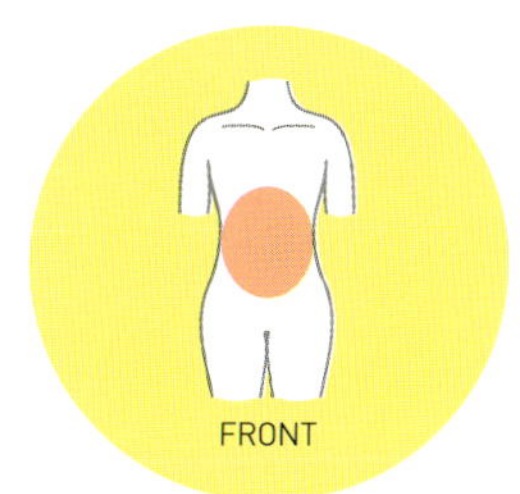

3

쉬지 않고 바로 양손을 엉덩이 아래에 받치고, 무릎은
살짝 구부려 바닥에서 다리를 조금 들어올린다.

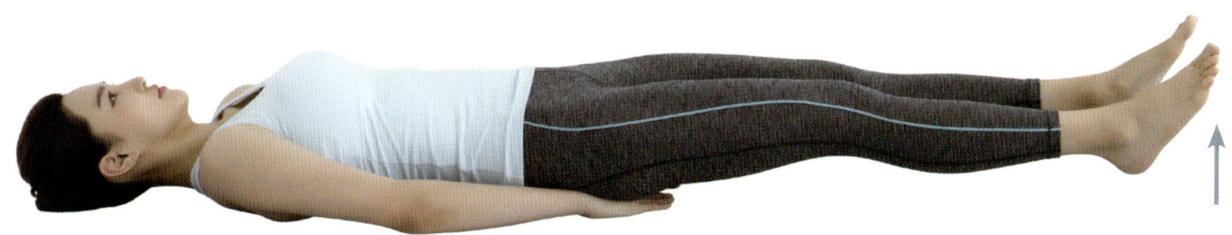

4

숨을 내쉬며 다리를 위로 들어올린다.
③~④를 15회 실시한다.

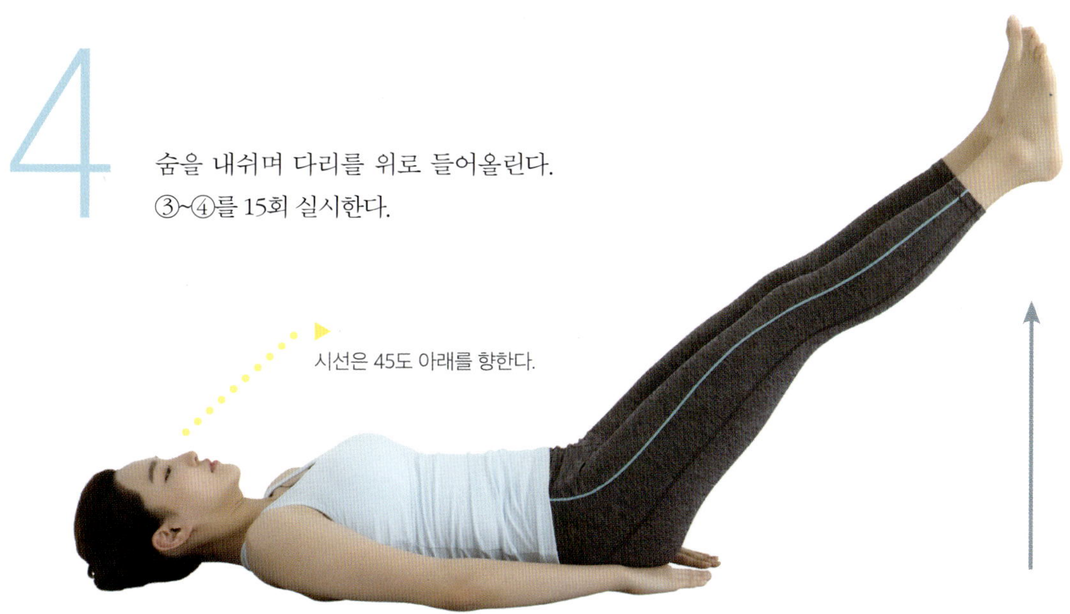

옆으로 누워 상체 들기

15회

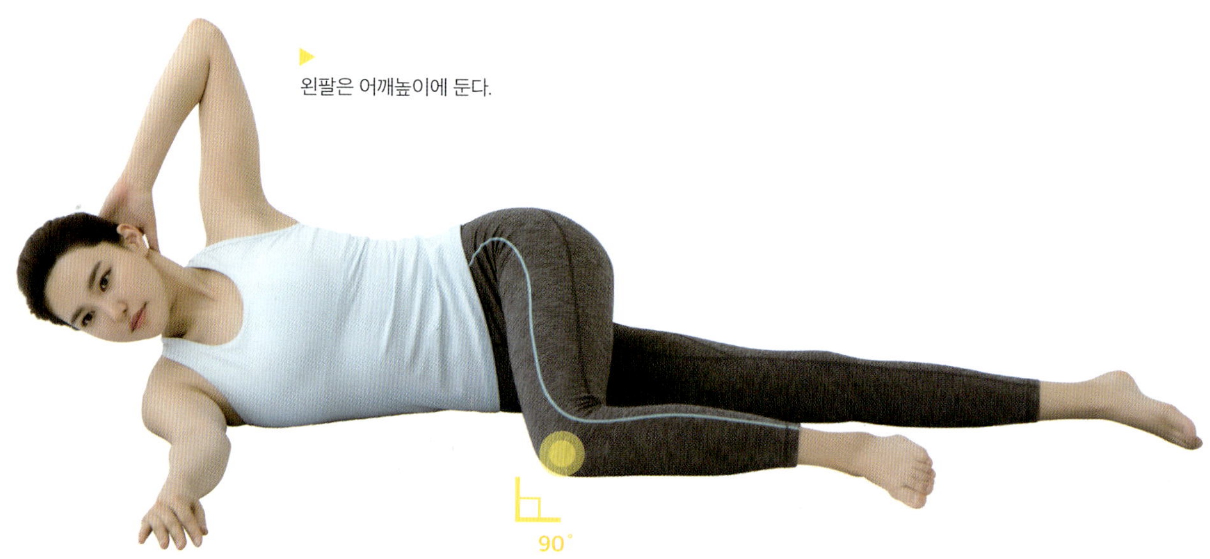

1

옆으로 누워 왼손은 머리 뒤에 대고, 오른쪽 손바닥은 바닥에 댄다. 왼쪽 다리를 90도로 구부려 무릎이 골반높이에 오도록 한다.

겨드랑이부터 허리, 엉덩이에 이르는 옆구리의 군살을 전체적으로 정리하여,
매끈한 옆구리와 잘록한 허리를 만들 수 있는 동작이다.

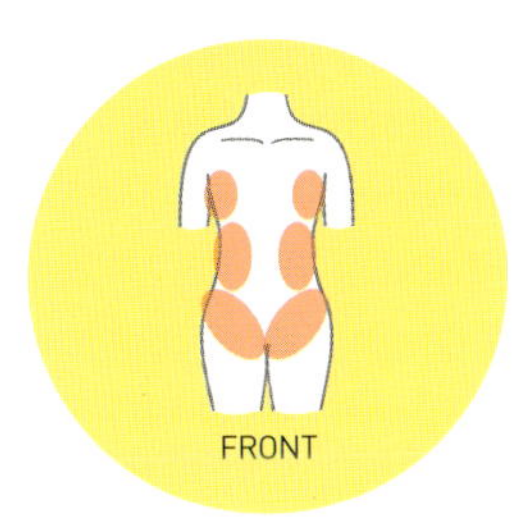

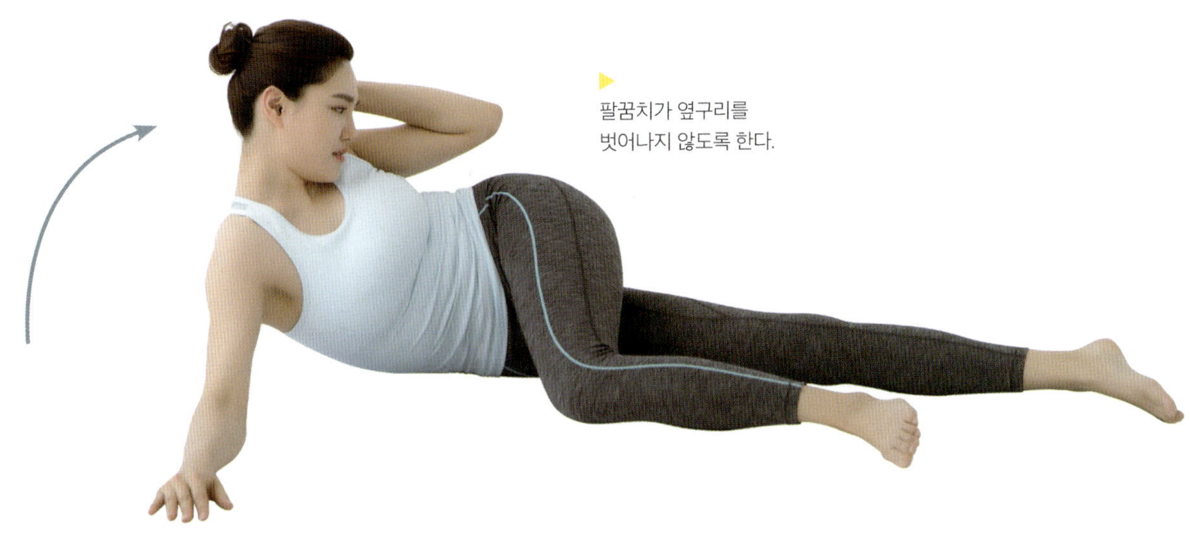

2 오른쪽 팔꿈치를 바닥에 붙인 채, 왼쪽 팔꿈치로 옆구리를
찍듯이 상체를 일으킨다. 이때 시선은 팔꿈치를 향한다.
①~②를 좌우로 각각 15회 실시한다.

옆으로 누워 상체와 다리 들기

15회

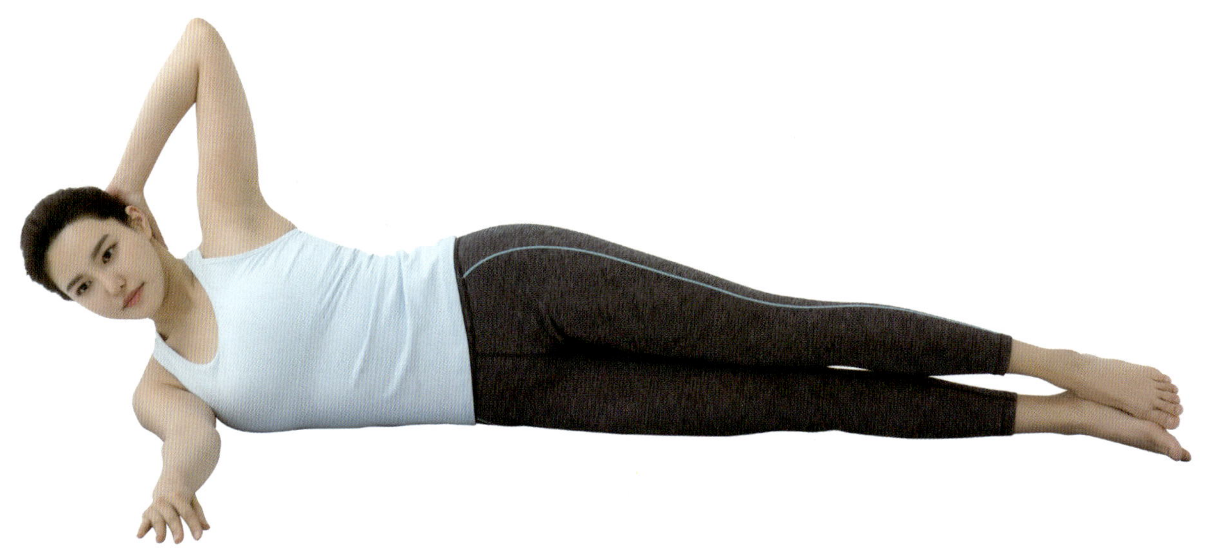

1

옆으로 누워 왼손은 머리 뒤에 대고, 오른쪽
손바닥은 바닥에 댄다.

겨드랑이부터 허리, 엉덩이까지 운동할 수 있는 동작이다.
동시에 허벅지 바깥쪽 라인도 매끈하게 다듬을 수 있어 몸 가장자리의 라인을
살리는 데 좋은 동작이다.

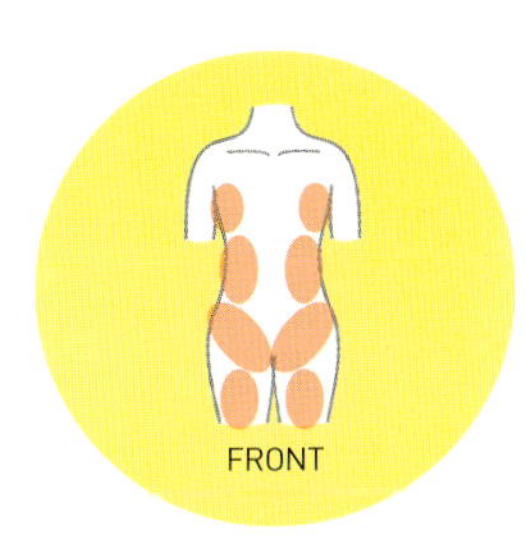

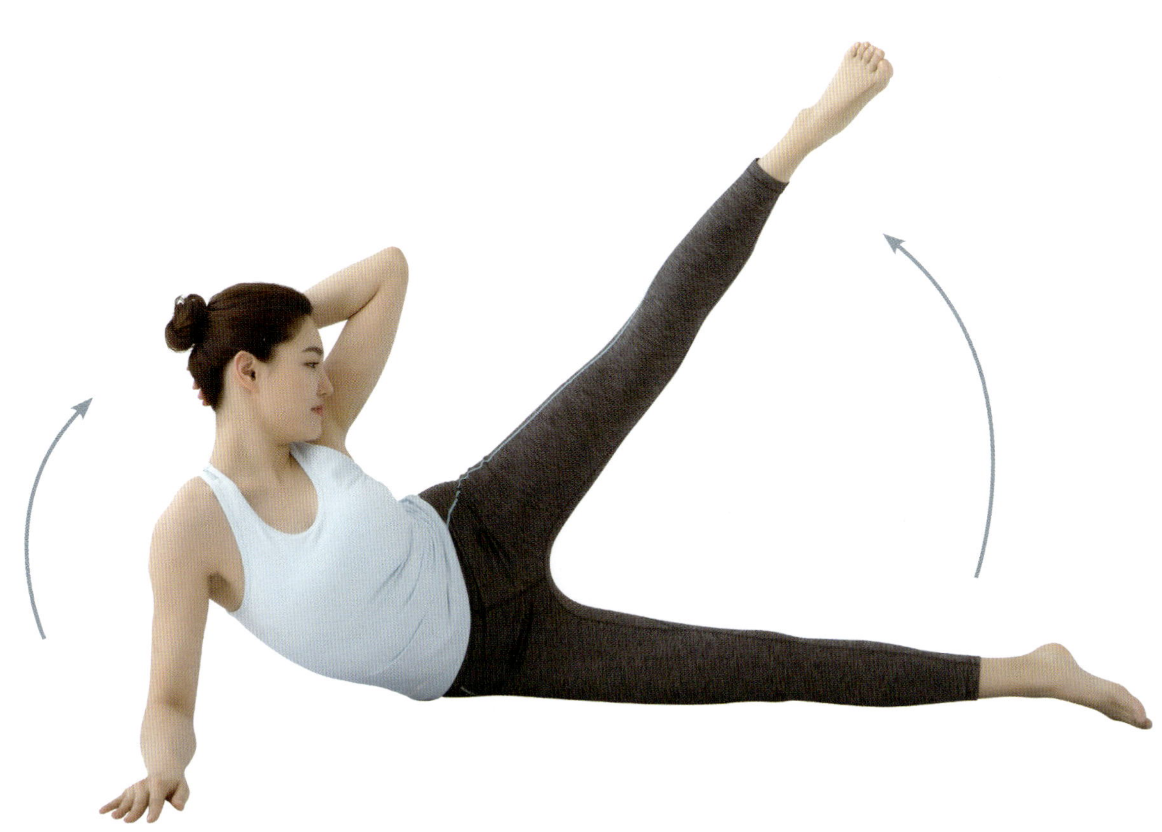

2 오른쪽 팔꿈치를 바닥에 붙인 채, 왼쪽 팔꿈치로 옆구리를
찍듯이 상체를 일으키며 왼쪽 다리를 들어올린다. 이때 시선
은 팔꿈치를 향한다. ①~②를 좌우로 각각 15회 실시한다.

Sexy

Back!

5. 스페셜 프로그램

부위별 집중 공략 프로그램으로
진짜 원하던 몸매를 만들자

섹시백 추천 7일 플랜

1일
작은 골반 키우기 *p.160*
등구리 살 없애기 *p.152*

2일
살빼도 사라지지 않는 가슴 만들기 *p.148*
내천(川) 자 복근 만들기 *p.151*

3일
군살 없는 옆태 만들기 *p.154*
11자 복근 만들기 *p.150*

4일
처진 엉덩이 UP 시키기 *p.158*
팔 안쪽 살빼기 *p.143*

5일
예쁜 쇄골 만들기 *p.146*
11자 복근 만들기 *p.150*

6일
슬림한 등 라인 만들기 *p.156*
내천(川) 자 복근 만들기 *p.151*

7일
납작 엉덩이 볼륨 키우기 *p.162*
매끈한 팔 라인 만들기 *p.144*

집중 강화 7일 플랜

1일
살빼도 사라지지 않는 가슴 만들기 *p.148*
매끈한 팔 라인 만들기 *p.144*
내천(川) 자 복근 만들기 *p.151*

2일
군살 없는 옆태 만들기 *p.154*
팔 안쪽 살빼기 *p.143*
11자 복근 만들기 *p.150*

3일
처진 엉덩이 UP 시키기 *p.158*
매끈한 팔 라인 만들기 *p.144*
내천(川) 자 복근 만들기 *p.151*

4일
예쁜 쇄골 만들기 *p.146*
슬림한 등 라인 만들기 *p.156*
11자 복근 만들기 *p.150*

5일
납작 엉덩이 볼륨 키우기 *p.162*
11자 복근 만들기 *p.150*

6일
겨드랑이 옆 삐져나오는 살 없애기 *p.147*
등구리 살 없애기 *p.152*
내천(川) 자 복근 만들기 *p.151*

7일
작은 골반 키우기 *p.160*
팔 안쪽 살빼기 *p.143*
11자 복근 만들기 *p.150*

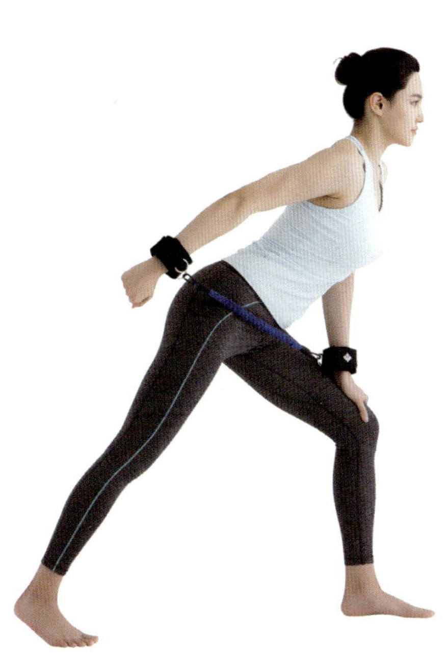

1 밴드 하고 한 팔 뒤로 뻗기 **4세트** *p.112*

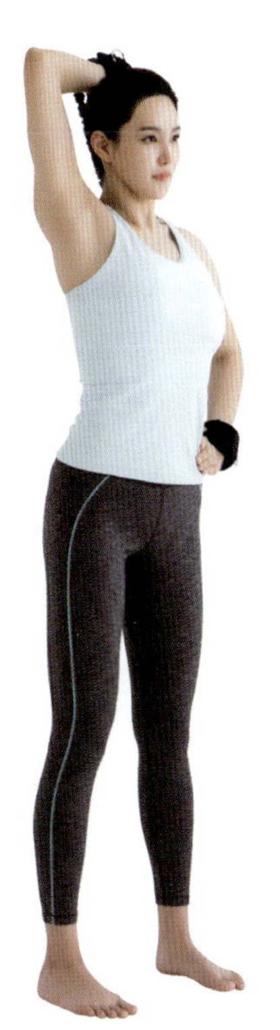

2 밴드 하고 팔 굽히기 **3세트** *p.116*

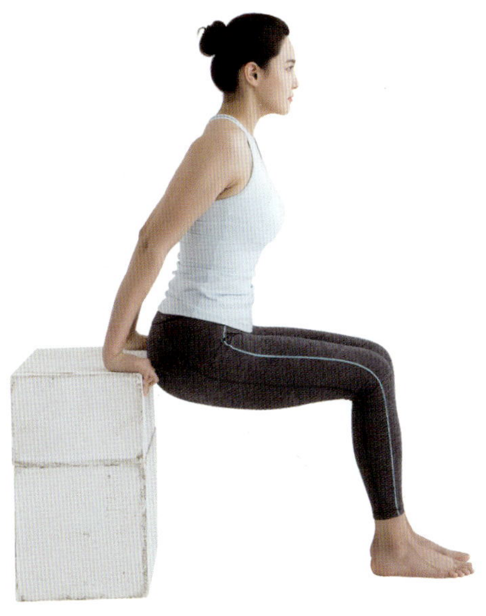

3 의자 짚고 앉았다 일어서기 **3세트** *p.126*

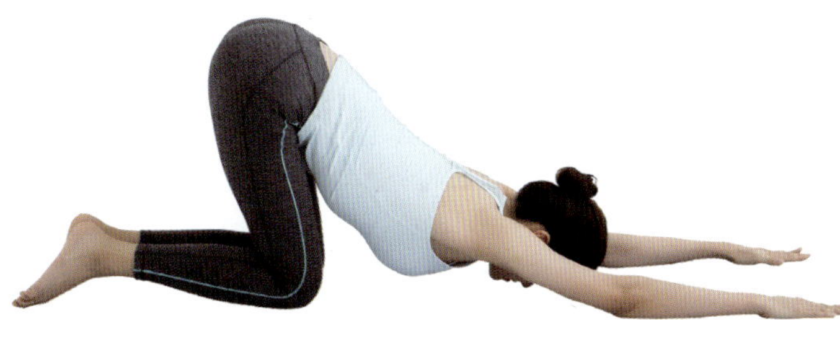

4 웨이브 푸쉬업 **2세트** *p.102*

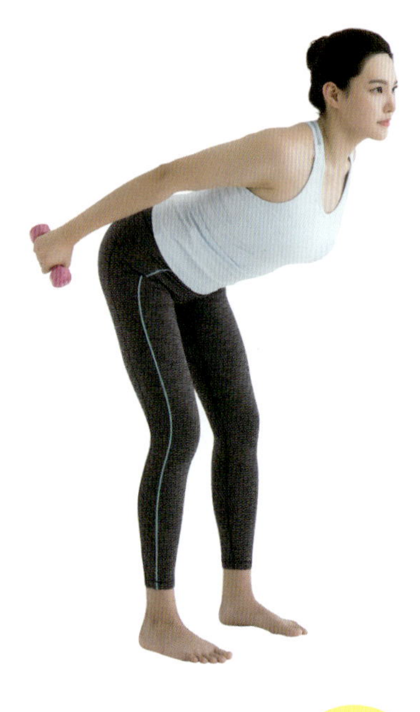

1 덤벨 들고 양팔 뒤로 뻗기 **3세트** *p.118*

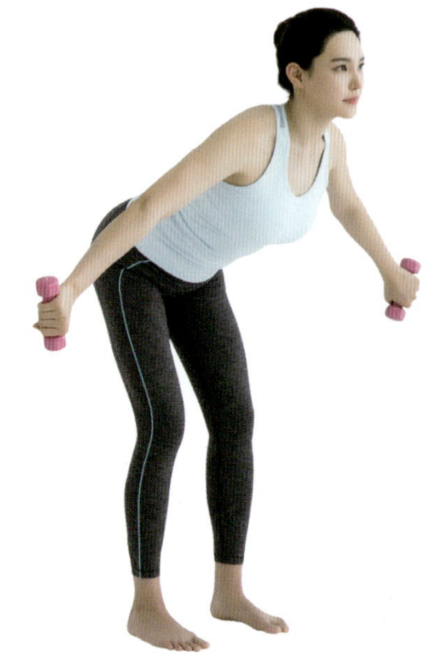

2 덤벨 들고 양팔 옆으로 뻗기 **3세트** *p.120*

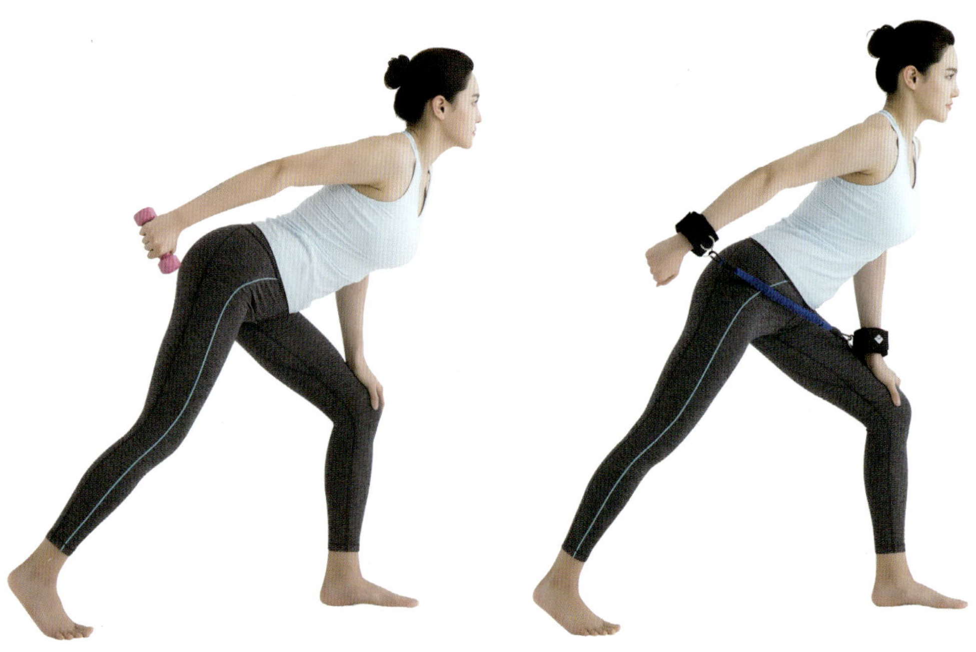

3 덤벨 들고 한 팔 뒤로 뻗기 or 밴드 하고 한 팔 뒤로 뻗기 **4세트** *p.110 p.112*

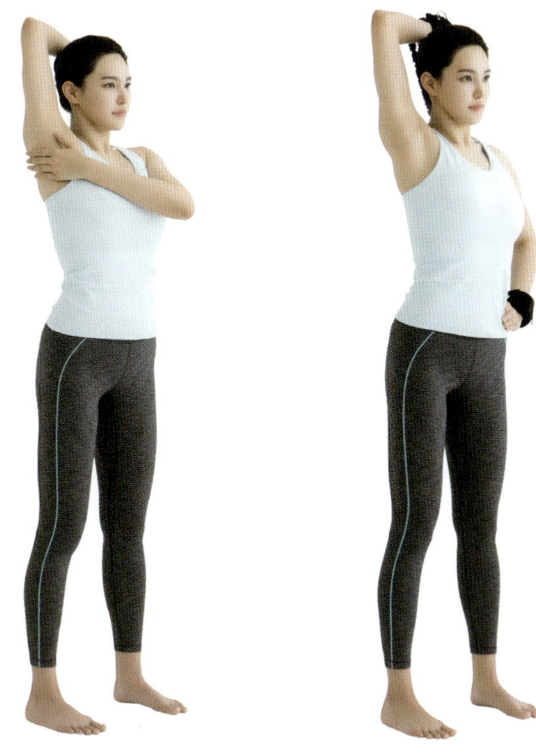

4   덤벨 들고 팔 굽히기 or 밴드 하고 팔 굽히기 **3세트** *p.114*

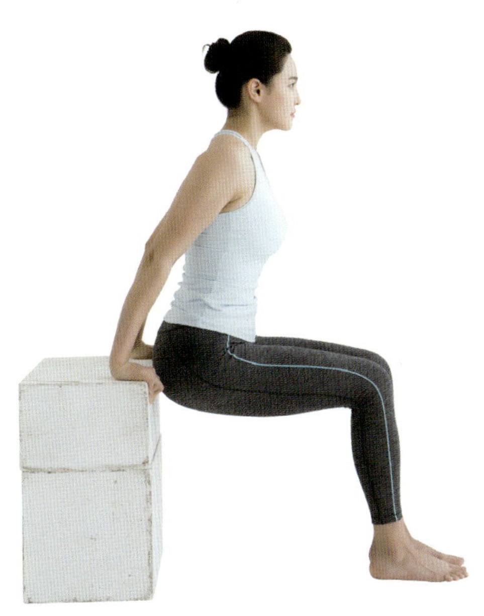

5   의자 짚고 앉았다 일어서기 **3세트** *p.126*

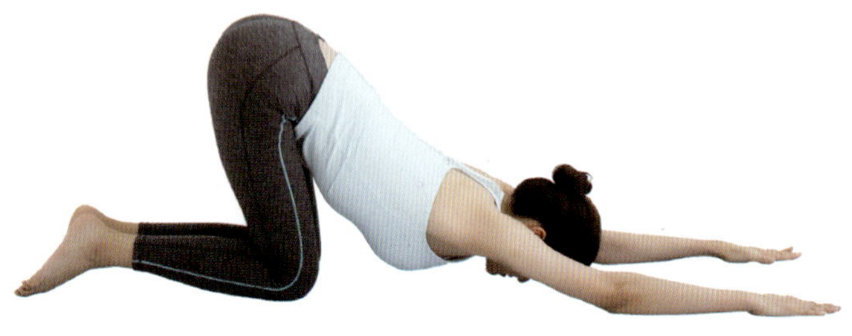

1 웨이브 푸쉬업 **3세트** *p.104*

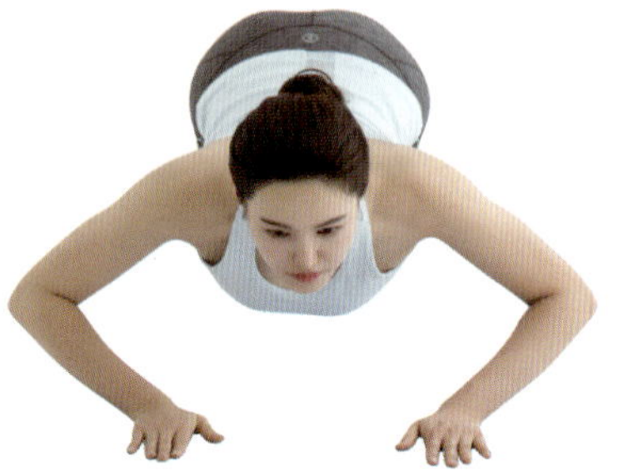

2 푸쉬업 **3세트** *p.102*

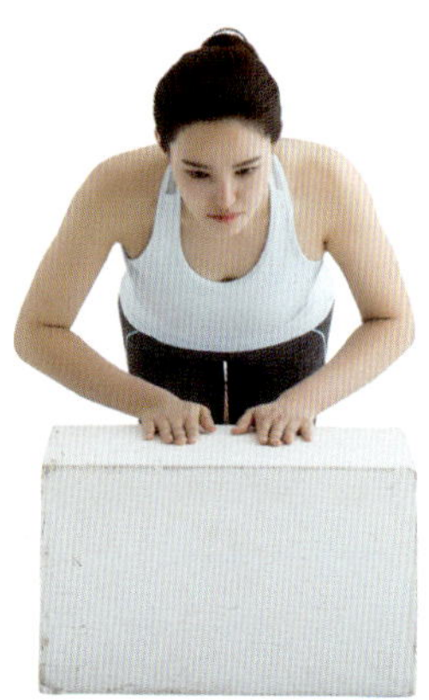

3 의자에 팔 모아 푸쉬업 **4세트** *p.108*

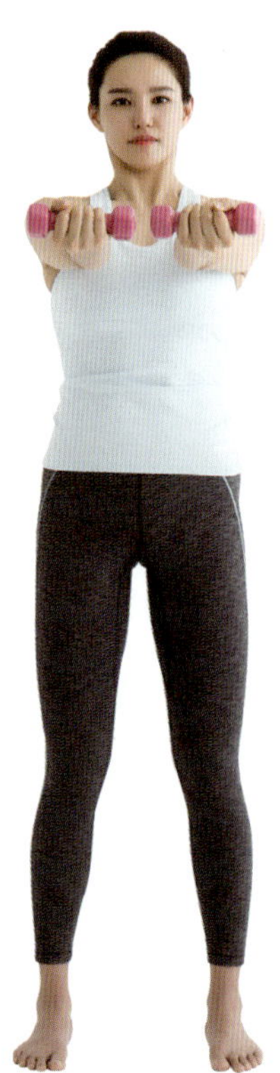

4 덤벨로 가슴 모으기 **4세트** *p.122*

겨드랑이 옆 삐져나오는 살 없애기

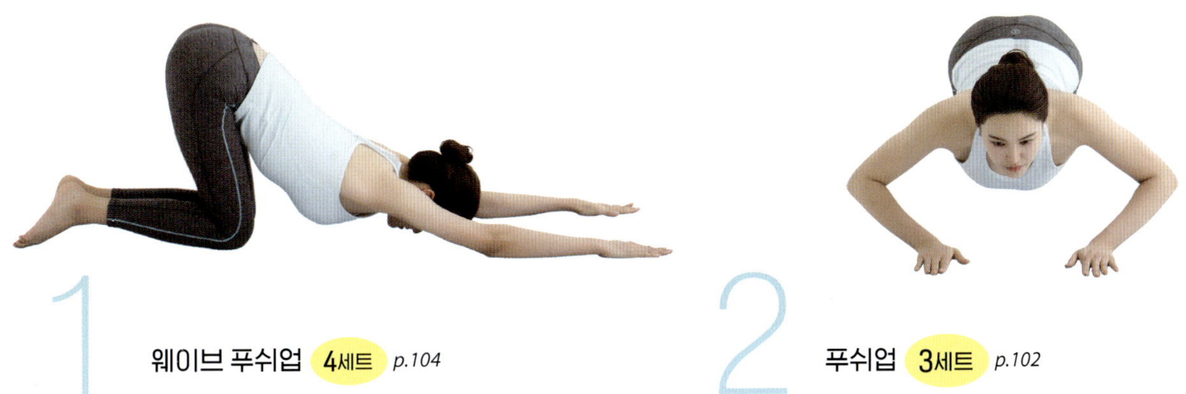

1 웨이브 푸쉬업 **4세트** *p.104*

2 푸쉬업 **3세트** *p.102*

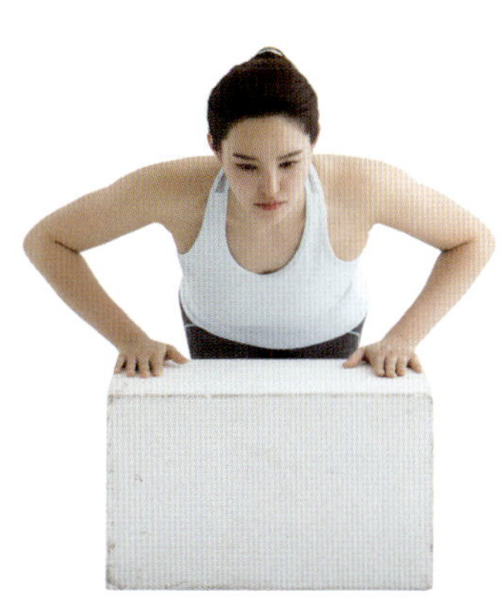
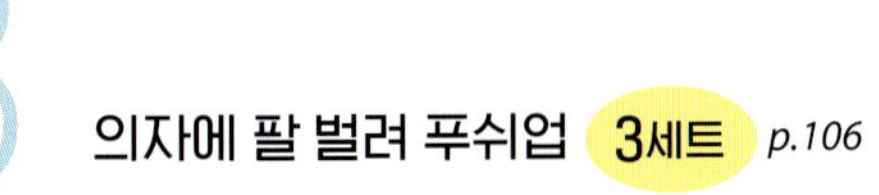

3 의자에 팔 벌려 푸쉬업 **3세트** *p.106*

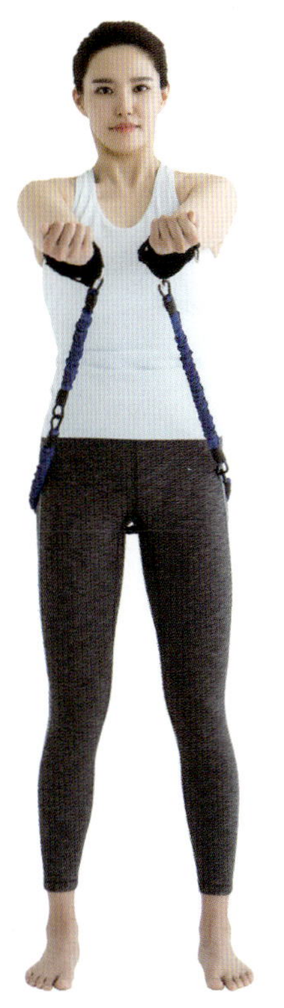

4 밴드로 가슴 모으기 **4세트** *p.124*

살빼도 사라지지 않는 가슴 만들기

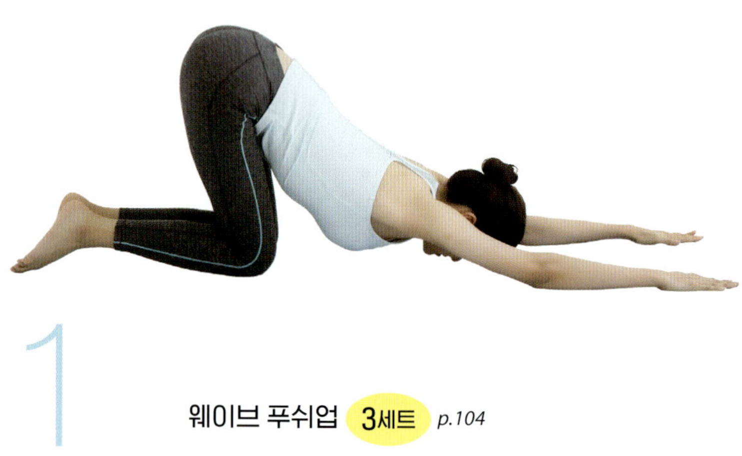

1 웨이브 푸쉬업 **3세트** *p.104*

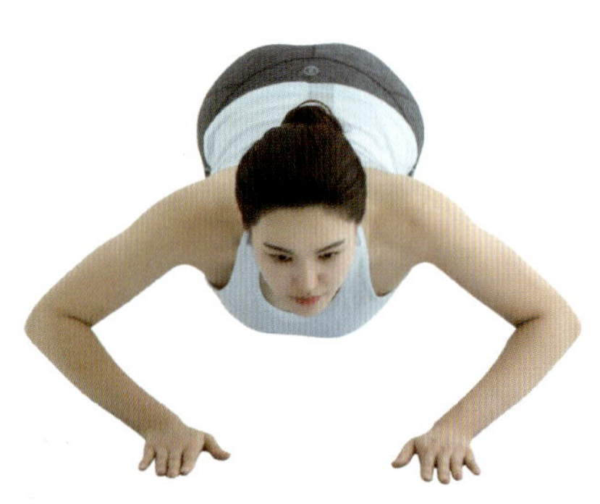

2 푸쉬업 **3세트** *p.102*

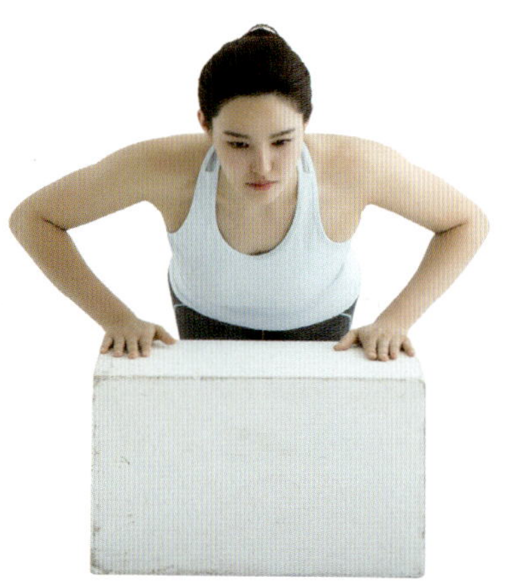

3 의자에 팔 벌려 푸쉬업 **3세트** *p.106*

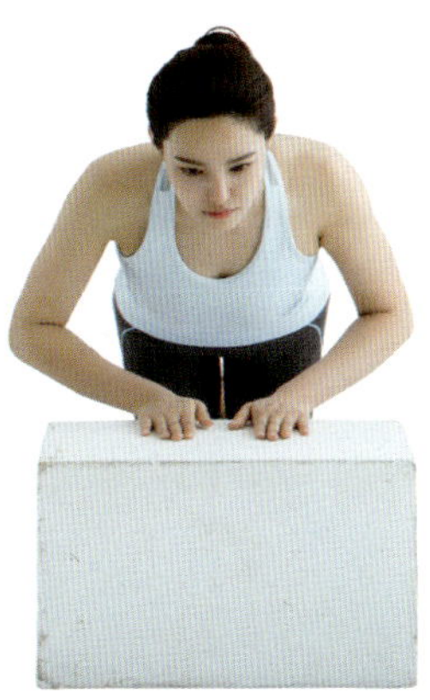

4 의자에 팔 모아 푸쉬업 **3세트** *p.108*

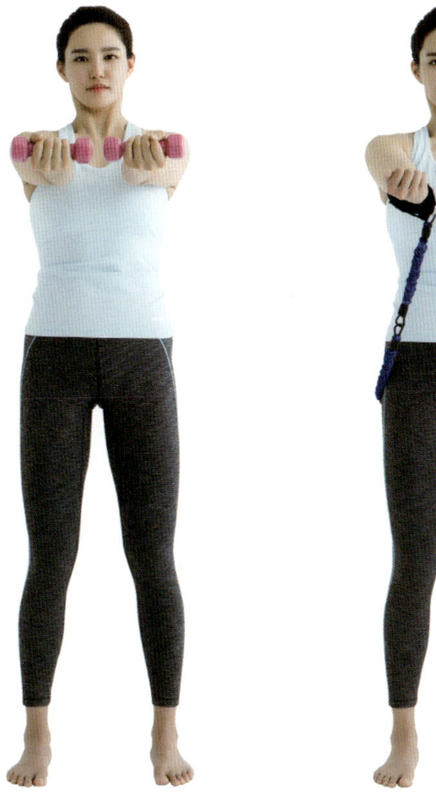

5 덤벨로 가슴 모으기 or 밴드로 가슴 모으기 **4세트** *p.122 p.124*

11자 복근 만들기

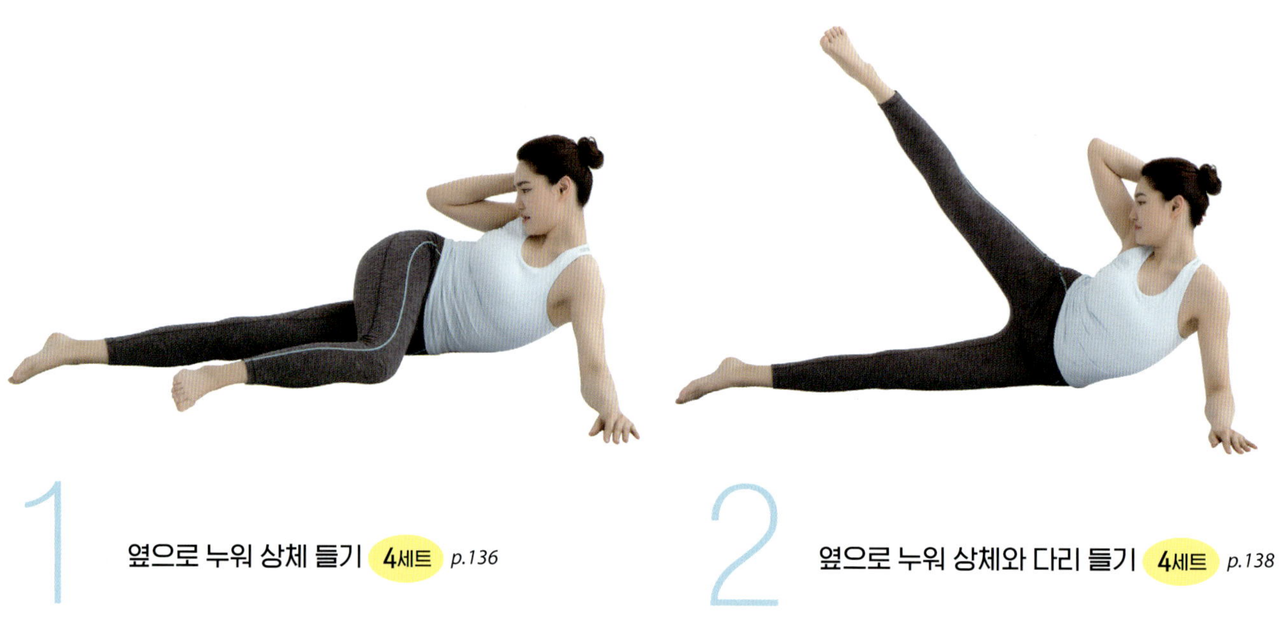

1 옆으로 누워 상체 들기 **4세트** *p.136*

2 옆으로 누워 상체와 다리 들기 **4세트** *p.138*

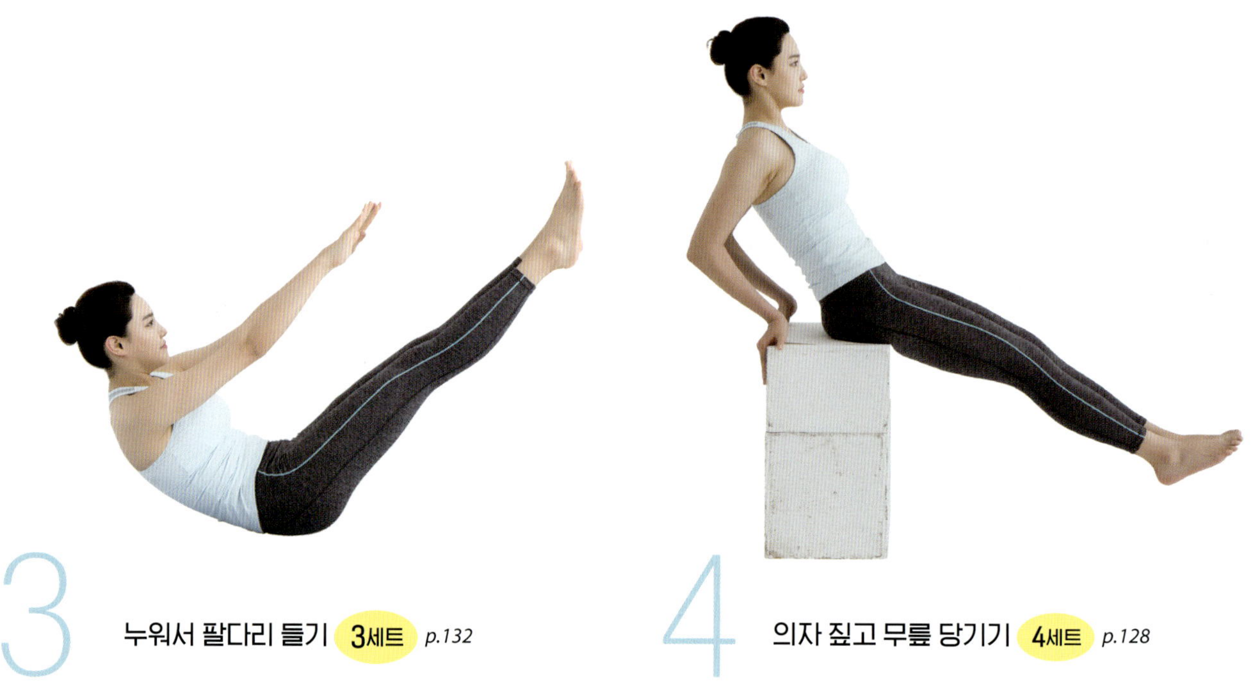

3 누워서 팔다리 들기 **3세트** *p.132*

4 의자 짚고 무릎 당기기 **4세트** *p.128*

내천(川)자 복근 만들기

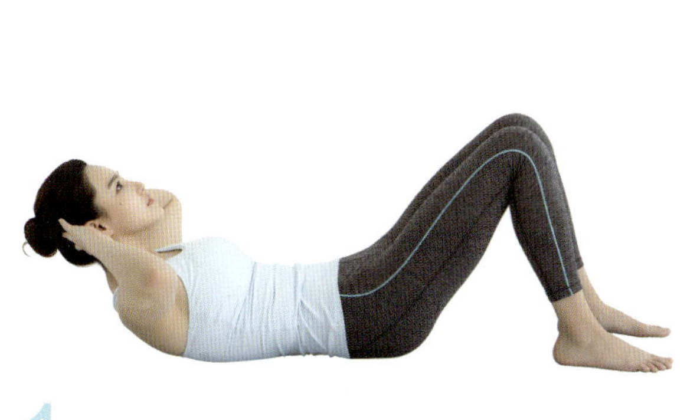

1 누워서 상체 들기 **3세트** *p.130*

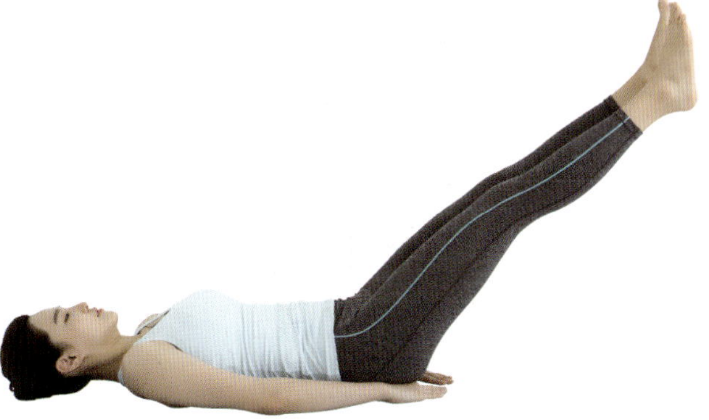

2 누워서 상체 든 뒤 다리 들기 **3세트** *p.134*

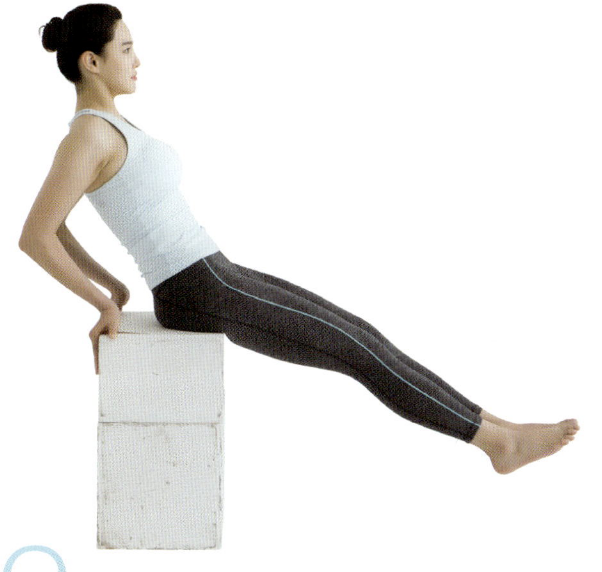

3 의자 짚고 무릎 당기기 **3세트** *p.128*

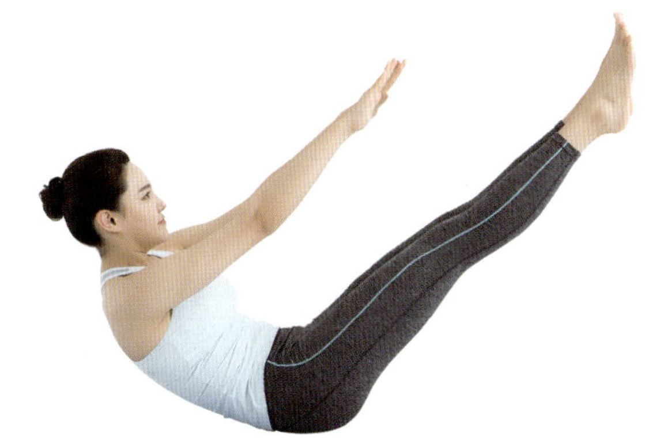

4 누워서 팔다리 들기 **4세트** *p.132*

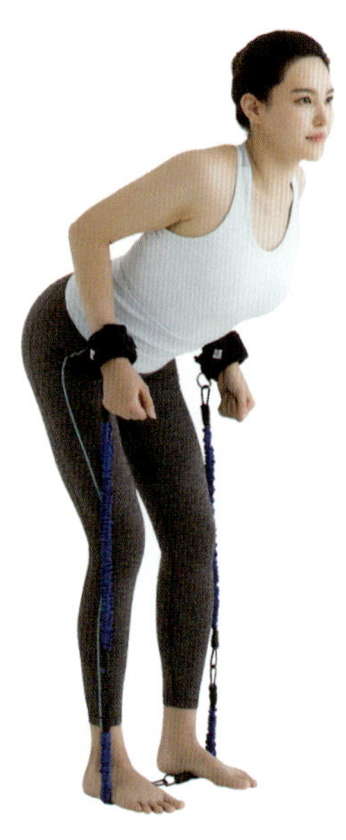

1 밴드 밟고 양쪽 등 당기기 **4세트** *p.82*

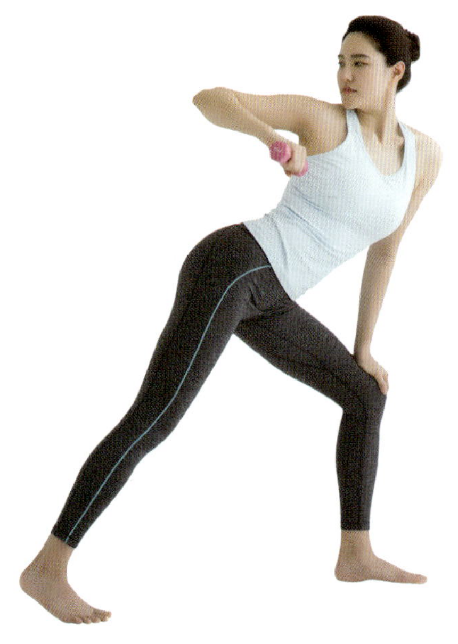

2 덤벨로 한쪽 등 당겨 찍기 **4세트** *p.88*

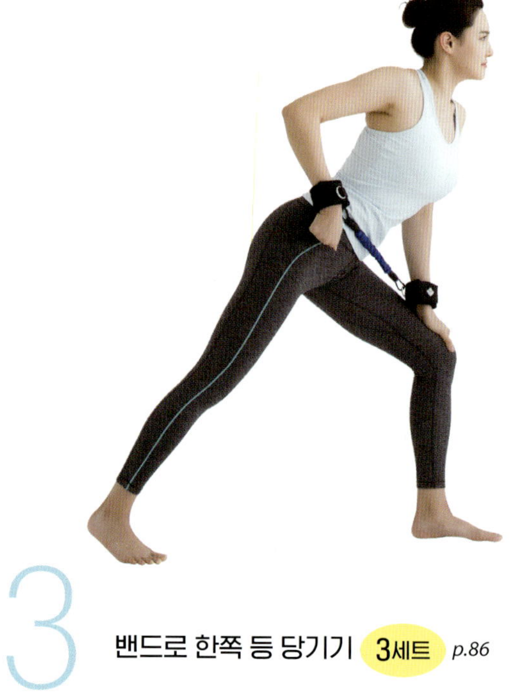

3 밴드로 한쪽 등 당기기 **3세트** *p.86*

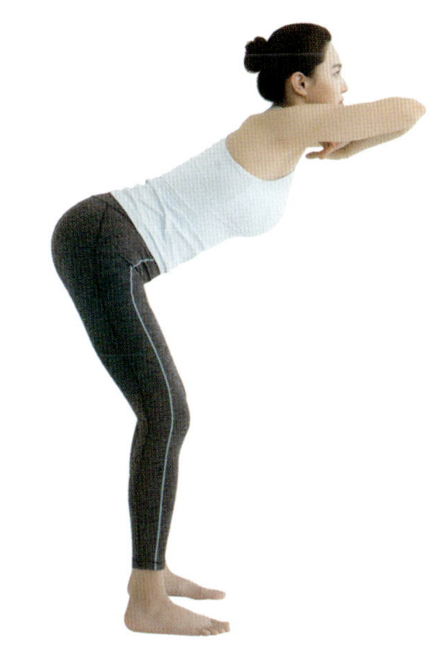

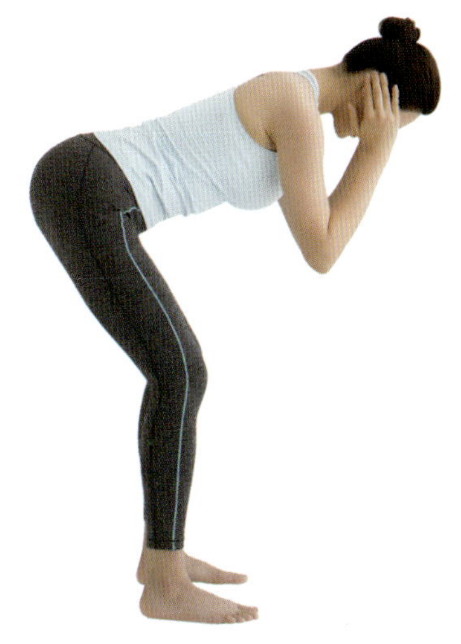

4 양팔 교차해 숙였다 일어서기 **3세트** *p.72*

5 양 팔꿈치 모아 숙였다 일어서기 **4세트** *p.74*

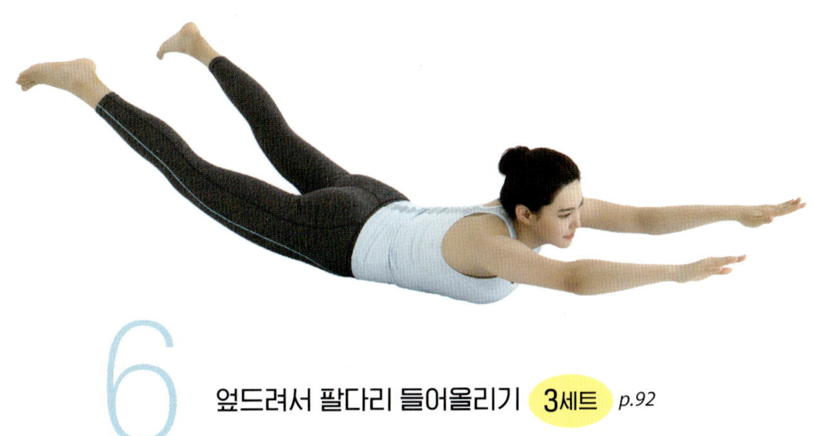

6 엎드려서 팔다리 들어올리기 **3세트** *p.92*

군살 없는 옆태 만들기

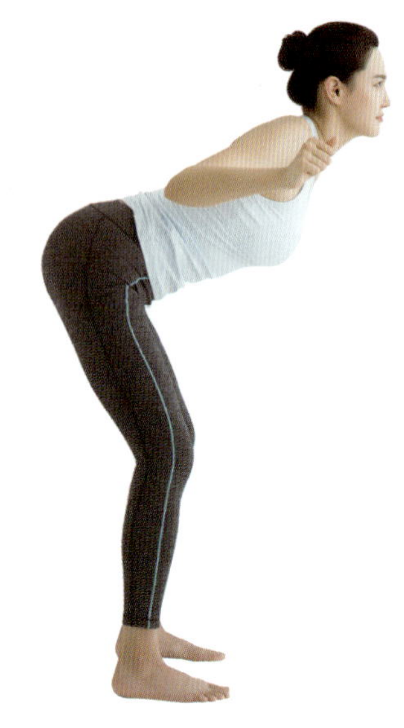

1 W자로 등 조이기 **4세트** *p.78*

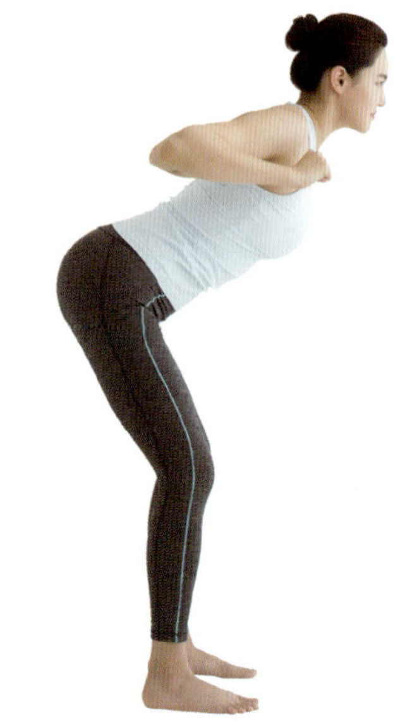

2 양팔 당겨 등 조이기 **3세트** *p.76*

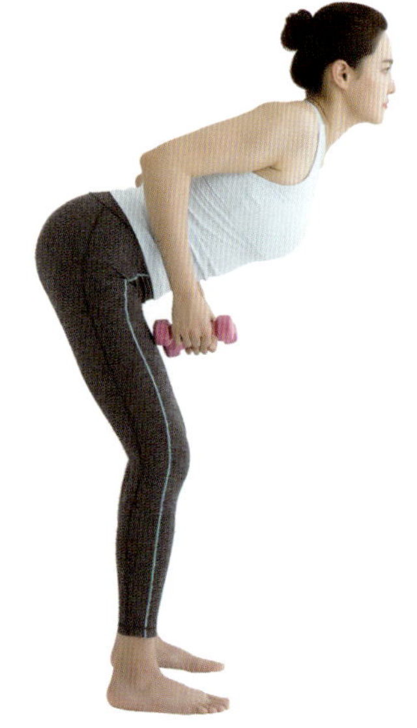

3 덤벨로 양쪽 등 당기기 **4세트** *p.80*

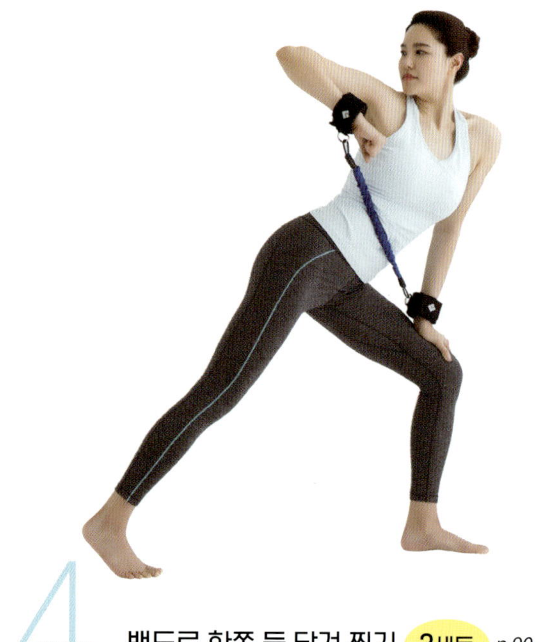

4 밴드로 한쪽 등 당겨 찍기 **3세트** *p.90*

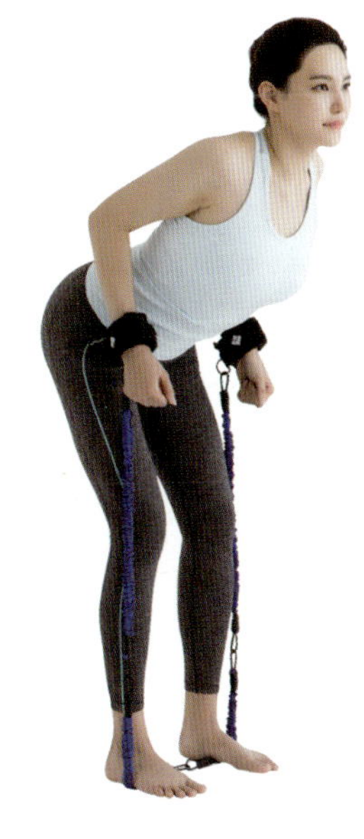

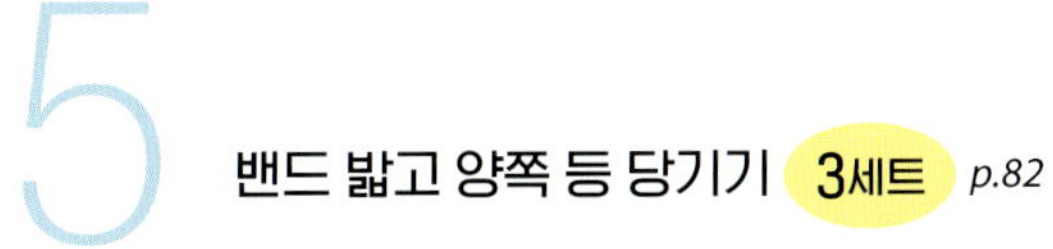

5 밴드 밟고 양쪽 등 당기기 **3세트** *p.82*

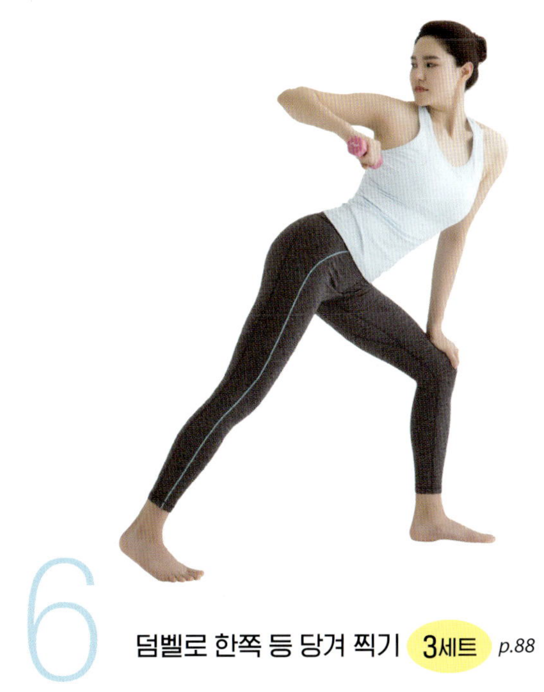

6 덤벨로 한쪽 등 당겨 찍기 **3세트** *p.88*

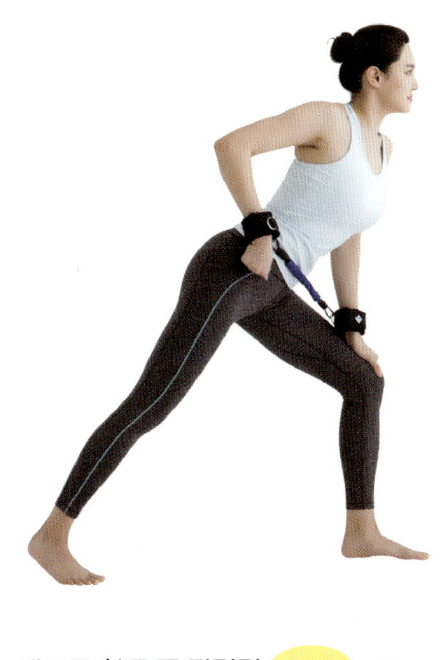

7 밴드로 한쪽 등 당기기 **3세트** *p.86*

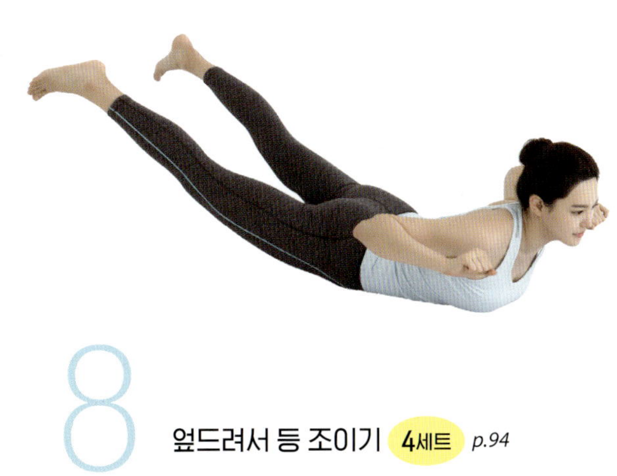

8 엎드려서 등 조이기 **4세트** *p.94*

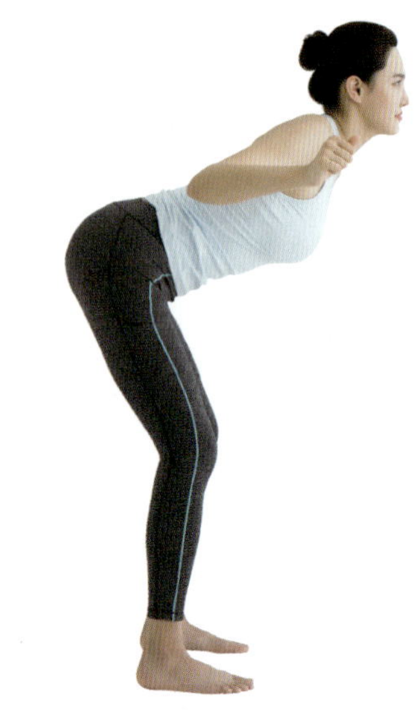

1 W자로 등 조이기 **4세트** *p.78*

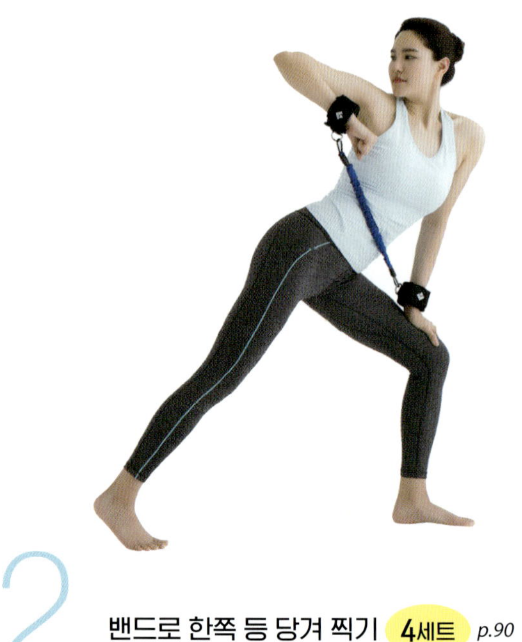

2 밴드로 한쪽 등 당겨 찍기 **4세트** *p.90*

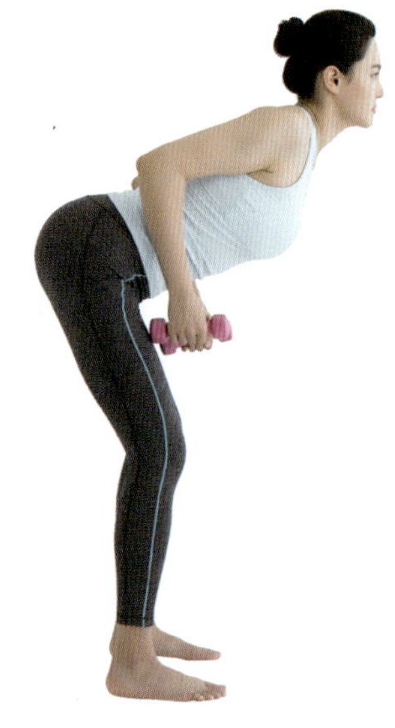

3 덤벨로 양쪽 등 당기기 **3세트** *p.80*

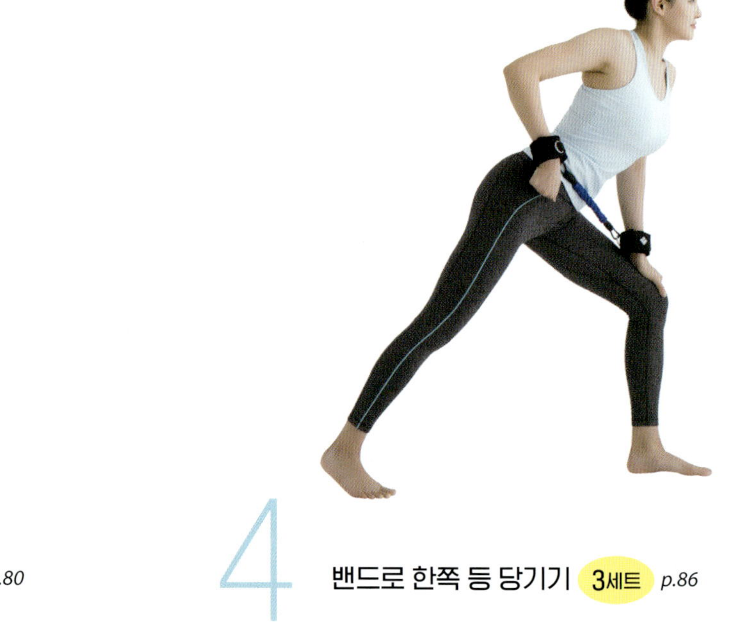

4 밴드로 한쪽 등 당기기 **3세트** *p.86*

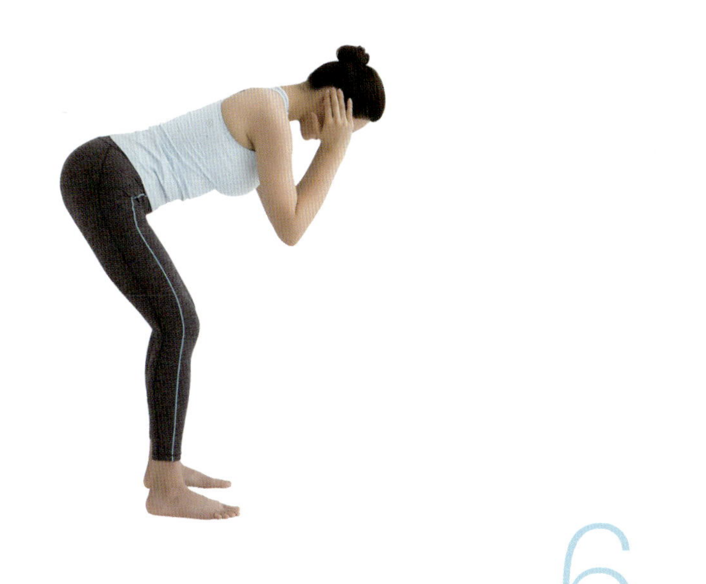
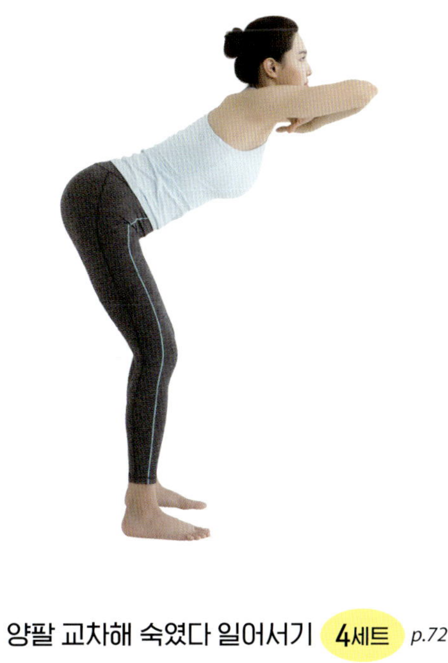

5 양 팔꿈치 모아 숙였다 일어서기 **3세트** *p.74*

6 양팔 교차해 숙였다 일어서기 **4세트** *p.72*

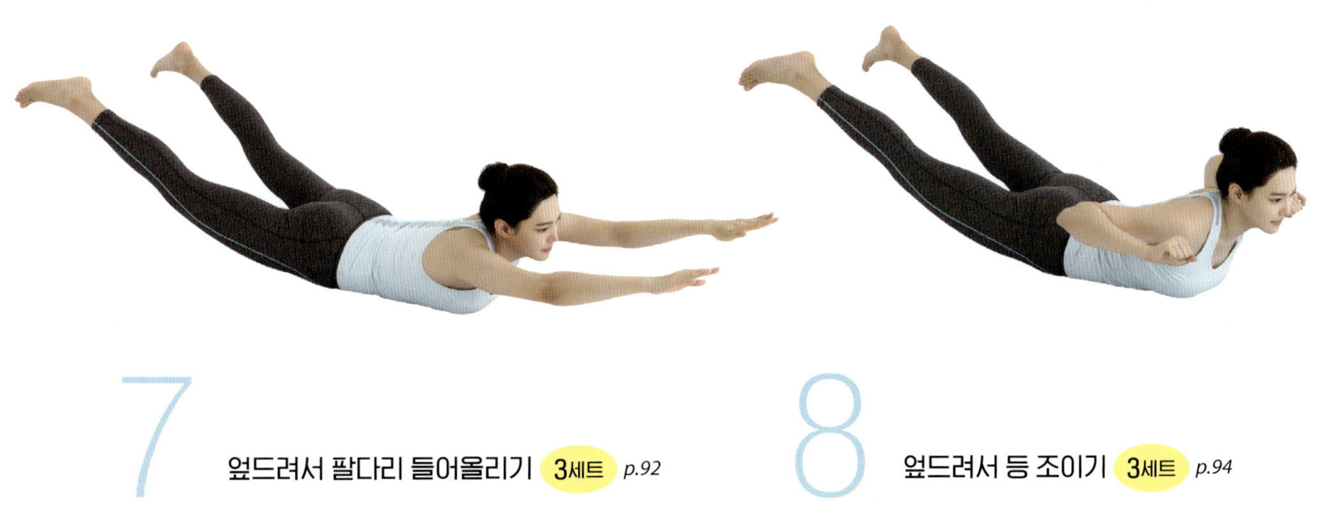

7 엎드려서 팔다리 들어올리기 **3세트** *p.92*

8 엎드려서 등 조이기 **3세트** *p.94*

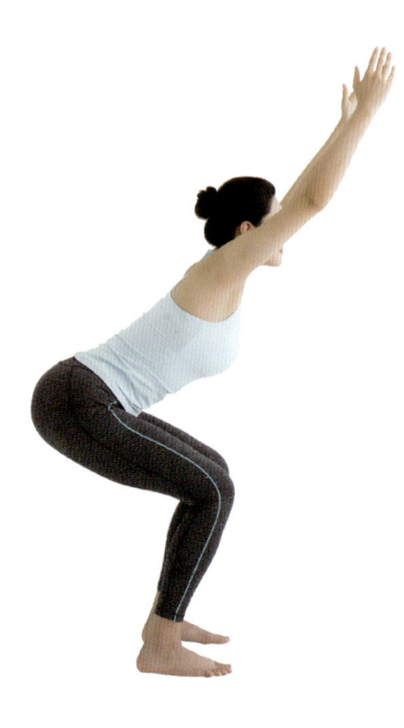

1 팔 올려 스쿼트 1 **3세트** *p.38*

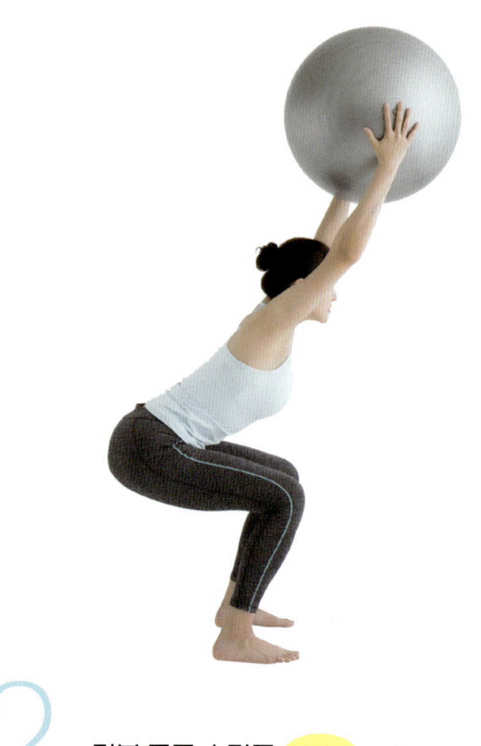

2 짐볼 들고 스쿼트 **3세트** *p.40*

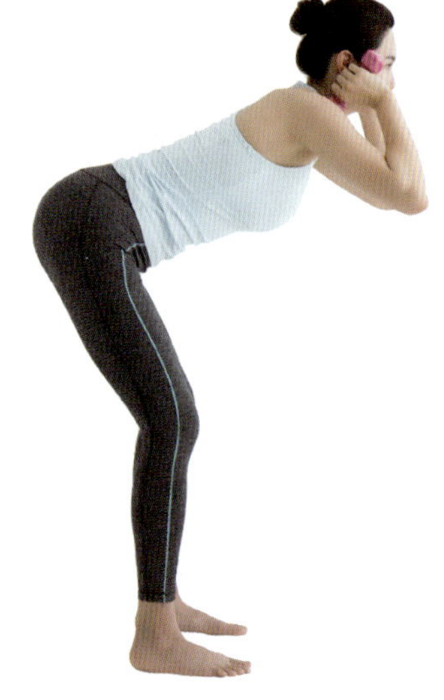

3 덤벨 들고 스쿼트 1 **4세트** *p.44*

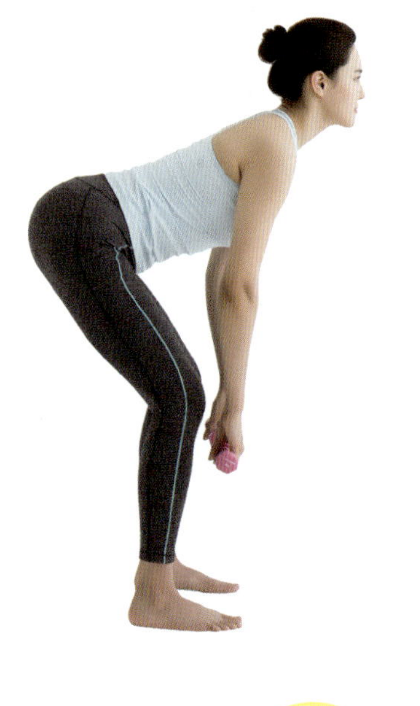

4 덤벨 들고 스쿼트 2 **4세트** *p.46*

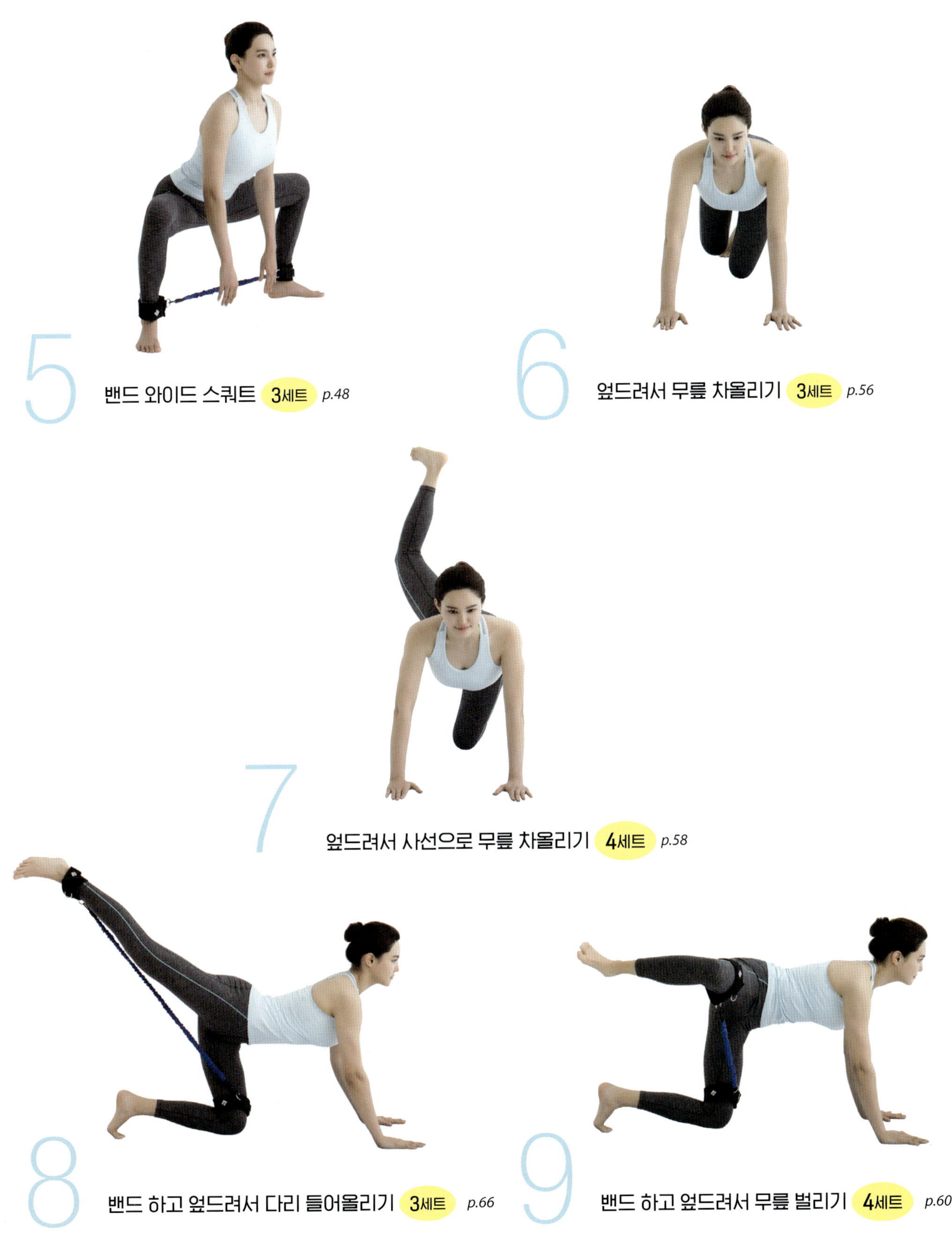

5 밴드 와이드 스쿼트 **3세트** *p.48*

6 엎드려서 무릎 차올리기 **3세트** *p.56*

7 엎드려서 사선으로 무릎 차올리기 **4세트** *p.58*

8 밴드 하고 엎드려서 다리 들어올리기 **3세트** *p.66*

9 밴드 하고 엎드려서 무릎 벌리기 **4세트** *p.60*

작은 골반 키우기

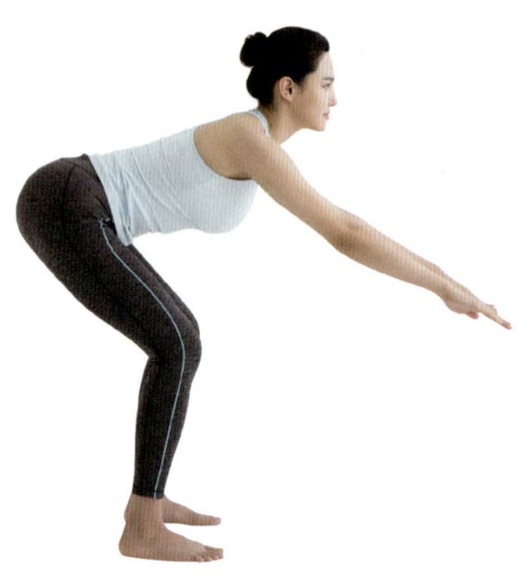

1 팔 올려 스쿼트 2 **3세트** *p.42*

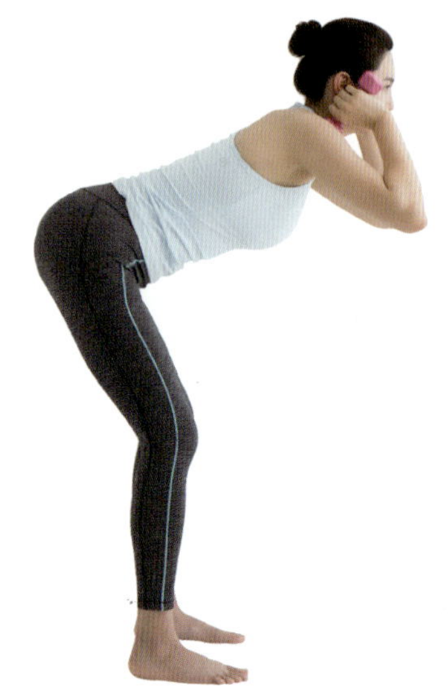

2 덤벨 들고 스쿼트 1 **4세트** *p.44*

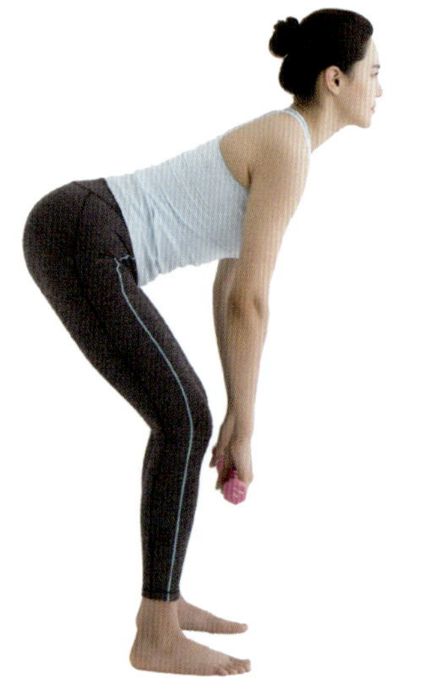

3 덤벨 들고 스쿼트 2 **4세트** *p.46*

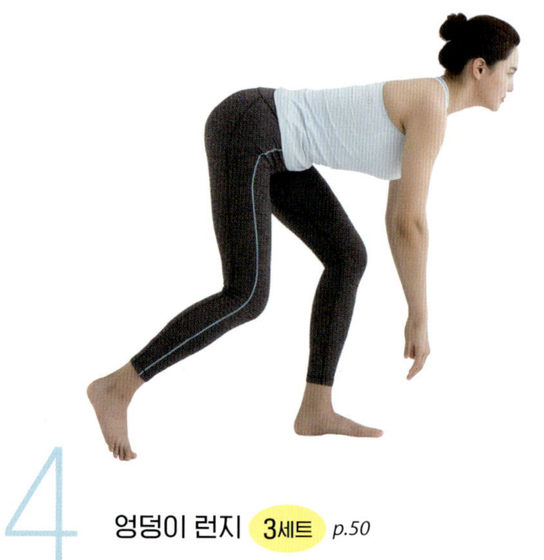

4 엉덩이 런지 **3세트** *p.50*

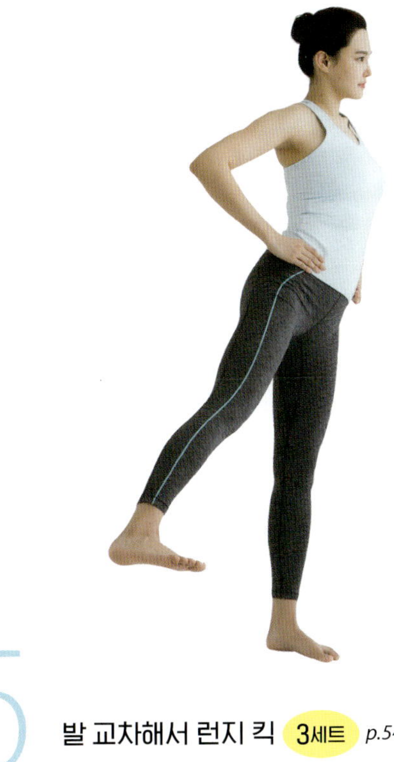

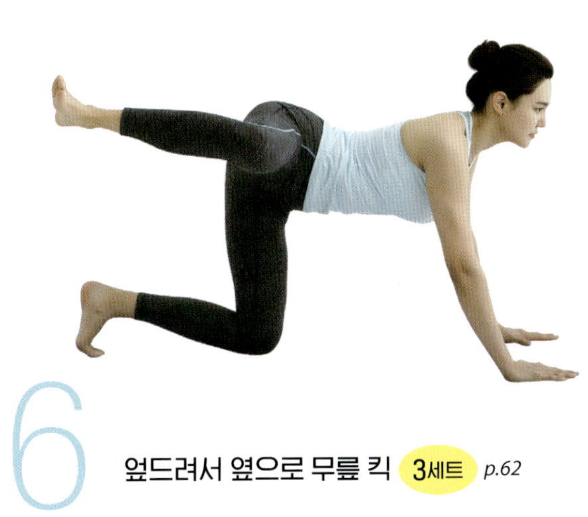

5 발 교차해서 런지 킥 3세트 *p.54*

6 엎드려서 옆으로 무릎 킥 3세트 *p.62*

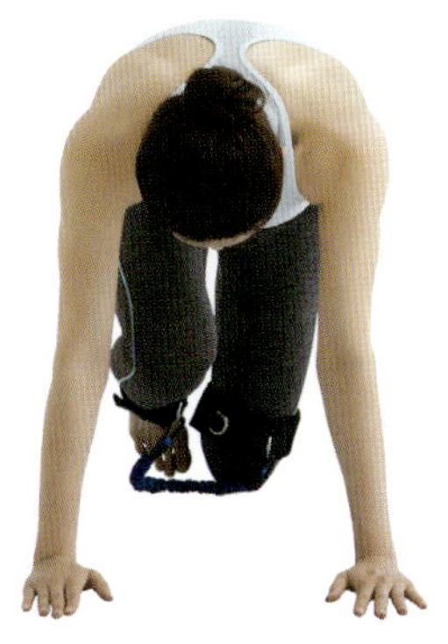

7 밴드 하고 무릎 당겼다 뒤로 뻗기 4세트 *p.68*

납작 엉덩이 볼륨 키우기

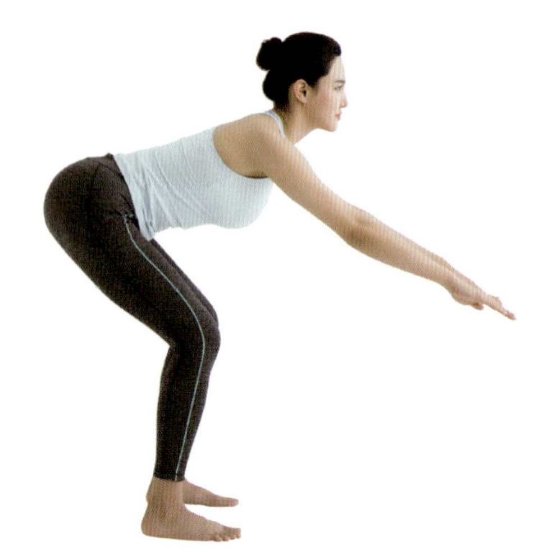

1 팔 올려 스쿼트 2 **4세트** *p.42*

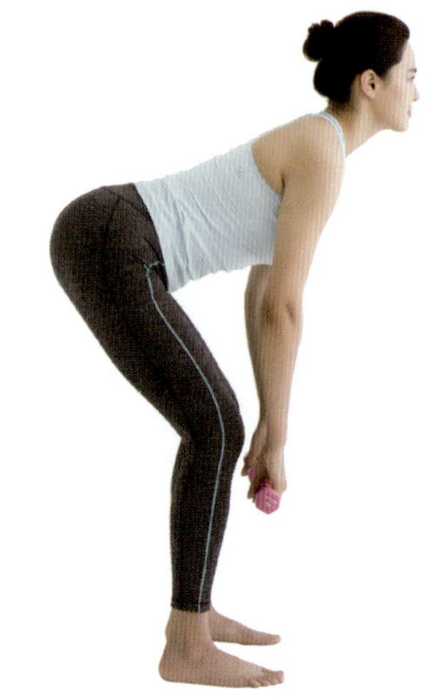

2 덤벨 들고 스쿼트 2 **4세트** *p.46*

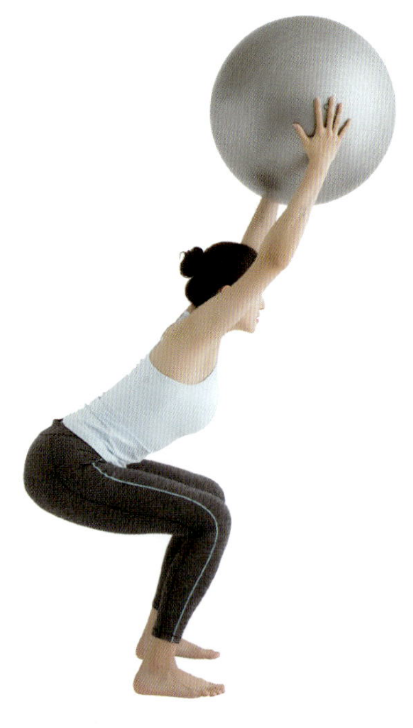

3 짐볼 들고 스쿼트 **3세트** *p.40*

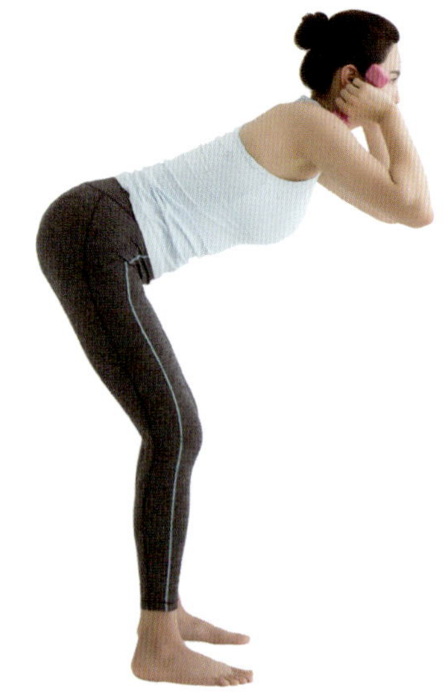

4 덤벨 들고 스쿼트 1 **3세트** *p.44*

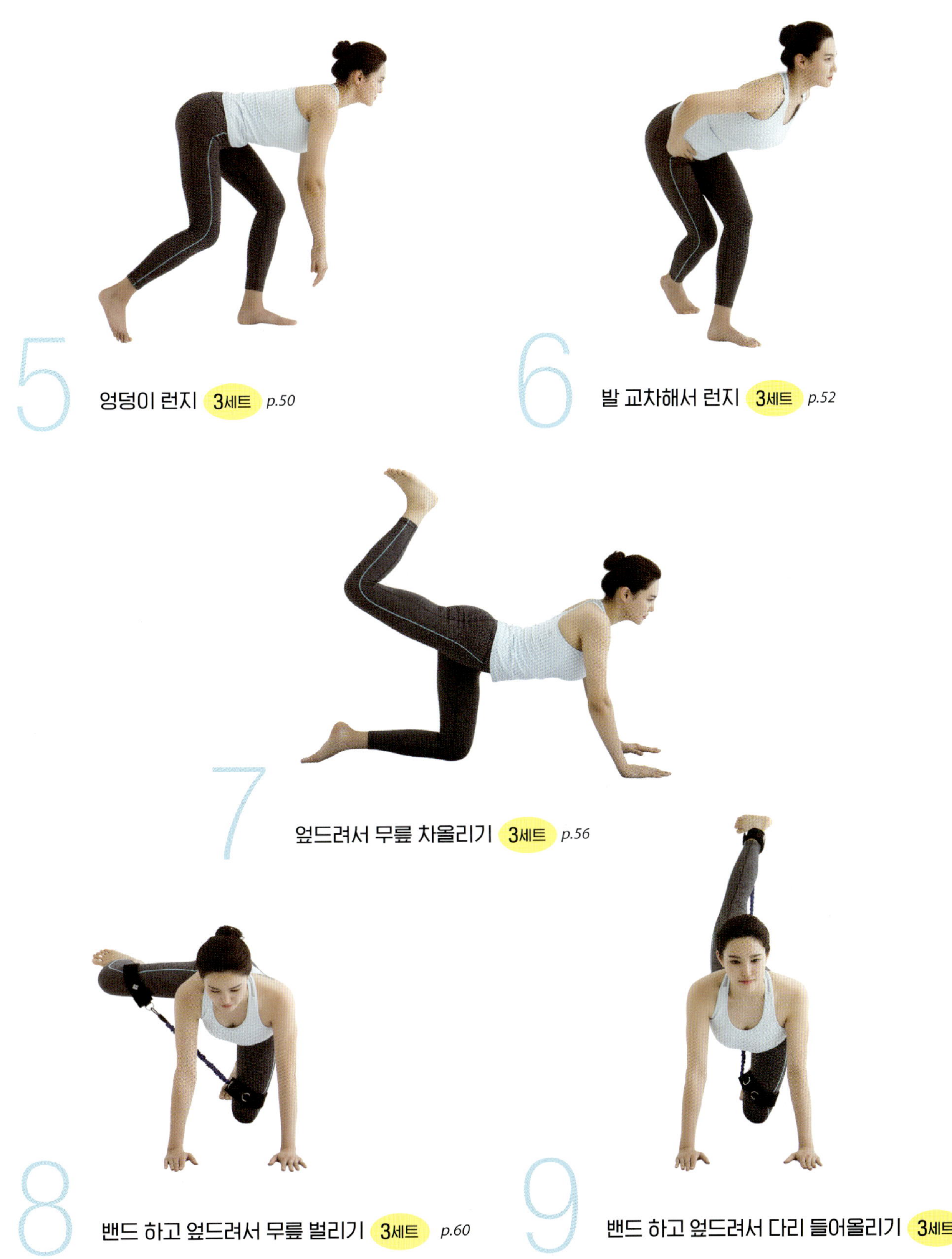

5 엉덩이 런지 3세트 p.50
6 발 교차해서 런지 3세트 p.52
7 엎드려서 무릎 차올리기 3세트 p.56
8 밴드 하고 엎드려서 무릎 벌리기 3세트 p.60
9 밴드 하고 엎드려서 다리 들어올리기 3세트 p.66

의상협찬 배럴 www.getbarrel.com

워너비
볼륨 홈트

펴낸날 초판 1쇄 2018년 5월 1일

지은이 이미정 · 박형성

펴낸이 임호준
본부장 김소중
책임 편집 장여진 ｜ **편집 1팀** 안진숙 박준영
디자인 왕윤경 김효숙 정윤경 ｜ **마케팅** 정영주 길보민 김혜민
경영지원 나은혜 박석호 ｜ **IT 운영팀** 표형원 이용직 김준홍 권지선

사진 한정수, 코코바이킹
인쇄 (주)웰컴피앤피

펴낸곳 비타북스 ｜ **발행처** (주)헬스조선 ｜ **출판등록** 제2-4324호 2006년 1월 12일
주소 서울특별시 중구 세종대로 21길 30 ｜ **전화** (02) 724-7626 ｜ **팩스** (02) 722-9339
포스트 post.naver.com/vita_books ｜ **블로그** blog.naver.com/vita_books ｜ **페이스북** www.facebook.com/vitabooks

ⓒ 이미정 · 박형성, 2018

이 책은 저작권법에 따라 보호를 받는 저작물이므로 무단 전재와 무단 복제를 금지하며,
이 책 내용의 전부 or 일부를 이용하려면 반드시 저작권자와 (주)헬스조선의 서면 동의를 받아야 합니다.
책값은 뒤표지에 있습니다. 잘못된 책은 바꾸어 드립니다.

ISBN 979-11-5846-234-5 13510

• 이 도서의 국립중앙도서관 출판예정도서목록(CIP)은 서지정보유통지원시스템 홈페이지(http://seoji.nl.go.kr)와
  국가자료공동목록시스템(http://www.nl.go.kr/kolisnet)에서 이용하실 수 있습니다. (CIP제어번호:CIP2018012240)

• 비타북스는 독자 여러분의 책에 대한 아이디어와 원고 투고를 기다리고 있습니다.
  책 출간을 원하시는 분은 이메일 vbook@chosun.com으로 간단한 개요와 취지, 연락처 등을 보내주세요.

  비타북스는 건강한 몸과 아름다운 삶을 생각하는 (주)헬스조선의 출판 브랜드입니다.